NO ME DA LA VIDA

LAUREN COOK

NO ME DA LA VIDA

Una guía para manejar la ansiedad, para *millennials*, *centennials* y más allá

DIANA

Obra editada en colaboración con Editorial Planeta – España

Título original: *Generation anxiety: A Millennial and Gen Z Guide to Staying Afloat in an Uncertain World*

Bajo el sello editorial DIANA M.R.
Avenida Presidente Masarik núm. 111,
Piso 2, Polanco V Sección, Miguel Hidalgo
C.P. 11560, Ciudad de México
www.planetadelibros.com.mx

Primera edición impresa en España: octubre de 2024
ISBN: 978-84-08-29182-4

Primera edición en formato epub en México: noviembre de 2024
ISBN: 978-607-39-2124-4

Primera edición impresa en México: noviembre de 2024
ISBN: 978-607-39-2054-4

Algunos de los nombres y de los rasgos característicos de algunas personas se han modificado para proteger su privacidad.

Impreso en los talleres de Litográfica Ingramex, S.A. de C.V.
Centeno núm. 162-1, colonia Granjas Esmeralda, Ciudad de México
Impreso en México – *Printed in Mexico*

A Greg: esto también pasará…, por eso no quiero perder
ni un momento de la vida que tenemos juntos.
A mi gato siamés, Mochi: porque deberíamos dedicar más libros
a nuestras mascotas, ya que son el antídoto definitivo
contra la ansiedad. Mochi no es una excepción.

ÍNDICE

INTRODUCCIÓN

SI SIENTES QUE TE AHOGAS, NO ERES LA ÚNICA PERSONA

«¡Jack! ¡Jack! Hay un bote». Todo el mundo conoce esa famosa escena del final de *Titanic* en la que Kate Winslet se queda mirando a un congelado Leonardo DiCaprio después de que el barco que no se podía hundir se estuviera hundiendo. Mientras Rose (interpretada por Winslet) yace boca abajo a lo largo de la puerta con su chaleco salvavidas, vemos a Jack aferrado a la borda con solo la cabeza a flote. Cuando llega el bote salvavidas, Rose se da cuenta de que es demasiado tarde y tiene que dejar que Jack se hunda en el gélido abismo.

Sin embargo, lo que realmente se ha convertido en algo merecedor de ser un meme es la constatación de que el marco de la puerta en el que Kate Winslet estaba tumbada era, sin duda, lo bastante grande para los dos. Mientras Rose se quedaba calentita sobre esa gran tabla de cedro, su nuevo amor tuvo que mantenerse agarrado a uno de los lados, como Mufasa antes de que llegaran los ñus.[1]

Muchos podemos identificarnos con Rose y Jack. Lo más probable es que elijas este libro porque la ansiedad te ha vencido. Tanto si eres Rose, y estás demasiado paralizada como para hacer algo, como si eres Jack, y sientes que te aferras a la vida a duras penas, este libro pretende ser el chaleco salvavidas que te saque a flote para darte el apoyo que necesitas. Ya no tienes que temblar en el agua. Como profesional con un doctorado en Psicología Clínica y un máster en Terapia Matrimonial y Familiar (y, en realidad, como ser humano), lo entiendo. Yo misma vivo con ansiedad. Trato a diario la ansiedad de mis clientes y he visto muy de cerca lo difícil que puede ser la ansiedad (y cuánto la subestimamos).

A menudo, la gente habla de la ansiedad como si fuera algo corriente. «¿Es que ahora no tiene ansiedad todo el mundo?», «¿No te pasa algo si no tienes ansiedad?». Cuando oigo comentarios como estos, sé que se trata de una señal de la brecha existente entre un juicio de valor y una experiencia real. Porque para los que sí viven con ansiedad, no es un asunto sin importancia. Creo que la mayoría de la gente elegiría vivir sin ansiedad si pudiéramos.

Tengo claro que todo el mundo busca ayuda para combatir la ansiedad: basta con mirar TikTok e Instagram para ver que #mentalhealthmatters (#lasaludmentalimporta) es una tendencia la mayor parte del tiempo (y no solo durante el Mes de Concientización sobre la Salud Mental, en mayo). Cuando empecé a publicar en TikTok para explicar algunos trastornos comunes como la ansiedad, los ataques de pánico y el apego ansioso, no tenía ni idea de que tendría más de doscientos mil seguidores y seguidoras que trataban de entender mejor por qué estaban en una lucha constante y qué podían hacer al respecto. No es que fuera la mejor bailando (créeme, puedes comprobarlo) o que hiciera grandes tutoriales de maquillaje (aunque llevo algunos vestidos bastante divertidos y coloridos, si se me permite decirlo). La gente simplemente quiere sentirse mejor, y las plataformas accesibles como TikTok ofrecen una forma rápida de iniciar una conversación.

Así que, si alguna vez sientes que te estás enfrentando a solas contra tu ansiedad, déjame asegurarte que no es así ni por asomo. De hecho, si formas parte de los 40 millones de estadounidenses que sufren ansiedad clínica,* te doy la bienvenida al club al que probablemente no querías que te invitaran. Te voy a decir algunas verdades incómodas, pero también te voy a dar algunas respuestas agradables para empezar y para que te vayas sintiendo mejor.

Como vas a ver muy pronto, creo que usar la sinceridad es el mejor método, sobre todo cuando se trata de la ansiedad. Estoy segura de que podría contarte muchas cosas que te encantaría oír en vez de esas verdades. Podría decirte que tengo una varita mágica con la cual podría desaparecer tu ansiedad. Podría decirte que tengo el boleto que te sacará de este horrible lugar donde el estómago se te revuelve y el corazón se te acelera todo el tiempo. Mucha gente ha ganado millones de dólares vendiéndote esta fantasía, y todos hemos pagado con gusto porque haríamos lo que fuera para dejar de sentir esa incomodidad o esa inseguridad.

Pero como pronto comprobarás, en este libro mi enfoque es diferente. No estoy aquí para enseñarte un hechizo mágico. No estoy aquí para «arreglarte» o «cambiarte». Y lo sorprendente es que, al no tratar de arreglar o cambiar cómo te sientes, cuando simplemente dejas que la ansiedad se quede ahí, realmente puedes empezar a sentirte mejor. Es cuando «sueltas la cuerda», cuando surfeas la ola y dejas que las cosas sucedan, cuando la ansiedad afloja su control sobre ti. ¿Te resulta difícil de creer?

Si sientes escepticismo, lo entiendo. La sociedad nos ha educado para creer que cuando algo nos resulta incómodo, debemos intentar eliminarlo o hacer que desaparezca. Así que, ¿por qué no intentar hacer lo mismo con la ansiedad? ¿No querríamos sentir la menor ansiedad posible?

No necesariamente. Un poco de ansiedad puede ser el impulso que necesitamos para cuidarnos. Puede proporcionarnos

* Según el informe *La situación de la salud mental en España* (Confederación Salud Mental España y Fundación Mutua Madrileña, 2023), el 17,4 % de la población española ha sido diagnosticada alguna vez con algún trastorno o problema de salud mental, siendo los trastornos de ansiedad (63 %) y los trastornos depresivos (56,3 %) los más comunes. Véase <Informe%20Salud%20Mental%20Espa%C3%B1a%202023_bajo.pdf>. *[N. de la e.]*.

esa oleada de energía que nos permita estudiar para un examen después de haber estado aplazándolo todo el mes. Puede ser la señal que nos avise de que va siendo hora de defendernos cuando alguien se aprovecha de nosotros. Pero, aunque quisiéramos hacer desaparecer la ansiedad, en realidad no podríamos lograrlo. Y lo cierto es que algo nos estaría fallando en el cerebro si no dispusiéramos de una respuesta adecuada al miedo.

Voy a poner como ejemplo el documental *Free Solo*,* protagonizado por Alex Honnold, en el que escala una pared vertical de roca de casi mil metros, El Capitán, sin utilizar ni una sola cuerda. Si, como yo, lo has visto y no respiraste durante esa hora y media en la que tenías la mirada pegada a la pantalla, eso es señal de que tienes un cerebro que responde con normalidad y que tiene una respuesta de miedo apropiada (hay que dar las gracias a las neuronas espejo, que te hacen sentir lo que otros están sintiendo, incluso a través de una pantalla). La amígdala de Honnold, es decir, el centro del miedo de su cerebro, posee un umbral de activación mucho más bajo que el de una persona normal. Es probable que esta diferencia neurológica le permita realizar una hazaña semejante sin sufrir un ataque de nervios a cada momento.

Así que, a menos que te apetezca ser capaz de escalar en el Parque Yosemite, la ansiedad es la forma que tiene tu cerebro de intentar cuidarte. El problema es que muchos de nosotros tenemos el problema opuesto al de Honnold. La amígdala está demasiado activada. Mientras que una persona normal se sobresaltaría ante una serpiente, hay gente que se sobresalta ante una serpiente, un conejito e incluso un muñeco inanimado o dos (seamos realistas, algunos pueden ser tan espeluznantes como una serpiente, o eso me parece a mí). Por eso mucha gente tiene una relación de amor-odio con su ansiedad. Aunque odiamos cómo nos hace sentir, tanto física como emocionalmente, también solemos mantener la creencia arraigada de que nos está prote-

---

* Jimmy Chin y Elizabeth Chai Vasarhelyi, Estados Unidos, 2018.

giendo, y nos sentiríamos culpables si la hiciéramos desaparecer. Después de todo, ¿no le debemos todo? Nuestro éxito, nuestra seguridad, nuestra cordura o nuestra falta de ella.

Por eso, para cambiar tu relación con la ansiedad vamos a necesitar cierta voluntad por tu parte, algo que va a ser especialmente difícil si has aprendido a aferrarte a la duda y la desconfianza como mecanismos de defensa para evitar que te hagan daño. Quiero que me imagines de pie detrás de ti, recordándote que no pasa nada si te caes. No pasa nada por sentir un poco de vulnerabilidad. Yo te cubro las espaldas.

Puede que ya se te esté poniendo tenso todo el cuerpo. Comprendo que sientas esa tensión, que creas que debes mantener ese comportamiento controlador, organizador, de complacer a la gente, incluso manipulador. Es tu forma de sentir cierta protección en un mundo muy inseguro. El problema es que cuanto más utilizamos estos dispositivos, más descontrol y ansiedad sentimos.

A menudo nos parece que necesitamos estos comportamientos para evitar cualquier posible dolor en nuestras vidas. Sin embargo, si ya has utilizado esta estrategia, sabes lo agotadora que es. Acordarse de comprobar algo «solo una vez más», pedir a tus seres queridos que te tranquilicen y preguntarte si todo irá bien es como someter a tu cerebro a una persecución en coche en la que las ruedas revientan, pero sigues intentando escapar. De un modo u otro, esos miedos siempre te están pisando los talones. Sabes que esto se convierte rápidamente en un círculo vicioso en el que tenemos la sensación de que la vida es un tornado de proporciones enormes y nos vemos completamente arrastrados por él.

Así que, si has llegado a ese punto y ya llevas algún tiempo en medio de la tormenta, este libro te va a ayudar a superarlo. No, no te va a salvar. Pero de eso se trata. Te voy a ayudar a aceptar la realidad de que la vida va a ser dura y va a dar miedo. Vamos a dar por sentado que, en última instancia, nadie sale con vida de aquí. Puede que te enfades por el atrevimiento de mi franqueza, pero la última vez que lo comprobé, era cierto. Cuanto antes aceptemos esta realidad, antes llegaremos a una vida liberada, en la que esperamos con gratitud, en lugar de con miedo, lo que el día nos puede deparar.

Como puedes ver, me gusta hablar con claridad, de un modo sincero. Espero que eso te resulte original, ya que estoy segura de que a estas alturas ya habrás oído suficientes clichés del tipo «todo pasa por algo» o que «no hay nada que temer». Yo misma solía soltar esas frases ganadoras, y he visto lo que funciona y lo que no.

La realidad es que hay cosas en la vida que no tienen sentido. Y sí, hay mucho que temer en la vida. La vida es injusta. Es brutal. Es una serie continua de acontecimientos impredecibles.

Si tenemos en cuenta todo esto, es comprensible que sientas esos nervios. Todos los días oímos tragedias en las noticias o a nuestras amistades, y es probable que ya hayas sufrido alguna en tu vida. Eso sin contar las innumerables posibilidades de desgracia que se le hayan ocurrido a tu mente para el futuro.

Debemos tomar una decisión clave a la hora de enfrentarnos a estas experiencias, tanto las vividas como las imaginarias. Podemos elegir entre malgastar nuestra energía intentando huir de los desengaños presentes y tratar de evitar con todas nuestras fuerzas los posibles desastres futuros... o podemos aceptarlos tal y como son.

Podemos reconocer que la vida es una realidad hermosa y rota. Podemos aceptar la verdad de que la vida es impredecible y a veces dolorosa. Hay un poder increíble en este punto de vista. Al afrontar la verdad, dejamos de vivir a la sombra del miedo. Cuando somos capaces de aceptar la realidad, el agotamiento de un posible dolor futuro deja de apoderarse de nuestras mentes.

Ahora bien, hay algo que vas a necesitar para ser capaz de enfrentarte a tu vida con tanta valentía.

Confianza.

Confía en que podrás soportar el dolor. Confía en que podrás superarlo. Confía en que los demás te apoyarán y te cubrirán la espalda. Confía en que todo puede mejorar. Confía en ti. Y ya he dicho que no voy a soltar clichés.

El problema de la confianza es que es la antítesis de la ansiedad. Cuando nos invade la ansiedad, intentamos evitar el dolor por todos los medios posibles. No entablamos relaciones porque no queremos pasar por una posible ruptura, o mantenemos una relación malsana porque creemos que no podemos vivir sin nadie a nuestro lado. Mantenemos trabajos poco satisfactorios porque creemos que no somos capaces de hacerlo mejor o no queremos arriesgarnos al rechazo o a perder un ascenso. Como buena parte de la ansiedad consiste en evitar el dolor, a menudo nos privamos de oportunidades en las que podríamos demostrar nuestra capacidad de recuperación. No nos damos la oportunidad de ver lo que ocurre cuando nos enamoramos, cuando terminamos una relación insatisfactoria o cuando aceptamos un nuevo puesto.

En mi trabajo de terapeuta, todos los días veo lo que ocurre cuando los peores miedos de la gente se hacen realidad. Al principio, suele ser un infierno. Pero luego... es liberador. Es una liberación saber que ya no te atan las cadenas de tu ansiedad. Ya no es tu dueña.

Ahora nos vamos a meter en una serie de estadísticas al respecto; ya sé que solo llevamos unas pocas páginas. Si crees que puede ser demasiado para ti, tómate un descanso, échale un vistazo a lo que viene después y decide si tienes el ánimo para ello. El simple hecho de leer este libro es el comienzo para practicar la aceptación del malestar y no evitar la ansiedad.

Cuando sentimos ansiedad, a menudo dudamos de nuestras propias fuerzas. Olvidamos que podemos resistir. Como escribe Glennon Doyle Melton en su libro *Untamed (Indomable)*,* desconfiamos de nuestra capacidad para #dohardthings [#hacercosasdifíciles]. Por eso vemos datos tan inquietantes en Estados Unidos: la tasa de suicidios —perdemos a ciento treinta personas al día—,[2] la crisis de los opiáceos —más de 10 millones de estadounidenses mayores de doce años han consumido opiáceos indebi-

---

* Edición en castellano en Barcelona, Urano, 2021.

damente en el último año—,[3] el número de divorcios —uno cada cuarenta y dos segundos—...[4] Todo ello unido es un ejemplo de nuestras dificultades para aceptar el dolor y confiar en que la vida mejore.

Ahora bien, para dejar las cosas claras, cada caso de suicidio, de consumo de sustancias y de divorcio tiene factores únicos que se merecen su propia atención. Sin embargo, cuando observamos estas tendencias en su conjunto, nos indican un problema mayor. Lo que ponen de manifiesto es nuestra necesidad de evitar, de huir del dolor. Nuestros miedos nos dicen que simplemente es demasiado difícil, así que huimos con desenfreno, esperando que el dolor nunca nos alcance. Por desgracia, nos espera en casa en otras formas: soledad, decepción con nuestra vida y una dosis aún mayor de ansiedad cuando llegue la «próxima vez».

Así que si el sofá te ha inmovilizado alguna vez y te has dicho simplemente que «no estabas en condiciones», aquí estoy para ayudarte a recuperar tu vida. Si siempre te ha costado enfrentarte a tus miedos, estoy aquí para ofrecerte una hoja de ruta. Tu ansiedad no tiene por qué seguir ganando. Ahora, esto no significa que no sientas incomodidad. De hecho, sentirás mucha incomodidad en muchos momentos a medida que te hagas más fuerte y salgas a la calle de nuevo.

Al final, ¿no es eso lo que quieres? ¿Vivir una vida que tenga sentido para ti? ¿Impedir que la ansiedad decida tu futuro? Yo considero que mi mayor objetivo como terapeuta es no dejar que la ansiedad sea la razón por la que mis clientes se arrepientan o sientan decepción en sus vidas.

Pero antes de continuar, hagamos una pausa. Sería una negligencia por mi parte no aclarar lo diferente que puede ser la ansiedad para cada persona. Para algunas, la ansiedad es un privilegio; para otras, es un subproducto casi inevitable que surge como resultado de la destructividad de nuestra sociedad.

Por ejemplo, la ansiedad puede ser un privilegio cuando no logras dormir por la noche preguntándote si deberías ir a una universidad en el mismo estado donde vives o en otra situada al otro extremo del país. O cuando decides si debes comprar una casa o quedarte en tu departamento un año más. O cuando eliges entre un trabajo en una empresa o emprender un proyecto empresarial por tu cuenta. La ansiedad es un privilegio si lo que no puedes decidir es en qué quieres gastarte el dinero, pero a pesar de todo tienes suficiente. Todas son situaciones comprensibles en las que puede aflorar la ansiedad, pero el privilegio es inherente, en mayor o menor medida, a cada ejemplo.

La ansiedad no es un privilegio cuando lo que te preocupa es que una bala acabe en tu casa porque en tu barrio hay mucha violencia armada. La ansiedad no es un privilegio cuando tienes que decidir entre hacer la compra, echar gasolina o pagar las facturas médicas. O cuando te atenaza el miedo a que el servicio de inmigración te diga que tienes que abandonar tu hogar de inmediato. ¿Qué pasa cuando tienes miedo a que te ataquen si llevas puesto un *pagri* —un turbante indio— o un hiyab, o porque eres trans o pareces de una determinada raza o etnia? En estas situaciones, la ansiedad no es un privilegio: es una preocupación habitual y justificada para mucha gente.

Como mujer adulta, cisgénero, blanca, heterosexual, protestante, estable socioeconómicamente, con casa, con estudios, sin discapacidades, neurotípica y delgada, soy consciente de que he tenido una tremenda cantidad de privilegios a lo largo de mi vida. He disfrutado de muchas oportunidades gracias a mi situación (así como al privilegio que han tenido mis padres y las generaciones anteriores, que gozaron de amplias oportunidades). Incluso puedo escribir este libro como psicóloga gracias a la enorme cantidad de privilegios que he tenido y que sigo teniendo. He podido permitirme unos estudios, tener una casa donde escribir cómodamente (aunque a veces a regañadientes) y comer todos los bollos ingleses que quiera y que abundan en mi nevera. De hecho, en muchos aspectos, la ansiedad que he experimentado a lo largo de mi vida procede de mi situación de privilegio, más que de una necesidad extrema o de un peligro real.

Jamás podré afirmar que conozco la experiencia de ansiedad que sufren quienes viven con identidades marginales o residen en comunidades a veces inseguras. He escuchado muchas historias preciosas de clientes que revelan lo angustioso y desgarrador que es entrar en un baño y no saber si habrá alguien esperando para hacerte daño. No poder ir a una excursión escolar porque tu estatus de ciudadanía no te permite viajar fuera del país (y, lo que es peor, no poder volver nunca a tu país de origen por miedo a no poder regresar a tu país de residencia). O sentir que tienes que ocultar tu identidad en la cena de Acción de Gracias porque tu familia se burlará de ti por amar a quien amas. Aunque siento una enorme empatía y deseo humildemente conocer estas experiencias para seguir aprendiendo, nunca sabré realmente cómo son. Lo que sí sé es que se me parte el corazón si estás leyendo esto y conoces demasiado bien esta ansiedad porque has vivido o sigues viviendo alguna de estas situaciones tan dolorosas.

Nunca debería ser así. Me duele saber que te duele.

La ansiedad tiene un aspecto distinto para cada persona dependiendo de las situaciones que haya vivido. Todo el mundo ha pasado por caminos diferentes que nos han traído hasta esta página. Puede incluso que, mientras lees esto, te des cuenta de que has estado comparando tus ansiedades con las de los demás. Tal vez te has estado culpando por sentir ansiedad cuando otra gente «la pasa mucho peor». Minimizas tu dolor al sentir que es menos importante que lo que otra persona ha pasado. O tal vez has estado validando tu propia experiencia mientras menospreciabas la de otro, diciendo: «Lo que me sucede no es tan malo». Tal vez te burles diciendo: «Algunas personas son demasiado inmaduras».

Sin embargo, te diré algo: *el dolor es el dolor. La ansiedad es la ansiedad.*

No importan ni el síntoma ni las sensaciones físicas: no parar de pensar, sentirse como una víctima en el propio cuerpo..., la ansiedad es universal e innegablemente incómoda. Puede poner a cualquier persona de rodillas, independientemente de lo que la haya desencadenado. Puede tener un control inquebrantable sobre todo el mundo. Cuando esto ocurre, a veces lo mejor que podemos hacer es reconocer ese dolor. Reprocharnos que «no deberíamos sentir ansiedad» a menudo solo amplifica nuestra angustia.

Y aunque estas circunstancias a menudo escapan a nuestro control, podemos elegir cómo nos mostramos tras lo ocurrido. Ya sea una situación creada por nuestra propia mano o el resultado de que la vida nos regale inesperadamente una buena oportunidad entre tantas situaciones adversas, podemos escoger cómo responder a nuestros retos y decidir si los aceptamos o no.

Sin embargo, la ansiedad es el purgatorio intermedio que te dice que no tienes la preparación necesaria. Te dice que harás el ridículo. Te dice que no merecerá la pena. Te susurra al oído que la gente te juzgará. Mientras nos quedamos en la silla y miramos fijamente esa atractiva oportunidad día tras día, al final, esa misma oportunidad desaparece o viene otra persona y la aprovecha. Así que la mayoría de las veces dejamos que nuestra ansiedad amargue nuestro futuro mientras nos decimos que necesitamos «solo un poco más de tiempo».

Así que te lo digo: aprovecha esa pinche oportunidad.

Personalmente, no creo que la ansiedad deba tener la autoridad suficiente como para determinar el devenir de tu vida. Como verás a medida que vayamos trabajando, eso significa que puedes hacer cosas increíblemente importantes en tu vida y la ansiedad puede estar ahí todo el tiempo. Lo que importa es que tomes decisiones que te sirvan a ti, no a tu ansiedad.

Una de las razones por las que me especialicé en la ansiedad en todas sus formas es porque es altamente tratable. Es una de las experiencias psicológicas más investigadas y hay varias intervenciones que han demostrado ser eficaces para diversas poblaciones. Las trataremos a lo largo de este libro, con especial atención a la terapia de aceptación y compromiso (*acceptance and commitment therapy*, ACT), desarrollada por el doctor Steven C. Hayes. He visto en los cientos de clientes que he tratado que la ACT ayuda una y otra vez porque se trata de un enfoque completamente diferente al tradicional de intentar que la ansiedad «desaparezca».

La ACT es sincera, es esa persona que es tu amiga y que no tiene pelos en la lengua, y admite que, en realidad, no siempre podemos hacer que desaparezca la ansiedad. Sin embargo, podemos decidir cómo queremos vivir nuestras vidas, incluso si nos acompaña la ansiedad. Elegimos con quién salimos, dónde vivimos, qué hacemos; no tenemos que esperar a que la ansiedad desaparezca para empezar a actuar con determinación. Por eso veo una enorme belleza en este marco: la ACT reconoce que la vida es dolorosa y, al mismo tiempo, nos recuerda que no necesitamos que ese dolor sea la razón por la que dejamos de vivir de la forma que queremos.

Una de las razones por la que la ACT me gusta tanto es porque he visto cómo les ha cambiado la vida no solo a mis clientes, sino también a mí. Aunque siempre ha sido una creencia común que los terapeutas rara vez revelan sus sentimientos, creo que es importante ser una persona real y compartir mis experiencias personales contigo. Como decimos en este campo, compartir nuestras propias historias cuando es en beneficio del cliente puede estar justificado. Por lo tanto, espero que al contarte mi propia lucha contra la ansiedad y, lo que es más importante, cómo he podido trabajar con ella, encuentres algo de empatía y esperanza.

Quiero que sepas que yo sí empatizo con tu experiencia. Hablaré más al respecto más adelante, pero he librado mi propia batalla durante toda la vida contra una fobia que evolucionó hasta convertirse en un trastorno de pánico. He sufrido desde pequeña lo que se denomina *emetofobia*, o miedo a vomitar, tanto cuando otros enferman como cuando yo misma me siento mal. No es raro que cuando se me desencadena tenga un ataque de pánico en toda regla en el que tiemblo sin control, me cuesta hablar y siento náuseas. Si alguna vez has tenido un ataque de pánico, ya sabes lo brutal que puede ser.

He ido a terapia a lo largo de mi vida por todas estas experiencias y he visto lo que ha funcionado... y lo que no. Como verás a lo largo de este libro, la terapia conversacional es solo un camino hacia la curación. Hay muchas opciones, tanto basadas en pruebas como menos investigadas (pero respaldadas sinceramente por los clientes), que pueden funcionarte. Te invito a tener una mente abierta sobre lo que necesitas, y no solo a seguir ciegamente lo que alguien te dice que hagas. Tanto si se trata de acupuntura, terapia de masaje, ejercicio, arteterapia o naturopatía, hay muchas herramientas que van más allá de un enfoque occidentalizado de la atención. Aunque estoy a favor de los métodos bien investigados, también estoy a favor de la defensa del cliente y de las formas de curación centradas en la cultura. Si sientes que te está ayudando (aunque la investigación no lo respalde estrictamente), eso es suficiente cuando se trata de la gestión de la ansiedad.

También hay algo que quiero dejar claro antes de continuar. Como terapeuta feminista, creo que es crucial que eliminemos la diferencia de poder en la que yo soy percibida como la experta y tú, quien acude a mí, como alguien que necesita aprender. En todo caso, tú y yo estamos intentando resolver esto como un equipo. Sí, he trabajado duro para conseguir mi título y mi autorización para ejercer como psicóloga. Espero que el tiempo, el dinero y el esfuerzo invertidos me permitan ofrecerte algo fructífero y valioso. Pero, al fin y al cabo, estoy a tu lado: me acerco a este trabajo con humildad y con curiosidad.

También comparto diversas historias del propio espacio de terapia basadas en temas recurrentes que he visto en algunos de los cientos de clientes con quienes he trabajado, con la esperanza de que veas tus historias reflejadas en las suyas. Todas las identidades de los clientes y los detalles de sus vidas fueron protegidos para mantener la confidencialidad en todo momento. Los datos demográficos y las experiencias que compartiré son recopilaciones de diferentes casos, de modo que ningún cliente es reconocible. Por lo tanto, si salieras a buscar a Mikaela, Jacob, Nikita o cualquiera de los «clientes» que pronto conocerás, no los encontrarías, ya que la persona concreta descrita en cada capítulo no existe en el mundo real. Los que sí existen son los pensamientos, los sentimientos y las acciones que se describen en este libro, ya que he visto cómo se manifiestan estos patrones de ansiedad una y otra vez. Cuando leas los testimonios de estos clientes, te animará saber que no eres la única persona que lucha contra la ansiedad y el dolor. Hay muchas cosas que se ocultan tras las puertas cerradas (o la sala de Zoom encriptada) de una sesión de terapia, y con razón. Las sesiones son sagradas. Sin embargo, aquí tienes la oportunidad de saber que no estás solo y de que tus preocupaciones se normalicen mientras te acompaño en el viaje de estos clientes. Tal vez te ofrezca un punto de vista diferente a la hora de analizar tu propio viaje.

También quiero que seas consciente de en qué punto te encuentras. Puede que tengas alguna preocupación a la que no dejes de darle vueltas y que te inquieta un poco..., o puede que tengas un nivel de ansiedad debilitante que te haga casi imposible salir de casa. La ansiedad tiene un espectro muy amplio y quiero respetar el punto en el que te encuentras. Sigue el ritmo que mejor te convenga a lo largo del libro. Aunque me guste ponerte a prueba, no quiero que sientas en ningún momento esa clase de presión que se convierte en un castigo.

Abordar la ansiedad siempre es un baile. Aunque la negación no es la respuesta, tampoco lo es hacerte sentir tanta angustia que te inunde y te vuelva a traumatizar. Voy a invitarte a que te apoyes en la incomodidad todo lo que puedas a la vez que respeto tus límites. Haz lo que puedas. Como verás, cada vez que pasemos por algo que te dé un poco de miedo (ya sea leer un breve pasaje de este texto o enfrentarte a una experiencia que ya has vivido), es probable que notes que las grandes olas de temor se hacen un poco más pequeñas cada vez. Así es como construyes tu ancho de banda y, en última instancia, tu umbral de ansiedad.

Si sientes pánico o te activas demasiado mientras lees este libro, respira profundamente. Utiliza un ejercicio guiado de *mindfulness*: los de la aplicación Calm son mis favoritos. Toma un vaso de agua fría y póntelo sobre la frente. Así estimularás el nervio vago, lo que ayudará a activar tu respuesta parasimpática, ralentizando tu ritmo cardiaco y tu respiración. Si puedes, sal a tomar el aire. Todas estas son formas de tranquilizarte si en algún momento sientes demasiada angustia. Trataremos más estrategias de regulación del nervio vago en el capítulo 9, por si quieres consultar esa sección por adelantado. Recuerda que iremos a tu ritmo. Me gusta proponerte desafíos para que te veas crecer, pero en última instancia, tú estás a cargo. Empecemos.

CAPÍTULO 1

ENFRENTARTE A TU OCÉANO

Por qué el agua y tu mente no son tan distintas

Siempre me gusta empezar mis sesiones con una buena taza de té verde caliente. A veces enciendo una vela y abro la ventana para oír el susurro de las hojas. Cada mañana, mientras me acomodo y Mochi, mi pequeño gato siamés, se sienta en su silla terapéutica, repasamos mi agenda de clientes del día. Empiezo a prepararme mentalmente para las personas que voy a ver, cada una de las cuales saca algo diferente de mí. Hay quien se ríe, hay quien hace largas pausas y otros necesitan que los calmen. Cuando empecé a ver a Mikaela, me di cuenta de que necesitaba que la calmaran. Imagínate a una mujer armenia, cisgénero, heterosexual, de unos treinta años, con una sonrisa amable, y unos ojos grandes, verdes y esperanzados. En nuestras primeras sesiones, sus lágrimas brotaban más rápido que sus palabras. Me contó que estaba al borde de la desesperación. Sufría ataques de pánico casi a diario, se despertaba vomitando casi todas las mañanas y le costaba salir de casa debido a sus temores en torno a la pandemia (que se habían intensificado tras un largo historial de ansiedad por su salud); su cansancio era innegable para ambas.

Su ansiedad estaba teniendo efectos claros en su vida. Evitaba ir al médico porque le asustaban los posibles procedimientos que pudieran realizarle, como la extracción de sangre (que, en su caso, era un especial desencadenante de angustia debido a su fobia a las agujas). Las relaciones sexuales le resultaban dolorosas y sufría lo que se denomina *trastorno de penetración* o *dolor genitopélvico*, por lo que le resultaba difícil o casi imposible disfrutar de las relaciones sexuales con su novio. Se había vuelto increíblemente cohibida a la hora de intimar con él y empezó a experimentar ansiedad anticipatoria por sus futuros encuentros. El problema era que él la avergonzaba por ello. Esto intensificaba todavía más su ansiedad en torno al sexo. Eso por no hablar de que se sentía aislada y abrumada mientras terminaba sus estudios de posgrado y se preparaba para sus siguientes pasos en la vida. Con todo este estrés, dormía la siesta durante largos periodos de tiempo y se escondía en su apartamento. Sentía que dormir era la única forma de escapar de la prisión que era su mente.

Por desgracia, la historia de Mikaela no es única. Puede que, al leer todo esto, te identifiques con distintos elementos y creas que esta historia va sobre ti. Aunque puede que el contenido varíe, es probable que empatices con los sentimientos compartidos en la experiencia de cada cliente.

Esa es la cuestión: la ansiedad es un lazo que une a todo el mundo. Todas las personas tenemos diferentes raíces y razones para ello, pero a pesar de todo, nuestro cuerpo nos lo hace saber. Aunque te hayas preparado para ello, puede que sientas que tu cuerpo te traiciona de la peor manera.

Mikaela aún no había identificado los vínculos entre las experiencias vividas, las sensaciones físicas y su ansiedad. Al contrario, se sentía absolutamente desconcertada por su cuerpo. Es posible que tú también te lo hayas preguntado alguna vez: no sabes por qué tienes náuseas cada mañana, por qué te atragantas al tragar o por qué tienes estreñimiento o diarrea cada semana (o cada día). Es posible que hayas acudido al médico, buscando respuestas plausibles y obteniendo lo que parece un diagnóstico insuficiente: «Probablemente *tan solo* se trate de ansiedad». Como si fuera algo que no hace daño.

A veces me sentía confundida y atrapada por mi propio cuerpo. Todo empezó en el instituto, cuando me costaba comer a causa de las náuseas frecuentes y el dolor de estómago. Perdí cinco kilos en dos meses. Me dijeron que «no había un diagnóstico claro», incluso después de hacerme una ecografía y una tomografía computarizada. Así es que ni siquiera me dijeron que estaba luchando contra la ansiedad y, al mirar atrás, recuerdo que nunca me preguntaron por ningún síntoma de ansiedad. Continuó en la universidad cuando literalmente me oriné en los pantalones por una vejiga que no podía contenerse (respecto a esto, me gustaría poder decir que estaba borracha, pero estaba demasiado sobria). Me hicieron varios análisis de orina y, de nuevo, no obtuve respuestas claras y ni una sola mención a la ansiedad. Desde entonces, he aprendido que orinar con frecuencia es, en realidad, un signo bastante común de ansiedad.[1]

Cuando no sabes qué aspecto tiene la ansiedad, las señales que envía tu cuerpo pueden ser aún más alarmantes. Por cierto, esto a menudo solo empeora la ansiedad, y los síntomas físicos y mentales continúan aumentando. Podemos sentirnos como si estuviéramos en aguas completamente desconocidas y no pudiéramos ver el fondo. Es posible que conozcas esa sensación si alguna vez has estado buceando o simplemente llevabas un visor de buceo, no podías ver el fondo del océano y empezaste a sentir pánico. Esta fobia tiene un nombre: *talasofobia*, cuando tememos a la inmensidad y el vacío del océano. Sé que alguien ya está añadiendo esto a su lista de síntomas mientras hablamos.

Creo que es bastante útil utilizar el agua como metáfora de nuestra angustia, y verás que me baso en esta visualización a lo largo del libro. Tengamos o no fobia al océano, existen varios paralelismos entre nuestra mente y el mar. Déjame explicarte en qué se parecen el océano y nuestra mente:

1. Es el gran desconocido: solo hemos explorado alrededor del 20 % del océano en su totalidad.[2] De hecho, se ha cartografiado un porcentaje mayor de la superficie de la Luna y del pla-

neta Marte si se compara con lo que conocemos de nuestro fondo oceánico.[3] De un modo similar, seguimos identificando y comprendiendo nuevas áreas dentro del cerebro. Las investigaciones diferencian cada vez más complejidades dentro de nuestro neocórtex y se han llegado a diferenciar ochenta áreas distintas en nuestra corteza cerebral.[4] Seguimos mejorando nuestra comprensión de cómo interactúa nuestra genética con nuestro entorno para crear las experiencias vividas y los síntomas físicos, pero la interseccionalidad única en el cerebro sigue siendo en gran medida inexplicable.

2. Es imprevisible: sí, podemos trazar el patrón probable de las mareas, pero si alguna vez has estado en el océano, conoces el poder repentino de una ola golpeándote la espalda. Puede dejarnos sin aliento y derribarnos de golpe. Tememos la misma imprevisibilidad en nuestras propias vidas. Peor aún, dudamos de nuestra capacidad de aguante, lo que nos hace sentir que estamos a nada de la desaparición.
3. Hay tiburones en sus aguas, como también hay muchas experiencias y personas dañinas, e injusticias sistémicas que hacen que la vida nos parezca insegura. Lo mismo que sentiríamos si viéramos una aleta de tiburón salir del agua a metro y medio de nosotros, tenemos una respuesta fisiológica instantánea cuando nos sentimos física y emocionalmente amenazados en nuestras comunidades. Profundizaremos en este tema en el capítulo 6, cuando estudiemos los tipos específicos de «tiburones» que hay en nuestras aguas.

Así pues, tanto si nunca has estado en el océano como si has nadado en sus aguas todos los días, todo el mundo es capaz de captar su poder e imprevisibilidad, de un modo parecido a cómo nos relacionamos hoy en día con nuestra ansiedad. He comprobado una y otra vez que con este tipo de metáforas se logra hacer entender conceptos a veces intangibles y enmarcarlos de una forma totalmente nueva, más fácil de asimilar.

LA OPCIÓN DE NADAR O DE HUNDIRSE CUANDO SE PRESENTA LA ANSIEDAD

Para cuando vi a Mikaela, ya llevaba mucho tiempo nadando en aguas turbulentas. Estaba agotada, exhausta por haber estado rodeada durante años de aguas metafóricamente infestadas de tiburones. De hecho, la larga batalla de Mikaela contra la ansiedad la había llevado a una depresión añadida, que le había arrebatado la esperanza de que su situación pudiese llegar a mejorar. Esta situación es bastante común, ya que una encuesta mundial reveló que el 45,7 % de las personas que sufren depresión también han padecido uno o más trastornos de ansiedad a lo largo de su vida.[5] Tal vez te sientas así, con un agotamiento provocado por lo que parece ser un pánico monótono e interminable al empezar la mañana, extenuado a lo largo del día y presa del pavor cuando se acerca la noche.

Por eso he querido escribir este libro. He visto a demasiadas personas asfixiadas por la ansiedad (y la posterior depresión) que han llegado a un estado de desesperanza. Yo sufría múltiples ataques de pánico a la semana, era incapaz de salir a un restaurante y temía subir a un avión, así que yo también he pasado por eso. Una de las razones más importantes por las que quise escribir este libro fue para dar a la gente una sensación de esperanza de que se puede mejorar. Lo he visto cliente tras cliente, y sé que tú puedes tener una historia similar con un final «más feliz que nunca».

No siempre va a ser fácil. Eres tú quien va a tener que hacer el trabajo. A veces sentirás una gran incomodidad al atravesar las olas de la ansiedad y ver qué hay al otro lado. Pero lo que sí te puedo prometer es que este libro es capaz de empezar a devolverte el poder, no el control. Las palabras son intencionadas.

La ansiedad nos hace anhelar el control. Si al menos lográramos tener la seguridad y la previsibilidad que buscamos, entonces podríamos estar en paz. Como verás a lo largo de este libro, la seguridad y la previsibilidad definitivas no existen. Cuando nos enfrentamos a la realidad del poco control que a menudo tenemos en nuestras vidas (algo que la mayoría tuvimos que aceptar colectivamente durante la pandemia), en realidad puede haber liberación en lugar de debilitamiento. Sé que esto es contrario a lo que dice la intuición. Pero es al reconocer nuestra situación y elegir nuestra respuesta intencionada a esta falta de control cuando recuperamos nuestro poder. Cuando parece que la vida nos está pasando por encima, nuestra respuesta y la forma en que manejamos la situación es nuestra fortaleza. Esto es lo que puede hacer que nos mantengamos firmes. Nadie puede arrebatarnos eso, por incontrolable que sea una situación.

Déjame que ponga este concepto en contexto. Como mencioné anteriormente, mi cliente Mikaela había evitado ir al médico durante años debido a la reacción incontrolable que su cuerpo tenía cuando estaba en cualquier entorno médico. Como muchos clientes, lloraba, temblaba y a veces incluso se desmayaba debido a la ansiedad que le recorría el cuerpo. Su respuesta fue evitar recibir atención médica debido al fuerte control que ejercía sobre ella su ansiedad. Llegó a un punto crítico cuando quiso ponerse la vacuna de la COVID, pero se sintió paralizada por la idea de que le clavaran una aguja.

Parte de la recuperación del poder por parte de Mikaela incluía tener que darse cuenta de cómo se manifestaba su miedo. Tomó una serie de medidas, tanto en la identificación de las ideas en las que creía como en la aceptación de intervenciones médicas, como, por ejemplo, pedir medicación a un psiquiatra para sentirse físicamente más tranquila durante el proceso. Pidió apoyo a su hermana para no tener que soportar el estrés sola. Gracias a estas medidas, Mikaela pudo vacunarse y cada vez le resultó más fácil. Así fue como se hizo cargo de la situación, incluso cuando la ansiedad parecía fuera de control.

También podemos hacerlo colectivamente como sociedad. Cuando ocurre lo incontrolable, no tenemos por qué quedarnos de brazos cruzados. Cuando el Tribunal Supremo dictamina que las mujeres no tienen derecho a decidir sobre su cuerpo, podemos manifestarnos. Cuando un joven de dieciocho años puede comprar rifles de asalto sin ningún tipo de control de antecedentes, podemos llamar o escribir a nuestros senadores para exigir un cambio de legislación. Cuando vemos cómo una casa tras otra se incendia o se inunda a causa de la crisis climática, podemos exigir una mayor protección de nuestro planeta y reducir nuestro impacto individualmente cambiando nuestros medios de transporte y disminuyendo el uso de bienes materiales no esenciales. Este es el poder colectivo que puede proporcionarnos estabilidad cuando parece que el mundo nos ahoga literalmente en la desesperación.

La ansiedad hace que queramos huir diciéndonos que «todo es demasiado». Y sí, es demasiado. No es raro que cada semana nos encontremos llorando ante el televisor, meneando la cabeza ante las últimas noticias y sintiendo parálisis cuando las mismas tragedias suceden una y otra vez. Pero así es como gana la ansiedad. Así es como lo incontrolable se siente aún más fuera de control. Así es como empezamos a sentir que nos ahogamos en las aguas que nos rodean y no aprendemos a nadar a través de ellas.

EL PRIMER PASO MÁS IMPORTANTE QUE PODEMOS DAR

Quiero hacer hincapié en lo siguiente: si vamos a cambiar el rumbo de nuestra ansiedad, debemos empezar por recuperar nuestro poder. La ansiedad disminuye cuando elegimos cómo responder de forma clara y efectiva con actos en lugar de con apatía. ¿Y cuál es una de las decisiones más importantes que podemos tomar para superar la ansiedad?

Educarnos a nosotros mismos.

En parte, la ansiedad nos da tanto miedo porque no la entendemos. Sentimos que estamos a merced de nuestra mente y de nuestro cuerpo. Y, sin embargo, hay una poderosa frase acuñada por el psiquiatra Dan Siegel: «Nómbralo y dómalo».[6] Si somos capaces de comprender los pensamientos, los sentimientos y las sensaciones físicas que pueden aparecer de repente o esos que duran meses y meses, lograremos empezar a sentir que controlamos nuestra situación. Esto no significa necesariamente que podamos controlar o hacer desaparecer estos síntomas, pero si conseguimos comprender los fundamentos de nuestra angustia, a menudo seremos capaces de desinflar nuestra sensación de alarma.

En el próximo capítulo veremos por qué sentimos más ansiedad que nunca desde un punto de vista sociológico. Sin embargo, antes de hacerlo, es imprescindible que analicemos la biología que se despliega bajo la ansiedad. Mucha gente se culpa de su angustia cuando, en realidad, no es consciente del protagonismo que tienen nuestro cerebro y nuestro cuerpo a la hora de entrar en una hiperactividad incontrolable. En lugar de eso, a menudo nos entra más pánico porque sentimos una gran confusión sobre el motivo por el que nuestra mente y nuestro ser físico se están comportando así.

Gran parte de nuestra ansiedad procede de una pequeña región del tamaño de una almendra situada en lo más profundo del cerebro, llamada *amígdala*. Aunque es muy poderosa, tan solo ocupa un 0,3 % del volumen del cerebro.[7] La amígdala funciona manteniendo un delicado equilibrio. Si es demasiado sensible, no es raro que la gente experimente una mayor sensación de alerta y de desconfianza general hacia los demás, y muestre un comportamiento huidizo. Si está hipoactiva, la gente adopta conductas más arriesgadas, como se mencionó en el prólogo con el caso de la escalada libre de Alex Honnold en Yosemite. Curiosamente, también se han relacionado el nerviosismo y la ira con la amígdala, lo que puede explicar por qué puede que la irritabilidad sea un síntoma común de una presentación ansiosa.[8]

No importa cómo sea tu amígdala, la ansiedad puede tomar un rumbo diferente en cada uno de nuestros cerebros. El lugar en el que experimentamos la activación, o la falta de activación, en nuestros cerebros puede resultar determinante. Varios estudios analizaron la existencia de diferentes subconjuntos bajo el paraguas de la ansiedad, incluida la forma en que estos síntomas se presentan neurológicamente.[9] Por ejemplo, algunos individuos pueden ser aprensivos crónicos, que no paran de pensar en sus experiencias pasadas y de preocuparse por el futuro. Tendemos a ver esto más en la ansiedad generalizada, el trastorno obsesivo-compulsivo (TOC) o la ansiedad social, por ejemplo. Otras personas experimentan episodios de pánico, en los que notan que se les acelera el corazón, tienen dificultades para respirar o sudan cuando se encuentran en una situación que les provoca ansiedad. Estas personas pueden tener menos preocupaciones cotidianas, pero si se las coloca en situaciones en las que tienen miedo (pensemos en Mikaela con su fobia a las agujas), pueden sufrir un ataque de pánico de nivel diez con una respuesta de lucha o huida activa. Por lo tanto, los diagnósticos como las fobias o el trastorno de pánico tienden a encajar aquí. Algunas personas tenemos suerte y experimentamos ambos subgrupos de ansiedad. Lo fascinante de los resultados de la investigación es que las personas con una sensación general de preocupación mostraban una mayor actividad en el hemisferio izquierdo del cerebro, mientras que las que tenían más pánico e hiperactivación mostraban una mayor actividad en el hemisferio derecho.[10] ¿Esto qué significa?

Significa que la ansiedad no es como una prenda unitalla. Sí, en general la gente puede identificarse con lo que significa sentir ansiedad, pero la forma en que la experimentamos puede ser totalmente diferente de una persona a otra. Lo más importante es saber cómo se manifiesta tu ansiedad. Lo que te resulte más útil puede variar mucho en función de cómo sean tus síntomas. Por ejemplo, si tiendes a ser una persona preocupada y que no deja de darle vueltas a las cosas, la práctica del *mindfulness*, aunque potencialmente útil, puede exacerbar tus síntomas al sumergirte en tus preocupaciones, de las que ya eres consciente. Por el contrario, si sufres con frecuencia ataques de pánico, aprender a hacer frente a tus pensamientos (aunque siga siendo útil) puede no ser tan eficaz como utilizar estrategias para centrarte y hacer trabajo corporal para calmar un sistema nervioso que está en alerta roja.

Puede que esta sea la razón por la que hayas sentido tanta frustración. Es posible que hayas estado utilizando los métodos equivocados para tratar tu tipo de ansiedad. Por eso es tan importante comprender cómo aparece la ansiedad en tu vida. No compares tu cuadro con el de otra persona. Puede que utilicemos los mismos trazos, pero cada lienzo puede tener un aspecto muy diferente.

UNA OLA SOBRE LA QUE SURFEAR

¿Qué forma de ansiedad tiendes a notar más en ti? ¿O dirías que experimentas ambas? Tómate un tiempo para reflexionar sobre cómo se manifiesta tu ansiedad, física y emocionalmente.

Mikaela descubrió gracias a nuestro trabajo en común que tenía una mezcla de ambos tipos de ansiedad. Le preocupaban toda una serie de cosas (algunas reales, otras imaginarias), y también tenía activadores específicos que provocaban que su cuerpo se viera invadido de lágrimas, temblores y problemas para hablar. Descubrimos que, si bien la suplementación con vitaminas y minerales mejoraba sus síntomas, no era suficiente cuando se desencadenaba la ansiedad ante la perspectiva de tener que ir al médico para una revisión anual, por ejemplo (algo que había pospuesto hasta bien entrados los treinta). También se dio cuenta de que algunos de los síntomas físicos se mantenían, sobre todo las náuseas y los vómitos, frecuentes por las mañanas.

Aunque no había sido diagnosticada, mi hipótesis es que Mikaela padecía algo llamado síndrome de vómitos cíclicos (SVC), con el que una persona tiende a ponerse enferma casi todos los días a la misma hora. Aunque la Clínica Mayo afirma que «no hay una causa aparente» que explique por qué las personas padecen este trastorno, me pregunto si la culpable puede ser la ansiedad en la mayoría de los casos.[11] Y aunque las náuseas pueden aparecer en cualquier momento del día, es habitual que los clientes experimenten este malestar a primera hora de la mañana.

Puede estar relacionado con lo que se denomina la respuesta del cortisol al despertar, ya que nuestros niveles de cortisol son más altos en la primera hora después de despertarnos.[12] Dado que el cortisol se considera la hormona del estrés, que las glándulas suprarrenales liberan cuando sentimos miedo o estamos abrumados, esto tiene sentido. Si añadimos la cafeína a nuestra rutina matutina (que también nos puede poner de los nervios), un nivel bajo de azúcar en sangre por no haber tomado un desayuno equilibrado y, quizá, una resaca por haber intentado bebernos nuestros miedos la noche anterior, tenemos la receta perfecta para las náuseas matutinas. Mikaela cumplía todas las condiciones, porque solía tomarse dos tazas de café, desayunar cereales azucarados y soportar la resaca tras haber bebido unas cuantas cervezas la noche anterior. Poco tiempo después, por desgracia, solía estar arrodillada junto al retrete, sintiéndose más desanimada y frustrada que nunca. A medida que el ciclo continuaba, empezó a experimentar ansiedad anticipatoria como la cereza de aquel pastel indeseado. Le preocupaba que volviera a ocurrir, lo que aumentaba su angustia inicial.

Cuando los síntomas físicos se apoderan de ti, como los vómitos, el llanto frecuente, el insomnio y el agotamiento, como le ocurría a Mikaela, es importante tener en cuenta todo el conjunto de recursos. Es en ese momento cuando la medicación puede marcar una gran diferencia. Aunque al principio dudaba mucho en hacerlo, Mikaela empezó a considerar la posibilidad de acudir a un psiquiatra, ya que estaba al límite de sus fuerzas con los *numeritos* de su cuerpo.

Después de pensarlo mucho, Mikaela decidió que probaría la medicación si un psiquiatra la consideraba útil. La ayudé a encontrar uno con el que se sintiera cómoda. Después de su cita inicial, el médico de Mikaela le recetó un inhibidor selectivo de la recaptación de serotonina (ISRS), que es un antidepresivo que suele tardar entre cuatro y seis semanas en hacer efecto. Mikaela no tardó en notar que sus náuseas matutinas casi habían desaparecido, que su llanto incontrolable había disminuido y que sus ataques de pánico se habían reducido mucho. Me dijo que, para ella, haberse medicado lo había cambiado todo. Yo también noté la diferencia. Empezó a reírse en sus sesiones, redujo su consumo de alcohol porque ya no lo necesitaba tanto para sobrellevar la vida y, vaya, hasta se compró un perrito. Al final, me dijo antes de que termináramos nuestras sesiones: «Estoy muy contenta de haber dado a la medicación la oportunidad de ayudarme».

Ahora bien, y por supuesto, la decisión de tomar medicación es algo muy personal. Aunque algunas personas han dicho que la medicación las ha convertido en un «zombi» o les ha cambiado la personalidad, puede merecer la pena averiguar por qué se sentían así antes de sacar conclusiones similares (por ejemplo, quizá no era la dosis o la prescripción adecuada para esa persona en concreto). No es para todo el mundo, pero también sé que he visto a muchos clientes escépticos experimentar cómo la medicación realmente cambia su personalidad para mejor, y realmente vuelven a sentirse ellos mismos, las personas que eran antes de que la ansiedad se apoderara de sus vidas. Tal vez debas comprobar si quizá podría resultarte útil si no sabes qué hacer. Además, si de todos modos ya te estás automedicando con alcohol, cannabis u otras sustancias (y te sientes dependiente de ellas), tal vez eso sea un indicador de que otra fuente de apoyo, como la medicación con receta, podría ser adecuada.

No tienes por qué juzgarte (ni a ti ni a los demás) si necesitas medicación para tener apoyo. No hay nada «malo» en ti. Todo el mundo puede sufrir desequilibrios en el cuerpo y el cerebro, y dar a nuestro cuerpo lo que necesita es un acto de autocuidado. Del mismo modo que no juzgaríamos a alguien por tomar un probiótico si quisiera mejorar su flora intestinal o un suplemento si tuviera un déficit de vitamina D, no tenemos por qué juzgar a alguien por querer tener más equilibrio en su cerebro tomando una medicación prescrita. No siempre podemos controlar una amígdala hiperactiva o un cerebro que no quiere bailar con la serotonina o la norepinefrina (dos neurotransmisores y hormonas que pueden desempeñar un papel clave en la ansiedad y la depresión) flotando en nuestras cabezas. No tenemos la culpa de eso, como tampoco la tenemos de no gozar de una visión perfecta, de la escoliosis (la mía) o de una rotura del ligamento cruzado anterior. A veces simplemente ocurre, y podemos hacer algo al respecto.

Podemos decidir cómo responder. Podemos elegir ayudarnos aceptando nuestra realidad. A veces, eso significa tomar medicamentos, suplementos o probióticos, o cambiar nuestra dieta para que podamos dar a nuestros cerebros y cuerpos la mejor oportunidad de sentirse mejor. Sé que no es fácil.

Si estás leyendo esto y no tienes ni idea de por dónde empezar, puedes llamar a los teléfonos de los servicios municipales de tu zona de residencia. Existen distintos recursos terapéuticos gratuitos en línea en <https://ayuda-psicologica-en-linea.com/salud-psicologica/psicologos-gratis-espana/>, que pueden resultar útiles para encontrar terapeutas, psiquiatras y grupos de apoyo. Si estudias en una universidad o en un instituto (e incluso si no lo haces), llama a su centro de asesoramiento estudiantil para obtener una lista de referencias; tendrán un repertorio a la mano para ti. Otro consejo profesional: puedes consultar los programas de posgrado en Psicología que ofrecen clínicas comunitarias en sus alrededores a un precio increíblemente asequible. Nosotros atendíamos a clientes por tan solo cinco dólares, dependiendo de lo que pudieran permitirse. Es cierto que se trata de terapeutas estudiantes o recién graduados, pero trabajan en estrecha colaboración con un supervisor titulado. Puede ser una opción buena y económica.

SIN EMBARGO, SOMOS MÁS QUE NUESTRO CUERPO

El simple tratamiento de los síntomas de nuestro cuerpo muy pocas veces es suficiente. Del mismo modo que nuestro cuerpo influye en nuestra salud cerebral y la neuroquímica de nuestro cerebro influye en nuestra salud física general, nuestro entorno, nuestras relaciones y nuestras experiencias también influyen en nuestra salud mental. Se trata del conocido como el *modelo biopsicosocial*, que fue desarrollado por el difunto George Engel en 1977. Este marco sigue siendo relevante hoy en día cuando consideramos cómo los factores estresantes de nuestra sociedad actual, nuestra historia personal y nuestras identidades interseccionales interactúan con nuestro ADN y nuestra química cerebral para conformar nuestro bienestar colectivo.[13]

Esto también era aplicable a Mikaela. En cuanto tuvimos en cuenta su historia familiar y su dinámica relacional, sus factores de estrés actuales empezaron a tener aún más sentido. Nos enteramos de que su padre sufría bastante ansiedad, aunque nunca buscó tratamiento para su angustia. En su lugar, adoctrinaba a Mikaela con «recomendaciones» que pretendían protegerla, pero que no hacían más que aumentar su ansiedad. Esto, a menudo, se disfrazaba de amor paternal, ya que «cuidaba de ella». Mikaela aprendió a presuponer lo peor para no sentirse decepcionada. Llegó a esperar que nadie la quisiera, por lo que se mostraba excesivamente agradable con los demás (un tropo común que se le enseña a muchas mujeres), y se sobrecargaba de trabajo para contentar a todo el mundo. Ni que decir tiene que Mikaela pronto se convirtió en un hámster metido en la rueda de complacer a la gente y no podía seguir el ritmo.

Cuando Mikaela inició su relación más reciente, llevaba consigo todas estas «palabras sabias» de sus familiares. Su don de gentes, su simpatía y su miedo a decepcionar a los demás estaban a flor de piel, sobre todo en el dormitorio. Mantener relaciones sexuales con una pareja ya es de por sí una situación en la que nos sentimos bastante vulnerables, y eso cuando las cosas van bien. Con su novio, su angustia no hacía más que aumentar, ya que su cuerpo bloqueaba incontrolablemente su entrada. Para su creciente vergüenza, él no se mostraba nada contento cuando se le negaba el acceso a su cuerpo sin que ella tuviera la culpa. Debido a toda una vida culpándose a sí misma, Mikaela se sentía frustrada consigo misma y consideraba «comprensible» que su novio se enfadara con ella cuando no podían mantener relaciones sexuales. Se preguntaba: «¿Qué me pasa?».

La ansiedad de Mikaela la estaba confundiendo, no sabía lo que estaba bien y lo que estaba mal; veo que esto ocurre con frecuencia, ya que nuestra ansiedad nos hace dudar de nuestras facultades y cuestionar nuestra capacidad para saber lo que está bien y lo que no. A veces, es conveniente hacernos una pregunta útil: «Si esto le estuviera pasando a un amigo o a una amiga, ¿me parecería bien?». Y si a continuación decimos: «Bueno, no..., pero es diferente porque me está pasando a mí», es la señal de que debemos examinar con más atención por qué aplicamos normas diferentes a nuestra situación.

Mientras hablábamos de esto en la sesión, vi que a Mikaela se le iba el color de las mejillas. Al considerar otro punto de vista, se dio cuenta de que si una amiga le contara que su pareja la avergüenza por no poder (o simplemente no querer) mantener relaciones sexuales, ella no lo aceptaría. De hecho, dijo que lo consideraría una agresión. Cuando se dio cuenta, se le revolvió el estómago. Se sintió furiosa por lo que le había pasado. Estaba enfadada con él por haberle hecho aquello. Estaba enfadada consigo misma por permitir que sucediera... muchas veces. Le dejé claro a Mikaela que ella no había hecho nada malo. No debería haber estado jamás en semejante situación. No estaba bien lo que le había pasado, y el comportamiento de su novio era imperdonable.

Aunque Mikaela no es una persona real, su historia es demasiado común. Por desgracia, he visto esta historia con demasiadas mujeres, y algunos hombres, en mi consulta.

Mikaela lo vio todo con más claridad después de esa sesión. Se había quitado el velo de la ansiedad y se dio cuenta de lo inaceptable que era el comportamiento de su novio y de que era un indicador probable de otras formas de abuso en el futuro. Al cabo de una semana, más o menos, puso fin a la relación (¿estás aplaudiendo un poquito por dentro?).

Fue un momento de orgullo para una «madre» terapeuta ver a Mikaela dar ese paso por sí misma. Como terapeutas, queremos que te empoderes con las decisiones que tomas en tu vida. Lo que decidas hacer depende exclusivamente de ti. Dicho esto, hay ciertas situaciones, como cuando hay abuso, en las que adoptamos un enfoque más directo y te informamos de nuestra preocupación por tu seguridad física. Esta fue una de esas veces, y me alegré de ver a Mikaela fuera de peligro.

Mikaela y yo continuamos procesando la relación con su antiguo novio. Mikaela se dio cuenta de que su comportamiento era ofensivo e injusto, y dijo categóricamente que no volvería a aceptarlo. Se tomó un tiempo para sanar la relación con su cuerpo. Empezó a hacer pilates, fue a fisioterapia (sí, la hay para el trastorno de dolor genitopélvico) y empezó a explorar la masturbación para sentirse más cómoda con su cuerpo. Y cuando estuvo preparada, empezó otra vez a tener citas. Sabía a qué *red flags* tenía que estar atenta y ya no era excesivamente complaciente. Aprendió a estar alerta ante cualquier posible señal de falta de respeto y solo mantuvo relaciones con parejas que eran clientes y la hacían sentir cómoda y segura. Hizo su trabajo y mereció la pena.

APRENDER A SURFEAR TUS PROPIAS OLAS EN VEZ DE RESISTIRTE A ELLAS

En última instancia, Mikaela aprendió a surfear sobre las olas de su ansiedad en vez de resistirse a ellas. Si llegamos a aceptar, como hizo Mikaela, que la vida nos va a soltar una cantidad innumerable de olas, podremos empezar a ver que cada ola que llega acaba yéndose. Eso no significa que sea fácil. Puede doler muchísimo. Y sí, hablaremos de lo que hay que hacer cuando una ola te sienta de golpe. Pero podremos aguantar muchas de ellas. A menudo ocurre que no nos creemos capaces de superarlas.

A menudo nos asustamos con los «y si...». Nos preocupa tener un accidente en coche, intoxicarnos con la comida o que alguien se ría de nosotros. Y esta preocupación no es necesariamente incorrecta cuando se utiliza adecuadamente. Nuestro cerebro ha evolucionado para hacerlo como forma de protección.[14] Preocuparse nos ayuda a ponernos el cinturón de seguridad y a no enviar mensajes de texto mientras conducimos para no tener un accidente en coche. Nos recuerda que debemos lavarnos las manos cuando cocinamos pollo crudo. Nos ayuda a asegurarnos de que no tenemos espinacas en los dientes antes de ir a una fiesta (ojalá me preocupara más por esto).

Pero la cuestión es la siguiente: muchos de los temidos «y si...» nunca llegan a cumplirse. De hecho, la psicóloga clínica Melanie Greenberg escribe en su libro *Mindfulness y neuroplasticidad para un cerebro a prueba de estrés* que «el 85 % de las cosas que preocupan a la gente nunca suceden».[15] Si recordáramos esto y empezáramos a confiar en nuestras capacidades para afrontar las situaciones en las que nos encontramos, podríamos disfrutar un poco más de nuestras experiencias.

En lugar de dejarnos llevar por la tensión y mirar por encima del hombro en busca de cada posible contratiempo, podríamos empezar a tranquilizarnos y surfear las olas tal y como vienen. Algunas las superaremos mejor que otras. Puede que nos caigamos de la tabla estrepitosamente, pero podemos reírnos de nuestra torpeza y aprender de ello, en lugar de avergonzarnos por parecer torpes. Aquí es donde puedes elegir tratarte con amabilidad cuando tropieces.

Al fin y al cabo, todo el mundo lo hace lo mejor que puede. Tener un poco de paciencia contigo mientras te enfrentas a cada ola (porque cada una es diferente) puede ser justo lo que necesitas. Si hay algo que empieza a cocerse a fuego lento a medida que avanzas por este libro, espero que sea una sensación profunda y sincera de saber que está bien ser amable contigo mismo. Es posible que la ansiedad te haya dicho durante años que debes ser exigente, inflexible e insensible con tus actos. Puede que te haya dicho que, sin esa defensa brutal frente a ti mismo, te derrumbarás.

Estoy aquí para decirte que no tiene por qué ser así. Si tienes la voluntad de relajarte y abrazar a tu yo interior, sé que llegarás a ver que la vida es mucho más fácil cuando flotas con los altibajos que cuando aprietas los dientes y aguantas cualquier pequeño bache que aparezca. Cuentas conmigo. Y lo que es más importante: cuentas contigo.

CAPÍTULO 2

CUANDO LAS AGUAS DE LA ANSIEDAD TE RODEAN

Cuando Nikita apareció en la pantalla de mi Zoom, apenas podía verle los ojos porque tenía la cabeza muy inclinada hacia el suelo. Tenía miedo de empezar la terapia, porque nunca lo había hecho y solo se basaba en lo que había visto en programas de televisión y películas. En aquel momento se identificaba como una mujer negra, cristiana, heterosexual y cisgénero, y temblaba del miedo que sentía ante la idea de contarme lo que le ocurría. Le dije que mi objetivo como terapeuta era crear un espacio totalmente libre de prejuicios y que no había nada que ella pudiera decir que pudiera escandalizarme. Al oír esto, empezó a abrirse; como me contaría más tarde, nunca había tenido un espacio seguro para explorar plenamente quién era.

Me contó que durante años había luchado contra adicciones como el cigarrillo electrónico, el alcohol y a las compras por internet. Después de cada larga jornada, Nikita utilizaba este ciclo para aislarse del mundo y no tener que soportar todo el peso del dolor. Con el tiempo, todo esto la llevó a sentirse impotente, ya que dejó de confiar en su capacidad para sentir que controlaba su vida. Con una deuda de miles de dólares en cartuchos de vapeo, licores y compras compulsivas, ya no confiaba en sí misma. Se sentía víctima de su propia mente y de su propio cuerpo, incapaz de cambiar el ciclo de conductas adictivas que ocupaban sus tardes y destrozaban sus mañanas.

Es probable que sepas lo que se siente si has experimentado algún tipo de adicción: te armas de valor al empezar el día, prometiéndote que esta vez será diferente, solo para decepcionarte cuando esa noche se repiten las mismas costumbres. Te vas a la cama con la misma vergüenza, pero te prometes que mañana cambiarás. Así era el ciclo para Nikita, día tras día.

Nikita, como mucha otra gente, sentía el peso del mundo sobre sus hombros. Luchaba por conseguir un trabajo que la inspirara y le permitiera pagar las facturas, se sentía juzgada por su familia por no tener más «éxito» e intentaba entenderse mejor a sí misma en medio de una nebulosa de ansiedad. Eso por no hablar de que su cerebro estaba sacudido por el constante ciclo de noticias que la hacía sentir miedo de conducir, de caminar hasta su apartamento o de tener una cita. Básicamente, el mero hecho de estar viva era desalentador, me decía.

Si notas cierta identificación con la interminable lista de miedos de Nikita (y si tienes algunos de tu propia cosecha), puedes venir a sentarte con nosotras.

Al igual que estamos viendo la destrucción de nuestro planeta por el calentamiento global, estamos viendo a los *millennials*, como Nikita, y a la generación Z, tener que enfrentarse a la ansiedad como jamás ha pasado. No me sorprendería ver a la generación alfa (los nacidos entre 2010 y 2024) seguir nuestros pasos, dado que un acontecimiento importante en su infancia fue la crisis de la COVID-19.

Por desgracia, las aguas en las que hemos estado siempre han sido turbias. Cada generación tiene sus hitos, sus momentos históricos definitorios, y en lugar de experimentar una curación colectiva, con la que podamos volver a conectar con cierta sensación de esperanza, hemos estado experimentando un trauma generacional que puede llevarnos a perder la fe en la humanidad y en nuestro papel personal en ella.

Para entender mejor el dolor que estamos experimentando ahora, necesitamos identificar en primer lugar qué nos ha traído hasta aquí. En una fascinante encuesta realizada por Visual Capitalist, el índice de poder generacional (GPI por sus siglas en inglés), se le preguntó a la generación silenciosa (los nacidos entre 1928 y 1945), a los *baby boomers* (nacidos entre 1946 y 1964), a la generación X (nacidos entre 1965 y 1980) y a los *millennials* (nacidos entre 1981 y 1996) cuáles creían que eran los diez momentos históricos más definitorios de sus vidas. Compartiré esos datos dentro de un momento.

Sin embargo, antes de continuar, creo que puede ser útil para ti reflexionar sobre cuáles crees que son los momentos históricos más definitorios para tu generación. Yo también hice este ejercicio con Nikita. Dado que no dejaba de culparse a sí misma por no ser «lo bastante resistente» para controlar su ansiedad, pensé que era importante ayudarla a poner su ansiedad en contexto. La realidad es que, si tenemos en cuenta todo el dolor causado en los últimos años y en los cientos de años anteriores que nos han traído hasta aquí, tiene mucho más sentido que estemos más estresados y asustados que nunca. No es que no seamos lo bastante fuertes, *es que han ocurrido demasiadas cosas*. Nos estamos ahogando en la situación. A Nikita, sin duda, le estaba pasando. Lo de beber, fumar y comprar por internet eran formas de distraerse e insensibilizarse ante el dolor.

Si sigues culpándote por no ser lo suficientemente fuerte como Nikita, tal vez sea hora de que tengas en cuenta cómo todos los acontecimientos que han sucedido a lo largo de tu vida podrían estar afectándote. A menudo, ni siquiera nos damos cuenta de hasta qué punto la devastación diaria de la que somos testigos o de la que oímos hablar está relacionada con nuestra salud mental. Así que unamos los puntos. Cuando miras hacia atrás en tu vida, ¿qué titulares de noticias o cambios transformadores han sido significativos? ¿Qué momentos de cambio cultural o de tremendo impacto has conocido? Ten en cuenta que algunas de estas experiencias pueden ser positivas, no todo tiene por qué ser malo.

Además, tómate tu tiempo para anotar los diez momentos más importantes de tu propia vida, incluidos los buenos y los malos. Tomar nota de los momentos impactantes de nuestras vidas, así como de los de nuestra generación, puede proporcionarnos datos útiles para comprender mejor por qué nos sentimos como nos sentimos (y, a su vez, por qué sentimos tanta ansiedad).

¿CUÁLES DIRÍAS QUE SON LOS DIEZ MOMENTOS O HECHOS MÁS IMPORTANTES DE TU GENERACIÓN?

1. ______________________________
2. ______________________________
3. ______________________________
4. ______________________________
5. ______________________________
6. ______________________________
7. ______________________________
8. ______________________________
9. ______________________________
10. ______________________________

¿CUÁLES DIRÍAS QUE HAN SIDO LOS DIEZ MOMENTOS O HITOS MÁS DECISIVOS DE TU PROPIA VIDA?

1. ______________________________
2. ______________________________
3. ______________________________
4. ______________________________
5. ______________________________
6. ______________________________
7. ______________________________
8. ______________________________
9. ______________________________
10. ______________________________

Cuando repasas esta lista, ¿ves algún tema en común? ¿Ves algún momento crucial o algún punto de referencia que pueda haber influido en tu opinión? Pregúntate cómo te afectan hoy esas experiencias tan importantes. Puede que te llevaran a un cambio repentino en el que inmediatamente viste el mundo de un modo diferente, o puede que fuera una transformación más gradual, y que ni siquiera te dieras cuenta de los cambios mientras se producían. Ser conscientes de nuestra historia, tanto personal como colectiva, es fundamental a la hora de narrar nuestros viajes, especialmente en lo que respecta a nuestra relación con la ansiedad. Cuando nos sentimos como si apenas pudiéramos ver bien debido al estrés, nos ayuda a entender cómo llegó ese estrés en un estado inicial.

Comparemos ahora tu lista con lo que descubrió el GPI. También hay que destacar que el movimiento #MeToo, la crisis de la COVID-19 y los asesinatos de George Floyd y Breonna Taylor se produjeron después de que se completara esta encuesta, pero yo diría que es probable que estas experiencias significativas, entre otras, figuren ahora en la lista de muchos.

Curiosamente, cuando se pidió a cada generación que nombrara los diez acontecimientos o movimientos históricos más importantes ocurridos a lo largo de su vida que, en su opinión, habían tenido mayor repercusión, nombraron unánimemente el 11 de septiembre de 2001. Después de eso, las respuestas variaron: la generación silenciosa mencionó la Segunda Guerra Mundial y el asesinato de JFK, también nombrado por los *baby boomers* como el segundo acontecimiento más impactante. La generación X y los *millennials* consideraron que el segundo acontecimiento histórico más impactante fue la elección de Barack Obama.

Los *millennials* también destacaron como acontecimientos significativos los siguientes, por este orden: las guerras de Irak y Afganistán, la legalización del matrimonio homosexual, la revolución tecnológica, el tiroteo en la discoteca de Orlando, el huracán Katrina, el tiroteo de Columbine, la muerte de Bin Laden y el tiroteo de Sandy Hook.[1]

Según una encuesta de la Asociación Norteamericana de Psicología sobre el estrés en Estados Unidos,[2] cuando se preguntó a la generación Z sobre lo que consideraba destacable, los tiroteos masivos encabezaban la lista. De hecho, el 75 % de los participantes señalaron que la violencia armada era un factor de estrés importante en sus vidas. El 57 % de la gente también se mostró estresada por la separación y la deportación de familias inmigrantes, algo que no había aparecido antes en la lista del GPI.

No sé qué piensen quienes me leen, pero cuando miro esta lista, parece bastante comprensible por qué sentimos más ansiedad que nunca. Aunque hay algunos acontecimientos positivos en esa lista, como ver a Barack Obama convertirse en el primer presidente negro en asumir el cargo, y ver a nuestros amigos LGTBQIA+ casarse, también ha habido algunas pérdidas tremendas. Tanto si vemos a un hombre exhalar su último suspiro tras ocho minutos enteros bajo las rodillas de un agente de policía, como si oímos hablar de veinte niños y seis miembros del personal docente asesinados en lo que debería haber sido un día normal de diciembre en Newtown, Connecticut, nuestras almas se pueden sentir aplastadas. Es casi paralizante.

Sin duda, cuando Nikita, que se identificaba como una mujer negra, repasó la lista de acontecimientos históricos definitorios de su vida, quedó aún más claro cómo la violencia contra los negros, los tiroteos masivos diarios y la pandemia se sumaban a una ansiedad aplastante para ella y hacían que le resultara mucho más difícil sentirse cómoda saliendo de casa. En lugar de seguir regañándose por «no soportarlo» mejor (recordemos que no hay una forma correcta o incorrecta de soportar las cosas), poco a poco empezó a reconocer que estos problemas sistémicos estaban fuera de su control cuando los vio con cierta perspectiva; tras darse cuenta de que estos acontecimientos casi diarios estaban teniendo un impacto innegable en su bienestar (y cómo no iban a tenerlo), empezó a permitirse dejar de culparse a sí misma en lo que se refería al origen de sus ansiedades. En su lugar, reconoció que había hecho todo lo posible para superar esos obstáculos diarios y que, la mayoría de los días, eso era más que suficiente. Por primera vez, fue capaz de ver reflejada su propia fuerza. Una vez que se dio cuenta de ello, ya no hubo vuelta atrás.

¿Qué te ocurre cuando observas tu propia narrativa? ¿Te avergüenzas de no ser más fuerte, a pesar de todo lo que has pasado? Cuando miro estos hallazgos sobre estos acontecimientos generacionales, no puedo evitar darme cuenta de que hay un hilo común en los motivos por los que estamos más ansiosos que nunca. ¿De qué se trata? Sin un cambio de perspectiva...

Nos sentimos totalmente impotentes.
Nos sentimos fuera de control.
Sentimos que el cambio nunca llegará.

Es difícil sentir esperanza en tu país cuando las armas se han convertido en la principal causa de mortalidad infantil en 2020 y muchos de tus representantes básicamente se niegan a hacer cambios en la legislación porque sus votos están protegidos por los grupos de presión de las armas.[3] Es enloquecedor cuando te dicen que la violencia armada es un «problema de salud mental», pero no están dispuestos a eliminar los medios que permiten que se produzca esta violencia.

Es difícil confiar en que las cosas puedan mejorar cuando te despiertas y en las noticias aparece de nuevo el vídeo de un agente de policía disparando a un ciudadano negro por la espalda o mientras está sentado en su coche. O te enteras de que una abuela china ha sido brutalmente agredida mientras esperaba para cruzar la calle porque alguien cree que es «culpa suya» que se produjera la crisis de la COVID-19. Otro día, otro rostro, otro nombre que ahora solo podemos pronunciar, en vez de conocer a esa persona, porque ya no está.

Empiezas a dudar de que las cosas vayan a ser diferentes cuando tienes que evacuar tu casa por tercera vez este año porque hay un incendio (en diciembre). Quizá esta vez no tengas tanta suerte y tu casa acabe hecha cenizas. Y, sin embargo, oyes a la gente negar que el cambio climático sea real, y hay una negativa a legislar e implementar políticas que podrían ayudar a proteger el planeta.

Da miedo estar en tu cuerpo cuando te enteras de que lo que puedes hacer con él ya no estará totalmente en tus manos cuando nueve personas pueden decidir que ya no creen que se te deba permitir este derecho, incluso después de cincuenta años de precedentes confirmados. Y entonces te preocupa que te quiten más derechos.

Es difícil tener esperanza cuando estás en una situación económica peor que la de tus padres y apenas puedes pagar el alquiler y tienes un trabajo que odias y con el que apenas pagas tus estudios. De hecho, se considera que los *millennials* son la primera generación que no supera los ingresos y la situación laboral de sus padres.[4] No nos podemos permitir comprar una casa y, sin embargo, nos presionan para tener una educación universitaria, y nos quedamos con una sensación de temor, pensando: «Esto no es lo que yo tenía pensado».

Podría seguir con esta lista, pero creo que se entiende lo esencial. No importa lo alto que intentemos hacernos oír, nuestros gritos parecen caer en oídos sordos y, quizá lo que es más importante, en bolígrafos vacíos.

Nos invade el cansancio. Dudamos de que algo pueda cambiar las cosas. El desgaste de la ansiedad a lo largo de los años ha acumulado un sedimento emocional que nos ha dejado el alma encallecida. Nuestro escepticismo nos ha recluido en nuestros canales de redes sociales y en nuestras cuevas de Netflix. A pesar de que todo el mundo está sufriendo de un modo colectivo, nos parece que nadie entiende nuestro dolor. Así estaba Nikita cuando salió de su túnel para contarme su historia. Sentía que nadie entendería su lucha, ni siquiera yo, alguien que parecía muy diferente a ella.

CÓMO PODEMOS UNIRNOS CUANDO SENTIMOS TANTA SOLEDAD

Aunque nunca he estado en el lugar de Nikita, quería caminar a su lado. Nos llevó tiempo crear un clima de confianza. Le dejé claro a Nikita que compartir lo que le pasaba nunca sería una expectativa ni una obligación. Quería que supiera que, ya fuera conmigo o con otra persona, ella decidiría con quién se abría. Era su historia y nadie más que ella tenía derecho a contarla.

A medida que compartíamos espacio semana tras semana, empezamos a crear una relación a través de la pantalla. Aunque quizá la doctrina terapéutica de antaño lo consideraba tabú, compartí partes de mi identidad con Nikita. Normalmente, se nos indica que no contemos a nuestros clientes nada sobre nuestra vida. Puede que lo hayas experimentado cuando haces una simple pregunta a tu terapeuta sobre su identidad y te responde tímidamente: «¿Por qué quieres saberlo?».

Así que muchos clientes dicen que les cuesta abrirse a alguien de quien no saben nada, y Nikita no era una excepción. Quería saber quién aceptaba su relato antes de contarlo libremente.

Le hice saber a Nikita que yo me identificaba como cristiana. Hablamos de lo que nuestra fe significaba para nosotras y de cómo experimentábamos nuestra identidad religiosa. Aunque compartíamos este marco de creencias, también exploramos las posibles variaciones de nuestras ideologías y cómo puede haber lugar para la interpretación con nuestra fe vivida, especialmente cuando se trata de a quién amamos (hablaremos de ello más adelante). A medida que Nikita me conocía más, me permitía conocerla más a ella. Al permitir que me viera tal y como yo era, empezó a permitirse verse a sí misma plenamente por primera vez.

Gracias a nuestro trabajo juntas, vi que la curación no es unidireccional. Va en ambas direcciones. Del mismo modo que esperaba ayudar a Nikita invitándola a entrar plenamente en nuestro espacio, abrazando todas las partes de su identidad con las que luchaba, ella también me enseñó el poder de la comunidad.

Compartimos una conexión de corazón a corazón, en lugar de una experiencia puramente psicoeducativa (como puede ocurrir a veces en la terapia conversacional). Nos dimos cuenta de que unirnos, siendo dos personas antes desconocidas, era un bálsamo para el dolor personal y generacional que ambas habíamos experimentado de un modo único.

En apariencia, éramos dos mujeres muy distintas. Teníamos un aspecto diferente y habíamos vivido experiencias muy distintas. Sin embargo, cuando finalmente abrimos nuestros corazones la una a la otra, dejando espacio para las lágrimas, el silencio y la confusión que conlleva no tener todas las respuestas, empezamos a vernos de verdad. Y con esa visión surgió una sensación de cercanía que creo que nos trajo una profunda paz a ambas. No disminuyó el ajetreo y el dolor del mundo exterior; en todo caso, nos dio más margen para asimilarlo. Como antes habíamos estado conteniendo la respiración, la terapia se convirtió en un espacio en el que era posible exhalar.

Te invito a que empieces a relacionarte también con otras personas, otras personas que sean totalmente diferentes a ti, personas con las que te cruzarías por la calle o te sentarías al lado en un avión y a las que no darías importancia. Todo el mundo está metido en su propia burbuja, mirando los celulares en vez de vernos las caras, las caras que tenemos delante. Sí, toda la gente es muy distinta y nadie va a entender exactamente por lo que has pasado. Podemos sentirnos solos rápidamente diciéndonos que «nadie nos entiende». Y claro, nadie ha vivido tu experiencia. Pero tenemos una cosa en común: toda la gente vive en el mismo sitio, en este mundo, ahora mismo. Todas las personas intentan lidiar con las nuevas realidades que nos trae cada día. No tenemos por qué hacerlo a solas.

Nuestra capacidad de empatía puede variar, pero creo que la mayoría de las personas quieren ayudar a la gente que la rodea. En lugar de decirte que nadie se preocupa por ti o que la gente solo te hará daño (de hecho, algunos lo harán), te animo a que te aferres a la esperanza de que hay personas, a las que ni siquiera conoces todavía, que quieren hacer lo correcto por ti. Hay gente que quiere entenderte. Hay personas a las que les importa que sufras. Quieren estar ahí para ti, del mejor modo que puedan. Y quizá tú también puedas estar ahí para otra persona. No tenemos que saber todas las respuestas ni decir todas las cosas «correctas» para mostrar amor por nuestros semejantes. A veces, solo necesitamos estar en el sitio y escuchar. Tu sola presencia puede ser tu poder para curarte y ayudar a ofrecer curación a otra persona.

UNA OLA SOBRE LA QUE SURFEAR

¿Cómo puedes conectar más con tu comunidad y con la gente que te rodea? ¿Qué te impide tender la mano y cómo puedes superar ese miedo?

UNA NUEVA NARRATIVA EN NUESTRAS HISTORIAS

Cuando aprendimos a sentarnos juntas compartiendo ese espacio, a Nikita le ocurrió algo poderoso. Al saber que ella, sin nadie más, era capaz de formar parte de un cambio positivo, dejó de estar atrapada en un ciclo interminable y desesperanzador. Se sintió capacitada para recuperar su poder cuando vio que ella era suficiente. Ya no se limitaba a ver las noticias, sino que se convirtió en parte de ellas mostrando cómo su voz podía marcar la diferencia. Empezó a dar clases particulares a los niños de su barrio, se puso en contacto con mentores para entender mejor su trayectoria profesional y protestó por las causas que le importaban. Vi cómo su ansiedad disminuía a medida que daba pasos valientes hacia su futuro. Ya no esperaba el permiso de nadie.

Tú también puedes recuperar tu poder. Sí, es posible que nuestra generación parezca definida por nuestra ansiedad, pero no tiene por qué ser así como se escriba finalmente nuestra historia. Esta vez podemos tomar un bolígrafo con tinta.

¿Cómo podemos hacerlo?

Bueno, pues de eso trata este libro. Pero aquí es donde tenemos que empezar: tenemos que unirnos. Sí, hemos sido una generación de ansiedad, pero ¿y si fuéramos una generación de comunidad? ¿Y si volviéramos a ser amigos en la vida real? ¿Y si fuéramos una generación dispuesta a conectar de forma vulnerable? Puede que no se nos haya enseñado necesariamente cómo hacerlo (a menudo se nos ha enseñado de un modo sutil a competir en lugar de unirnos) y puede que las cartas estén en nuestra contra, pero sé que es posible.

Veo que es algo que ya está ocurriendo. Cuando veo a personas como X González y David Hogg y a sus compañeros de clase, supervivientes del tiroteo del instituto Marjory Stoneman Douglas, reunir a más de un millón de personas en la manifestación March for our Lives [Marcha por Nuestra Vidas], me lleno de esperanza. Cuando veo a Greta Thunberg hablar contra el cambio climático, me siento inspirada. Me siento aún más inspirada cuando pasa el micrófono a otras activistas y mujeres racializadas, como Disha Ravi, de la India, Vanessa Nakate, de Uganda, y Mitzi Jonelle Tan, de Filipinas, a las que, por desgracia, pero sin que algo así sea una sorpresa, se les ha robado tiempo en la pantalla en el debate público.[5]

También me alienta ver que mis clientes hacen su trabajo, ya sea enfrentándose a un familiar cuando hace un comentario racista disfrazado de «broma», llevando un bikini cuando te sientes avergonzada por no tener un cuerpo «perfecto» con filtros en Instagram o yendo al hospital porque no te sientes capaz de mantenerte a salvo, todo eso cuenta como hacer el trabajo.

Vi a Nikita haciendo su trabajo cuando decidió aceptarse plenamente. Cuando empezamos a romper los límites de lo que ella consideraba «aceptable» y «no aceptable», se dio cuenta de que podía seguir identificándose como cristiana y ampliar su sexualidad. Durante años, su fe le había impedido aceptar por quién se sentía realmente atraída y, en consecuencia, salía con un hombre tras otro, con los que no sentía ninguna conexión. Empezamos a explorar diferentes identidades y, con el tiempo, se sintió dueña de sí misma como mujer homosexual. Ya no había vergüenza ni miedo. Estaba orgullosa. La Nikita que bajaba la cabeza había sido remplazada por una mujer que mantenía la frente bien alta. Empezó a salir con gente que realmente le interesaba y no solo porque pensaba que «debía» salir con ella. Al poco tiempo, fumaba, bebía y gastaba menos porque estaba demasiado ocupada disfrutando de conocer a gente nueva. Ambas sentimos el poder en la habitación cuando un día me dijo: «Lauren..., soy realmente feliz». Era algo innegable, incluso para ella misma.

Hay que ser valiente para tomar una decisión como hizo Nikita. Es más fácil quedarse en casa y decirse que es demasiado difícil. Empezamos a pensar que no merecemos esperar algo mejor. Así estaba Nikita cuando la vi por primera vez. Pero, con el tiempo, ese lugar de desesperación nos lleva a preguntarnos si puede haber una salida. Empezamos a pensar que nuestro dolor puede proporcionarnos el camino para seguir avanzando. Hacer un cambio en nuestras vidas puede ser tan tremendamente incómodo y aterrador que a veces nuestra ansiedad tiene que llegar a un punto culminante antes de que nos preocupemos lo suficiente como para intentar otra cosa.

Así que, tal vez, mientras lees esto, tú estés en tu propio punto de ruptura. Notas el cansancio de los ataques de pánico que te dejan temblando, con náuseas y sin fuerzas. Te agotan las interminables preocupaciones sobre tu futuro, tu economía, tu cuerpo, tus citas, tu trabajo, tus notas..., lo que sea. Sientes hastío. Sé que es algo que duele. Yo también he pasado por eso.

Pero fíjate en lo que te digo: puede que estés en tu punto de inflexión ahora mismo.

No te puedo prometer que todos los factores estresantes que hay en tu vida vayan a desaparecer, pero sí que puedo ayudarte a recuperar el control de tu cerebro. Y todo comienza con las decisiones que tomes. Quedarte mirando las noticias y lamentarte delante de la tele no va a servir. Si queremos que las cosas cambien, tenemos que empezar a hacer cosas que sean diferentes. Lo diré otra vez: *es hora de recuperar nuestro poder.* Podemos comenzar por ser vegetarianos como un modo de ayudar a proteger nuestro planeta, o por pasar tiempo al aire libre en zonas verdes porque ayuda a nuestra salud mental, o simplemente por sonreírle a alguien que no tiene casa en lugar de mirar a otro lado... Tenemos que empezar a volver a comprometernos.

Y tengo que avisarte que no va a ser ni cómodo ni fácil, pero como muchas otras cosas en la vida, lo bueno rara vez llega sin algo de dolor y sacrificio. Nos hemos acostumbrado a mantenernos dentro de espacios cerrados, a hacernos el mundo más pequeño porque creemos que así tendremos cierta seguridad. Está claro que no es así.

Tenemos que empezar a expandirnos de nuevo. Tenemos que empezar a hacernos preguntas sobre los prejuicios inconscientes, aunque eso signifique aprender que tenemos los nuestros y nos avergonzamos de ellos (sí, todo el mundo tiene prejuicios, queramos o no admitirlo). Tenemos que empezar a dar información a los jefes y a las empresas para que incorporen más apoyo a la salud mental, aunque temamos que nos juzguen por defender nuestro bienestar. Debemos entablar conversaciones con personas que sean diferentes a nosotros, incluso cuando alguien dice lo incorrecto e intentamos arreglarlo con torpeza. Es mejor ser visibles al menos en vez de seguir sin participar.

Tenemos que volver a abrazarnos. Tenemos que volver a preocuparnos por los demás.

La ansiedad personal disminuye cuando somos quienes mandamos en nuestras vidas. Es lo que ocurre cuando la aceptamos como lo que es... y damos un paso adelante de todos modos. Esto puede ocurrir en un nivel singular cuando llevamos una vida acorde con nuestros valores (hablaré más sobre esto en el próximo capítulo). Así es como ganamos la batalla en nuestro cerebro, bien sea saliendo de viaje, aunque sintamos ansiedad al volar, o acudiendo a nuestras citas médicas, aunque tengamos miedo de ir al hospital. Cada una de nuestras luchas es única, pero la estrategia es la misma: nos enfrentamos a ella.

Pero ¿cómo superar la ansiedad colectiva que se ha apoderado de todo el mundo en el plano social? Aceptando lo que es y uniéndonos todavía más. Reencontrándonos en nuestras raíces y conociéndonos de nuevo. Empezando a elegir de forma diferente en aquellos ámbitos que nos importan. Porque nos vemos plenamente.

Yo llamo a esto *aceptación empoderada*. Es un nivel de aceptación sobrealimentado. Alimenta la lucha para mejorar las cosas en el plano sistémico. Se trata de una poderosa aceptación no solo de nuestro propio dolor, sino también del dolor de nuestras comunidades, que nos permite aceptar la incomodidad de una manera nueva. La aceptación empoderada es la empatía encarnada y llevada a cabo.

Y esa es la cuestión: *comunidad* no tiene por qué significar *coincidencia* (algo que creo que muchos olvidamos). No tenemos por qué estar de acuerdo. De hecho, la disparidad de nuestras opiniones puede lograr que evaluemos las situaciones más a fondo y así lograr un enfoque más matizado de todos esos problemas demasiado complejos que a veces se simplifican en exceso. Desglosaré todo esto en el capítulo 4.

Sé que puede parecer abrumador. Quizá pienses: «Si apenas puedo con mis propios problemas, ¿cómo voy a poder con los de los demás?». Y eso es lo que la ansiedad nos hace pensar. Se apodera de todo nuestro espacio cerebral.

Y te aviso: ahora voy a decir algo que puede que no te guste.

Tu ansiedad te está volviendo egoísta.

Tu ansiedad hace que te obsesiones con lo que la gente pensó de la ropa que llevaste puesta anoche y con si el chiste que contaste fue gracioso. Te impidió ver que tu amiga estaba insinuando que lo está pasando mal en el trabajo o que tiene problemas para concebir. Llevabas demasiada angustia dentro como para darte cuenta. Te olvidaste incluso de preguntarle cómo le iba.

Tu ansiedad te dice que la gente te juzgará si no estás de acuerdo con ella, así que evitas hablar de políticas de inmigración o de cómo mejorar tu cultura laboral. No hablas con tu padre, a pesar de que pierdes el sueño por las noches por la preocupación debido a su problema con la bebida. No quieres que se enfade. Así que, en lugar de eso, hablas del clima y del último restaurante de moda al que vas a ir, todo porque no quieres sentir incomodidad y arriesgarte a que alguien se enfade contigo.

Tu ansiedad te hace rumiar constantemente si estás tomando las decisiones «correctas». Si tienes el «mejor» trabajo que podrías tener, si ahora es el momento «perfecto» para tener un bebé y si «deberías» tener más amigos. Te impide ver los sufrimientos de tus colegas, tus amigos y la gente con la que te cruzas a diario (y tal vez preocuparte por ellos).

Tú no tienes la culpa. No intento avergonzarte. Así de poderosa es la ansiedad. Nos aprieta y nos hace sentir cada vez más y más a solas en nuestra cabeza. Nos dice que no somos lo bastante fuertes, inteligentes, especiales o valientes, así que tenemos que mantener las cosas lo más seguras y sencillas que sea posible. Pero todo esto es mentira.

La respuesta está en salir del agujero en el que te has metido y tender la mano para pedir ayuda. Y aunque no te sientas con fuerzas, es tender la mano a otra persona para ayudarla también. Cuando logras ir más allá de la neblina de tu propio dolor, te das cuenta de que hay curación en ser parte de la solución para otra persona.

Los problemas a los que nos enfrentamos son mucho mayores que nosotros y vamos a tener que unirnos para resolverlos. Tendremos que comprometernos y puede que no siempre nos guste el resultado. Pero donde realmente se encuentra nuestra curación es en la voluntad de volver a sentarnos a la misma mesa. Tenemos que salir de la mano de nuestras cabezas y, quizá, como Forrest Gump, empezar a comer una caja de bombones en un banco del parque y contarnos nuestras historias. Como Nikita me dijo.

No tenemos que hacerlo sin ayuda, ni debemos. Nuestra curación viene del cuidado colectivo que nos impulsa hacia delante. Eso es la aceptación empoderada. Inténtalo.

CAPÍTULO 3

DA LA BIENVENIDA A LAS OLAS

Aprende a surfear en vez de hundirte en tus propias mareas

Seré sincera: con algunos clientes es un poco más difícil conectar. Puede deberse a diversas razones. Es posible que tengan defensas que les hacen parecer puercoespines con todas las púas levantadas. A veces, nos distancian una serie de bromas cuando las cosas empiezan a ponerse serias, o la reticencia evidente a estar en terapia, donde lo que ofrecen son silencios tan significativos que incluso un terapeuta encuentra incómodos. También puede ocurrir que los clientes se cierren al proceso, parezcan estar desconectados de sus emociones o den respuestas rebuscadas como «no lo sé» unas veinte veces. Así era Jacob al principio.

Se identificaba como hombre cisgénero, blanco y heterosexual, tenía veintitantos años y había estado dos veces en Afganistán antes de conseguir trabajo en una empresa. Me di cuenta de lo agotado que parecía estar. Con bolsas bajo los ojos, daba la impresión de que se iba a quedar dormido en mi consulta en cualquier momento. Su silencio aturdido lo daba a entender todo. Había superado el punto de emotividad. Había llegado a esa fase de entumecimiento en la que sus ojos se volvían vidriosos, y su rostro, inexpresivo. Cuando le preguntaba qué sentía, solía responder: «Nada», y el silencio se interponía entre nosotros.

Con el paso del tiempo, quedó claro que Jacob acudía a mí porque se encontraba en una encrucijada. Se estaba ahogando mental y emocionalmente. Le consumía la culpa: le había propuesto matrimonio a su novia y los preparativos de la boda estaban en pleno apogeo. Solo había un problema: no estaba seguro de querer casarse con ella.

Cuando le pregunté cómo había acabado allí, me dijo: «Me siento como un padre en esta relación. Llevo todas nuestras finanzas. Yo limpio lo que ella ensucia. Hago todos nuestros planes. Ella apenas me da las gracias».

Entonces respondí con la clásica pregunta de terapia que, en realidad, es necesaria en muchos casos:

—¿Y eso cómo te hace sentir, Jacob?

—Pues siento que nunca hago lo suficiente. Me siento resentido. Y, sin embargo..., estoy atascado. Es demasiado tarde para cambiar nada.

Le contesté en voz baja.

—Quizá siempre estés a tiempo de salir de una situación que no funciona.

Y así comenzó nuestra exploración para ver por qué Jacob se encontraba en esa situación y qué podía hacer para encontrar otro camino en la vida si así lo deseaba. En estos casos, dejo claro que no juzgo lo que el cliente decida hacer en última instancia: es su decisión y solo suya.

Lo que aprendimos es que, debido al estilo de vida de apego ansioso de Jacob (por el que una persona tiende a tener demasiado miedo al abandono y a estar sola), temía abandonar una relación que había durado años después de dedicarle tanto tiempo y trabajo. Le preocupaba qué diría de él si abandonaba esa relación. Jacob era víctima de la falacia del «costo perdido»: después de haber invertido tanto tiempo, quería creer que, si invertía «solo un poco más», la cosa mejoraría.[1]

Y, ¿cómo se encontraba Jacob sumido en aquella relación infeliz, con la idea de que debía quedarse por si nadie más lo consideraba valioso?

Me di cuenta de que andaba con pies de plomo mentalmente. Intentaba luchar ferozmente contra sus ideas, imágenes y sentimientos de que, en el fondo, no quería esa relación, y eso lo estaba agotando por completo. Había aprendido a no hacer caso de las señales de su cuerpo y de su cerebro que le indicaban que estaba angustiado. A menudo se quedaba mirando al vacío, a veces durante horas. Le costaba dormir, comía de un modo compulsivo y evitaba mantener relaciones sexuales con su prometida. Como ella insistía en que su relación avanzara hacia el matrimonio, él se sentía cada vez más en conflicto consigo mismo sobre qué debía hacer.

A medida que aquello se prolongaba mes tras mes, y finalmente año tras año, sucumbió a la creencia de que esa era su «nueva normalidad». De hecho, había olvidado lo que se sentía al ser feliz. Cuando le pregunté qué le producía alegría, respondió: «Ya ni siquiera lo sé».

Su cerebro le suministraba una dosis constante de mitos, como que era un fracasado, que los problemas de su relación eran culpa suya y que, si fuera mejor compañero y trabajara más, su relación mejoraría. En el fondo, creía que no lo querían. Abordaba su relación de pareja desde la mentalidad de que nunca encontraría a alguien con quien sintiera que realmente tenía una conexión.

¿Te suena familiar? Como suele ocurrir con la ansiedad, nos conformamos con la mediocridad porque pensamos que tenemos suerte de conseguir algo. Mucha gente, como Jacob, se agota con un sinfín de pensamientos negativos como estos. Quizá te suenen los ejemplos que acabamos de compartir sobre la mentalidad de Jacob, pero en caso de que necesites otros, aquí tienes algunos ejemplos más.

Contra qué te puedes estar enfrentando mentalmente:

- Pensamientos de que eres un fracaso o que eres terrible en tu trabajo.

- Imágenes de que te pones en ridículo o pierdes el control de alguna manera (por ejemplo, vomitar en público, romper o tirar algo mientras la gente te mira o perder el control sin querer).
- Sentimientos de incapacidad en tus relaciones y la creencia de que es solo cuestión de tiempo para que todo el mundo te deje.
- Creer que «no funcionas bien» porque sientes ansiedad o depresión.
- No dejar de pensar en el futuro y en tu incapacidad percibida para hacer frente a la situación.

¿Te suena alguno de estos mensajes? Empezamos a entrar en esa espiral según los mensajes que nos envía nuestro propio cerebro. Y sí, he dicho «envía». Te guste o no, tu cerebro tiene un sistema automático de entrega de correo con el que a veces te manda información útil y otras veces solo correo basura. La confusión se produce al intentar filtrar los datos útiles del montón de basura, ya que el cartero del cerebro lo entrega todo de forma simultánea. Nuestros cerebros llenos de ansiedad pueden llegar a sentirse abrumados e intentar bloquear el proceso por completo.

El término elegante para esto es *disociación*. La disociación se produce cuando sentimos una desconexión con nuestra mente, nuestro cuerpo, nuestros sentimientos, nuestros recuerdos y nuestra identidad.[2] Puede que la hayas experimentado alguna vez, cuando te cuesta enfocar la vista o te sientes fuera de tu cuerpo durante unos instantes. A ciertas personas puede durarles mucho más tiempo y convertirse en un trastorno de despersonalización/realización, lo que las hace sentirse desconectadas de su cuerpo o de lo que las rodea durante horas, días, meses o más.

Pero la cuestión es que, del mismo modo que no puedes controlar que se llene tu carpeta de *spam*, no eres responsable de los pensamientos o imágenes que aparecen en tu cerebro. A veces, la mente nos manda ideas o imágenes que realmente preferiríamos no tener. Algunas están arraigadas en la realidad, como la posibilidad de que Jacob termine su relación, y otras son descabelladas y muy poco probables. Por ejemplo, y prepárate para esto..., supongo que no quieres imaginarte meándote en los pantalones en público. O que un coche atropella a tu mascota. O que te despiden del trabajo esta semana.

Vale, pararé antes de que realmente empieces a odiarme. Pero la verdad es que esa era la versión suave. Apuesto a que se te han ocurrido cosas mucho peores.

Te digo todo esto porque lo más probable es que tu cerebro ya te haya proporcionado estos pensamientos e imágenes de todos modos. Es diferente para cada persona, pero lo cierto es que a nuestros cerebros les encanta introducir todo tipo de pensamientos e imágenes extravagantes, desagradables —el peor escenario posible—, que nos hacen mirarnos dos veces a nosotros mismos. Eso es sencillamente lo que hace el cerebro. Aunque hay datos que indican que el número de pensamientos que tenemos en un día es muy variado, como mínimo, el cerebro produce unos seis mil pensamientos al día.[3] Mejor aún: se considera que la mayoría de esos pensamientos son de naturaleza negativa y repetitivos en su contexto.

Así es como el cerebro ha mantenido su poder sobre ti. Cada vez que surge una idea o una imagen desagradable, es posible que te hayas dicho: «¡Qué me pasa! Eso es (asqueroso, raro, estúpido, desastroso), ¿cómo he podido pensar algo así?». Empiezas a preocuparte porque eres tú quien ha tenido esos pensamientos y, antes de que te des cuenta, tienes un caso clásico de lo que llamamos *metapreocupación*.

¿Qué es la metapreocupación? Es lo que ocurre cuando empiezas a preocuparte por lo mucho que te preocupas. ¿Te resulta familiar? Te obsesionas con esa entrevista, esa cita o esa conversación (de hace siete años) y, antes de que te des cuenta, sientes miedo porque, en realidad, no deberías sentir miedo... ¿Verdad?

Entonces empiezan los comentarios mentales: «Pero ¿por qué siento tanta preocupación?», «¿Qué significa que sienta tanta preocupación?», «¿Esto es una señal porque siento mucha preocupación?». O la mejor: «Me estoy dando cuenta de que últimamente no siento tanta preocupación. Quizá debería preocuparme por eso...».

Fíjate en la palabra clave. *Debería.*

Cuando se trata de ansiedad, muchos acabamos *deberianizándonos*. Nos regañamos en nuestro fuero interno por algo sobre lo que literalmente no tenemos control: nuestra mente.

No pretendo inquietarte. Lo digo para tranquilizarte. Porque una vez que sabes que no es culpa tuya que sientas ansiedad o que a veces tengas pensamientos incómodos, aterradores o asquerosos, vuelves a tomar el timón. Es entonces cuando empiezas a sentir que vuelves a tener cierto control sobre tu vida.

El cerebro es un agente salvaje y libre. Se le ocurren todo tipo de pensamientos raros, extravagantes y frustrantes. Pero así es el cerebro. De hecho, al cerebro le encanta pensar en el peor escenario posible, aquel en el que perdemos nuestro trabajo, o descubrimos que nuestra pareja nos engaña o que todo el mundo muere por el impacto de un enorme meteorito contra la Tierra. Vale, ya paro con los ejemplos.

La buena noticia es que no somos la suma de nuestros pensamientos. Si lo fuéramos, sinceramente no tendríamos mucho sentido. Un pensamiento es simplemente un pensamiento, no significa que sea verdad.

Lo repito por si no se ha entendido: *un pensamiento es solo un pensamiento.*

No significa que lo pensado sea válido, real o exacto. Podría serlo, pero también podría no serlo. El hecho de empezar a sentir curiosidad (e incluso un poco de cautela) por los datos que tu cerebro intenta darte te va a ayudar a mantenerte a flote en el agua mucho más tiempo. Cuanto antes nos demos cuenta de esto, más libres nos sentiremos a la hora de comprometernos con nuestras experiencias y relaciones. Ya no somos víctimas de nuestra mente ni de lo que intenta decirnos. En otras palabras, el cuento se ha acabado, y el cerebro puede esperar su turno porque ya no te tragas sus tonterías.

POR QUÉ EL PENSAMIENTO POSITIVO SE PUEDE IR DE PASEO

Hablando de tonterías, voy a referirme a todo eso que dicen del pensamiento positivo, de cambiar tus pensamientos o de «entrenar» tu cerebro. Porque, por mucho que queramos controlar nuestras mentes, nuestros cerebros se pueden comportar como cachorros revoltosos que quieren hacer cualquier cosa menos quedarse con la correa puesta. Por eso, por ejemplo, la atención plena (*mindfulness*) es una práctica que consiste en tomar conciencia de nuestros pensamientos; nunca es un acto de dominio.

Puede que sientas bastante frustración porque has probado todos los «trucos cerebrales» para cambiar tu forma de pensar y no lo has conseguido. La gente se puede meter en un terreno realmente peligroso porque le han dicho que, si es capaz de «pensar en positivo», se sentirá mejor. O se le ha dicho que puede rezar para hacer que desaparezca, ignorarla o cambiarla (y ya sabes cómo va esto gracias a la metapreocupación); eso tiende a amplificar los pensamientos y la angustia correspondiente cuando, de hecho, no somos capaces de cambiar nuestros pensamientos.

Por lo tanto, permíteme decirlo bien clarito: no te pasa nada si tienes pensamientos ansiosos u obsesivos. Todo el mundo los tiene de vez en cuando. Para alguna gente, tan solo son un poco (o mucho) más frecuentes. Esto tampoco es casualidad. En el cerebro existen mecanismos que literalmente contribuyen a que las personas experimenten pensamientos obsesivos. Concretamente, en el TOC, observamos una hiperactividad en la corteza orbitofrontal (COF), el córtex del cíngulo anterior (CCA) y el núcleo caudado.[4] Así que, aunque te sientas responsable de albergar esos pensamientos perturbadores que dan la impresión de no desaparecer nunca, en realidad se trata de tu cerebro, que es quien hace el trabajo por ti. Qué amable.

Vale, lo sé. Voy a decirlo con palabras sencillas: claramente, es un fastidio, una faena. Esta es la parte del trabajo de aceptación que es una lucha. Muchos pasamos por un periodo en el que mostramos resentimiento contra nuestra mente, nos comparamos con las demás personas y decimos: «¿Por qué yo? ¿Por qué los demás parecen tan poco preocupados por sus mentes y yo estoy aquí perdiendo el sueño, cuestionándomelo todo y sintiendo toda esta angustia?». Si te parece injusto..., lo es. Al igual que algunas personas no son capaces de usar las piernas para correr o los ojos para ver, otras personas tienen mentes que se llenan de forma automática de indecisión, morbo y catástrofe. Pero al igual que una persona no puede elegir entre sus piernas o sus ojos, lo mismo ocurre con el funcionamiento de su cerebro. Afortunadamente, hay enfoques que podemos adoptar con respecto a cómo respondemos a estos pensamientos, pero, para empezar, tenemos que reconocer y aceptar que a veces el cerebro se comporta como un tirano implacable en nuestro interior.

Cuando acabamos por aceptar esta realidad, lo habitual es pasar por un proceso de duelo. Lo he visto en muchos clientes, sobre todo en quienes llevan décadas luchando contra la ansiedad o la depresión. Es lógico que sintamos esta tristeza. Si pudiéramos hacer desaparecer la ansiedad, lo haríamos, ¿verdad? Y nos hemos esforzado mucho en intentarlo. Solo en 2019, gastamos 225.000 millones de dólares en servicios de salud mental, con un aumento del 52 % desde 2009.[5]* Muchos pasamos por terapeutas, medicación y la última moda en tratamientos, con la esperanza de que finalmente nos «curen».

Pero luchar a veces es lo que significa ser humano, lo que significa tener un cerebro. Cuando nos permitimos sentir la tristeza que nos transmite el cerebro, podemos aprender a sobrellevarla. Ya no vivimos en un espacio de negación en el que

---

* En el caso de España, esta preocupación también dio lugar a un aumento presupuestario. El Plan de Acción Salud Mental y COVID-19 de 2023 aumentó su dotación, superando los 43 millones de euros. En concreto, se asignaron 3,32 millones para consolidar la línea 024 de atención a la conducta suicida y se reforzaron los servicios de salud mental autonómicos, transfiriendo 40 millones de euros a las comunidades autónomas para impulsar ese refuerzo. Véase: <https://www.sanidad.gob.es/en/gabinete/notasPrensa.do?id=5904> *[N. de la e.]*.

dudamos de nuestro propio ser. En vez de eso, lo reconocemos tal y como es.

Puede que al principio esto parezca una derrota. Que, al aceptar tu ansiedad, estás perdiendo la batalla contra tu cerebro. Pero, en realidad, estás ganando la guerra.

Sé muy bien lo que se siente. La ansiedad ha intentado dominar mi vida de muchas maneras, pero diría que lo ha hecho sobre todo en lo que respecta a mi decisión de formar una familia. La ansiedad me ha dicho: «No serías una buena madre, no tienes experiencia». También ha intentado decirme: «Te gusta demasiado el control. Los bebés son la definición de la falta de control». Y mi favorito: «Un bebé lo cambiaría todo. ¿Por qué quieres estropearlo?». Era realmente divertido estar dentro de mi cabeza, ¿verdad?

Tampoco ayuda el hecho de que mi emetofobia haya añadido algunas buenas excusas para explicar por qué nunca podría ser madre. Después de todo, cuando tienes un miedo atroz a vomitar, ¿quién estaría dispuesta a pasar nueve meses con náuseas matutinas (sí, ahora ya sabes que he investigado la hiperémesis gravídica, que ocurre cuando vomitas todos los días del embarazo y a veces te hospitalizan porque es muy grave) para tener un hijo que podría vomitarte encima en cualquier momento? Así que, ahora que estoy en mis treinta, esta música ha sonado durante un tiempo.

Con estos pensamientos flotando en mi cabeza y revolviéndose en mi estómago, todo se vuelve muy confuso. Pueden dejarme completamente sin dirección.

Algo que resulta todavía más confuso es que la ansiedad a menudo nos hace querer ser todo para todo el mundo. Nos dice que nos conformemos, que nos desvanezcamos por completo. Nos dice que no destaquemos, que no hablemos ni compartamos nuestra verdadera identidad. Nos dice que solo nos quieren y nos aceptan cuando estamos de acuerdo con la multitud. Como alguien que ha cruzado esa línea, te puedo asegurar que es mucho mejor estar en el lado en el que te aceptas plenamente.

Y, en contra de lo que diga la intuición, la gente tiende a conectar aún más contigo cuando ve que te permites ser fiel a tu propio carácter.

No pasa nada por reconocer y aceptar quién eres. Sé que puede que tu ansiedad (especialmente tu perfeccionismo) te haya dicho durante años que nadie te quiere, que eres feo o que eres idiota. Esto no significa que estos pensamientos sean realmente válidos. Una vez que rompas esta asociación, es posible que la culpa y la vergüenza empiecen a desaparecer. Comenzarás a aprender que quizá pienses que eres estúpido, pero eso no significa que realmente lo seas. Quizá pienses que no tienes creatividad, pero eso no significa que en realidad no la tengas. Tú decides en qué quieres creer, quién quieres ser y cómo quieres vivir tu vida. No existe un número de pensamientos ansiosos en tu cerebro que sean capaces de impedirte ser la persona en la que quieres convertirte. Así que, aunque no puedas controlar los pensamientos, sí que puedes controlar lo que haces con ellos. Cómo respondes a tus pensamientos es lo que te devuelve el poder.

Este concepto cambió las reglas del juego para Jacob. Una vez que empezó a aprender que sus pensamientos de no ser querido y de ser incapaz de cambiar no eran verdades absolutas, pudo recuperar de nuevo el control de sus aguas. Ya no era víctima de las mareas de su mente. Podía responder de formas totalmente nuevas que lo enraizaban después de años de sentirse perdido en el mar.

UNA OLA SOBRE LA QUE SURFEAR

¿Quién es esa persona que quieres ser?
¿Qué ropa te pondrías, qué dirías, qué escucharías y qué harías si la ansiedad no te lo impidiera?

NO TIENES QUE ESFORZARTE TANTO

Supongo que este libro ya te ha planteado muchas cosas, y quizá leer hasta aquí te haya resultado agotador. A lo mejor ya sentías cierto agotamiento mental antes de hacerlo. Es posible que lo hayas intentado todo (terapia, medicación, retiros y visitas al médico) y que la ansiedad siga ahí. Muchos ponemos nuestras vidas en pausa, con la esperanza de que la ansiedad desaparezca como por arte de magia. Eso es lo que hizo Jacob, que se mantuvo en una relación estancada durante casi una década. Podemos desperdiciar años, y perder oportunidades en nuestra carrera, nuestra vida de pareja y nuestras amistades, porque esperamos que con el tiempo nos sentiremos mejor.

Llegados a este punto —lamento decírtelo—, quedarte en casa y esperar no va a resolver el problema. De hecho, solo va a empeorarlo. Cada vez que retrocedemos, le entregamos un centavo a nuestra ansiedad. Esos centavos se acumulan. Antes de que te des cuenta, tu ansiedad tiene una cuenta abultada y tú estás en bancarrota en la cuenta de ánimo (y quizá también en la realidad de tanto intentar resolver tus problemas gastando dinero). Nos sentimos más y más débiles cada vez que gana la ansiedad. Al poco tiempo, la ansiedad nos ha convencido de que no estamos preparados para salir a la calle.

Así que déjame que te lo diga sin rodeos: *nunca vas a estar preparado.*

Nunca te va a parecer que tienes la preparación suficiente como para acudir a esa cita. Nunca te va a parecer que tienes la preparación suficiente como para pedir ese trabajo. Nunca te va a parecer que tienes dinero suficiente como para criar a un bebé. Nunca te va a parecer que tienes suficientes seguidores como para creer que a la gente le importa lo que tienes que decir.

La verdad es que nadie está nunca totalmente preparado, pero puedo garantizarte que tú lo estás más de lo que crees. No estoy diciendo que finjas hasta que lo consigas, pero sí que quizá sea el momento de empezar a exponerte antes de que tengas una preparación al cien por ciento.

Una de las mejores formas de romper la carga de la ansiedad es tener la valentía suficiente como para pedir lo que quieres: reúne la voluntad de pedir un aumento de sueldo, de invitar a alguien a una cita y de aspirar a ese puesto que parece una posibilidad remota.

Lo he visto en mi propia vida. Si hay algo a lo que intento aferrarme, incluso con ansiedad, es a la sensación de no tener miedo, especialmente cuando se trata de personas. Eso no significa que no tenga miedo, sino que intento preocuparme menos por el miedo que por mi futuro. Te pongo un ejemplo: ¿quién crees que invitó al que ahora es su marido a salir en la primera cita? Aquí la presente. Doce años después, me alegro de haberlo hecho.

Hay tantas cosas que te pueden ocurrir en la vida cuando no te importa sentir cierta incomodidad. La ansiedad te dirá en todo momento que no puedes hacerlo, que deberías ir a lo seguro. Pero la seguridad rara vez te garantiza la vida que buscas vivir.

Espero que leer esto te anime a salir ahí fuera. ¡Que se joda eso de estar totalmente preparado! Nadie lo está nunca. Lo que importa es que lo intentes. Confía en que lo descubrirás por el camino. No te pido que llegues a la meta, solo que empieces. La meta llegará a su debido tiempo, pero no la alcanzarás si no te atreves a dar el primer paso.

A Jacob, su primer paso lo llevó en una dirección diferente. Su valentía consistió en decir en voz alta por primera vez (aunque llevaba mucho tiempo pensándolo): «Creo que ya no quiero seguir con esta relación». En cuestión de segundos, esa valentía se transformó y vio cómo su ansiedad disminuía por primera vez en años. Así de poderoso llega a ser enfrentarse al miedo. De hecho, nos puede cambiar la vida.

UNA OLA SOBRE LA QUE SURFEAR

¿Qué primer paso puedes dar? ¿Para qué te has estado diciendo que no estás preparado y que en realidad podrías estarlo?

EL TEMIDO TRAMPOLÍN

Sé que todo esto da mucho miedo. El solo hecho de pensar en este tipo de vulnerabilidad quizá te haya provocado sudores fríos ahora mismo. Quizá te estés diciendo: «Todo eso suena muy bien, pero es que no lo entiendes. No estoy preparado». Y puede que sea así. Tenemos que respetar hasta dónde hemos logrado llegar. Pero ¿podemos darnos un empujoncito para dar un paso? ¿O dar un salto? Voy a hablar de una de mis metáforas favoritas entre las que me gusta utilizar en las sesiones con mis clientes. Mientras la lees, quiero que pienses en tu posición en el contexto de este ejemplo.

Imagínate mirando un trampolín de nueve metros. Ya notas un vacío en el estómago, pero empiezas a subir la escalera. A lo mejor notas que te fallan las piernas, que tienes las manos húmedas y que empieza a costarte respirar. Al llegar a lo alto del trampolín, miras hacia abajo y empiezas a tambalearte un poco. Quizá se te escapen un improperio o dos en voz baja porque el trampolín está más arriba de lo que pensabas. De pie en el borde, miras hacia el agua.

Este es el momento.

¿Te lanzas? ¿Das ese salto de fe? ¿O das un paso atrás y sientes cómo tiembla el trampolín?

Tanto si alguna vez te has subido a un trampolín de esa altura como si no, todo el mundo ha pasado por ahí alguna vez, en sentido figurado. Es esa misma sensación justo antes de subir al escenario para dar un discurso, antes de confesarle a alguien que nos gusta o antes de decirle que nos ha hecho daño. Para Jacob, ese momento fue cuando dijo en voz alta que quería romper.

Con cada salto, nos damos cuenta de algo profundo. Nos damos cuenta de que sabemos nadar. Una vez en el agua, nos damos cuenta de que somos capaces de hacerlo. Vemos que ya no somos víctimas de nuestro miedo. También empezamos a ver que el sentimiento de vulnerabilidad no dura para siempre. Cuando nos lanzamos a por algo, tenemos una sensación de valentía que nadie podrá arrebatarnos. En ese momento vemos que tenemos más poder que nuestra ansiedad.

Así que, ¿en qué punto de esta narrativa te encuentras? ¿Te estás lanzando o te estás alejando lentamente del borde del trampolín?

El problema es que, cuando se trata de la ansiedad, mucha gente se sienta en el borde del trampolín y se limita a mirar hacia abajo. Se pregunta: «¿Y si no sé nadar? ¿Y si me doy un golpe en la cabeza? ¿Y si me da miedo? ¿Y si el agua está fría?».

Esta es la traducción: «¿Y si me rechazan? ¿Y si fracaso? ¿Y si parezco idiota?».

¿Y si...? ¿Y si...? ¿Y si...? Analicemos estos «y si...» para luego replantearlos como lo que realmente pueden representar:

- «¿Y si me rechazan?».
  El replanteamiento: en realidad, el rechazo es un gran regalo que nos ahorra tiempo. El rechazo nos ayuda a identificar a las personas y las experiencias que puede que no sean para nosotros, de modo que así podamos dedicarnos a encontrar las oportunidades y las conexiones adecuadas.
- «¿Y si fracaso?».
  El replanteamiento: cada vez que fracases aprenderás información valiosísima. Esto hará que tus habilidades mejoren para la próxima vez. El «fracaso» es una señal de que te estás esforzando por mejorar tu vida y exponiéndote para poder aprender.
- «¿Y si parezco idiota?».
  El replanteamiento: si alguien te juzga por exponerte, eso dice más de sus propias inseguridades que de ti. Sí, ser alguien sin experiencia quizá dé lugar a que parezcas tonto o incluso ignorante. Confía en que los demás se conmoverán de tu proceso de aprendizaje y felicítate por el mérito que tiene esforzarse en el proceso de crecimiento.

Si sientes que sufres un estancamiento en la vida, hazte esta pregunta: «Cuando recuerde mi existencia, ¿quiero recordar que he vivido con valentía, que he saltado desde mi trampolín, o quiero recordar que me he quedado donde estaba?».

Cuando pensamos en dónde nos encontramos, en última instancia se pone de relieve la diferencia entre cinco segundos de valentía y cinco minutos o cinco años de arrepentimiento.

Todo el mundo ha pasado por eso alguna vez. Tanto si te subiste literalmente a un trampolín y luego te diste la vuelta como si dejaste pasar una oportunidad posiblemente genial, puede que te encuentres preguntándote: «¿Y si hubiera sido valiente?». Resulta irónico que vuelva a surgir la pregunta «¿y si...?», ¿verdad?

Así que, «¿y si...?». ¿Y si tuvieras el valor suficiente para creer que tienes una oportunidad? ¿Y si te lanzaras? ¿Y si vieras lo que hay al otro lado?

Contemplé cómo Jacob subía por su trampolín metafórico a lo largo de nuestro trabajo. Empezó temblando, temeroso de lo que encontraría. Pero cuando dio ese salto de fe, cuando le dijo a su prometida que se iba a marchar del departamento que compartían, sintió una inmensa oleada de alivio. Sí, sintió tristeza porque su relación no había funcionado. Pero, sobre todo, notó una profunda sensación de paz cuando por fin pudo pasar a la acción. Después también ocurrió algo increíble: Jacob empezó a sentir una nueva oleada de confianza que no había sentido desde la universidad. Estaba a punto de conocer a un Jacob totalmente nuevo, tanto dentro como fuera de la sesión.

LOS RESORTES QUE TE AYUDAN A DAR EL SALTO HACIA DELANTE

A mí no me gusta que los «y si...» me dominen. Por eso me he comprometido tanto para no dejar que la ansiedad dirija mi vida, ni la tuya.

Una de las mejores formas de controlar la ansiedad es saber lo que valoramos. Saber lo que te importa es el punto de apoyo que necesitas cuando te tiemblan las piernas y todo en tu mente te dice «da marcha atrás ahora mismo».

Necesitamos nuestros valores no solo para que nos guíen, sino para ayudarnos a aceptar el dolor de la vida. Es mucho más fácil quedarse en casa, seguir con nuestra relación aburrida y mantener la monotonía, aunque no nos funcione. Cuando carecemos de una definición clara de cuáles son nuestros valores, es posible que nos encontremos inventando todo tipo de excusas para explicar por qué «ahora no es un buen momento». La vida sigue ofreciéndote oportunidades y, en lugar de prestar atención a la oferta, tu ansiedad te dice que no en cada ocasión.

Pero fíjate bien: ese dolor a menudo tiene un enorme valor. El dolor, aunque incómodo, no es algo de lo que debamos tener miedo y de lo que huir siempre. ¿Es doloroso romper con tu pareja de diez años? Claro que sí. ¿Es duro dejar el trabajo y emprender una nueva carrera laboral? Desde luego que sí. ¿Es horrible admitir que una amistad ya no funciona y que es hora de ponerle fin? Por supuesto que sí. Pero ¿merece la pena hacer esos cambios? Directamente de la boca de un terapeuta que lo ha oído de cientos de clientes: sí. Déjame decirlo alto y claro: *tenemos que elegir la inducción de valores por encima de la reducción del dolor.*

Puedes aceptar el dolor. Créeme. Sé que no lo crees, pero la mayoría de las veces puedes. Y por eso lo más importante es saber cuáles son tus valores. Si tienes claro lo que te importa, vas a ser capaz de soportar el dolor del cambio porque sabes que te lleva hacia la vida que aspiras a tener. Cuando tienes claro lo que es fundamental para ti, el dolor no solo es soportable, sino que incluso puede merecer la pena.

Pongamos esto en contexto. Digamos que valoras la intimidad, la conexión y la pasión, y mantienes una relación que parece estupenda a primera vista, pero a la que le faltan esas tres cosas. Aunque te va a doler mucho cuando termines esa relación porque no se cumplen tus valores, esos mismos valores te servirán de apoyo cuando llores en el coche, preguntándote cómo vas a superar el desengaño. Aunque seguirá siendo algo muy penoso, sentirás un gran orgullo por haber elegido tus valores por encima de la comodidad o de la reputación. Si valoras la creatividad, la independencia y el liderazgo, serás capaz de soportar esa dura conversación con tu jefe para decirle que ese trabajo ya no te interesa. Si valoras el humor, asumir riesgos y la diversión, pero tienes una fuerte ansiedad social, sentirás una mayor disposición a subirte al escenario para hacer tu monólogo porque sabes qué es lo que más te importa.

Los valores pueden ser la brújula que nos ayude a saber qué hacer cuando tenemos que tomar una decisión difícil. Tanto si te embarga la indecisión (uno de los rasgos distintivos de la ansiedad), como si tiendes a tomar decisiones para complacer a los demás (¡hola, personas complacientes!), o las tomas de forma precipitada porque la impaciencia es demasiado para ti, tus valores pueden volver a centrarte. Cuando tengas que tomar una decisión sobre empezar un nuevo trabajo, mudarte a otra ciudad, o incluso tener una mascota, pregúntate con sinceridad, ¿cómo se alinean o no tus valores con esa decisión que estás tomando? Si tus valores están ausentes de la opción que piensas elegir, eso te da algunos datos útiles de que la ansiedad puede estar insertándose en la narrativa como un «valor».

Quizá haya quien esté pensando: «Pero ¡¿qué ocurre cuando mis valores entran en conflicto entre sí?! ¿Qué pasa cuando valoro los retos, pero también valoro la seguridad y la comodidad? ¿Y si valoro la fiabilidad, pero también busco la espontaneidad? ¿Y si estoy pensando en aceptar un nuevo ascenso, pero también quiero proteger mi salud mental y cuidarme? ¿Y si quiero formar una familia, pero acabo de dar el primer paso en mi carrera profesional?».

Voy a explicarte dos cosas.

Una, aplica la regla 10/10/10. Pregúntate: «Si tomara esta decisión, ¿cómo me sentiría dentro de diez minutos? ¿Y dentro de diez meses? ¿Y dentro de diez años?». Observa si te surge algún sentimiento de arrepentimiento, curiosidad, impaciencia o de cualquier otro tipo. Esto puede ayudarte a ver el panorama general para evaluar si tus valores están integrados o si la ansiedad está intentando tomar el protagonismo.

Quizá te sorprenda otro aspecto que quiero destacar: *la vida puede ser larga*.

Lo sé, probablemente no te lo esperabas. Siempre nos dicen que la vida es corta y que tenemos que aprovecharla al máximo. Por desgracia, los que padecemos ansiedad nos hemos tomado ese mensaje muy a pecho (y de forma tremenda). Sentimos que necesitamos hacerlo todo ahora y lo mejor posible. Renunciaremos a dormir, a comer y a relacionarnos con tal de alcanzar nuestro próximo objetivo.

Pero si tenemos suerte, nos queda mucha vida por delante. No tienes que hacerlo todo a los veinte, a los treinta o a los cuarenta años. No tienes que tener un éxito arrollador antes de acabar la universidad. Sorpresa: no tienes que ser un éxito rotundo en ningún momento de tu vida, porque, quizá, solo quizá, tu valía no se defina por tus logros. La vida es algo más que una serie de casillas marcadas como cumplidas. Las personas que más te importan no son datos que se puedan añadir a tu currículum.

Por eso es mejor que te preguntes qué es lo que más te importa a largo plazo, sobre todo cuando tengas conflictos. Cuando repases tu vida, ¿cómo crees que habrás empleado tu tiempo? Sí, puede que sientas cierta indecisión sobre si debes avanzar en tu carrera o centrarte en ser padre o madre. Pero tal vez ambas cosas puedan darse a la vez. Quizá haya un momento y una estación para cada una. Quizá puedan coexistir, aunque no sea perfecto (¡y no pasa nada!).

Si no puede haber espacio para ambas posibilidades, ¿podemos añadir cierta aceptación a nuestra elección, al saber que nuestra decisión, aunque imperfecta y dolorosa, está profundamente arraigada en lo que más nos importa: nuestros valores?

La vida puede ser muy confusa y, cuando nos bombardean con opciones, quizá llegamos a sentir cierta parálisis. Nuestros valores pueden ser tan poderosos que bastan para lograr que atravesemos la ansiedad que enturbia nuestras aguas. Son el ímpetu que nos impulsa a través de todas las preocupaciones y dudas.

No hay muchas reglas cuando se trata de valores. De hecho, siempre digo que no existen los «malos valores», siempre que no te dañen físicamente a ti o a otra persona. Eso significa que quizá tus valores pueden herir emocionalmente a alguien (un ejemplo: terminar una relación que no se alinea con tus valores, aunque eso disguste a la otra persona). Así que, mientras repasamos la historia de Jacob, te invito a que te fijes en los prejuicios o las opiniones que se te puedan ocurrir y los acojas con una suave curiosidad mientras intentas empatizar con la perspectiva de Jacob.

Cuando alguien está luchando por identificar sus valores, puede ser útil comenzar con la historia de una persona y cómo se identifica. En el caso de Jacob, analizamos cómo su vida como hombre heterosexual y cisgénero, criado en Luisiana en una familia religiosa y conservadora, influía en su perspectiva de vida. Exploramos cómo mantenía algunas ideas tradicionales de la masculinidad y la religiosidad que le hacían sentirse culpable por no estar «todavía más comprometido» con la relación de lo que ya lo estaba. Aunque lo había dado todo y se sentía desdichado en el proceso, sentía que, como hombre adulto, «debía» continuar en su infeliz relación por una idea del honor y del respeto hacia su pareja, aunque el amor estuviera ausente. También vimos cómo su tiempo en los marines influía en sus valores de lealtad y dedicación, pasara lo que pasara. Al explorar todo esto, fuimos capaces de identificar cuáles eran los valores del *debería* de Jacob frente a sus auténticos valores.

Nuestros valores del *debería* suelen ser de naturaleza social. Tenemos la opinión de nuestros padres, de nuestros profesores e incluso de gente desconocida sobre lo que «se supone» que debemos valorar como el estándar al que debemos aspirar en la vida. Jacob creía que «debía» valorar el compromiso, el honor y la dedicación, sobre todo en su relación, y por eso soportó durante años una relación sin amor, por la fachada de la aprobación pública y familiar.

Sin embargo, al final logramos darnos cuenta de lo que Jacob realmente valoraba. Se dio cuenta de que la vulnerabilidad, la reciprocidad y el respeto en una relación eran cruciales para él, y que no los tenía en ese momento. Al darse cuenta de que muchos de sus verdaderos valores estaban ausentes, incluido el de la felicidad personal, se armó de valor y le pidió a su novia que cancelara la boda. El alivio que sintió al dar ese paso fue tremendo; al mismo tiempo, reconoció que se sentía fatal porque su exprometida estaba, comprensiblemente, disgustada. Aunque fue un cambio importante en su vida, notó una sensación de armonía que había estado ausente durante años, porque aclaró sus valores por primera vez.

Es posible que hayas notado tus propios sentimientos al leer lo que le ocurrió a Jacob. Es posible que hayas sentido que Jacob «se rindió» en su relación o que es un imbécil egoísta, ya que antepuso su felicidad a su compromiso con su pareja. Esto quizá sea un indicio de que el compromiso es un valor primordial para ti. Todo el mundo tiene diferentes valores que nos importan más, y eso está bien. Lo importante es que mostremos sinceridad ante otras personas sobre nuestra postura y, al mismo tiempo, respetemos los valores de los demás.

Cuando no mostramos sinceridad (o nos mentimos) sobre lo que valoramos, podemos acabar adentrándonos en un territorio oscuro. También podemos herir más a los demás. De hecho, Jacob reconoció que, al minimizar sus valores y tratar de permanecer en la relación, en realidad le estaba faltando al respeto y deshonrando aún más a su prometida. Sin embargo, se dio cuenta de que era mejor ser fiel a ambos en ese momento en vez de esperar años, coexistiendo en una relación infeliz solo para mantener la paz.

En parte, acabamos haciéndonos daño, a nosotros y a los demás, porque simplemente no sabemos cuáles son nuestros valores. Es posible que oigamos el término *valores* con frecuencia en nuestras conversaciones, pero rara vez se nos ha guiado a través de un proceso para definir cuáles son realmente nuestros valores personales. Por eso podemos sentirnos atrapados en una corriente en nuestras propias vidas, porque no tenemos nuestros valores para mantenernos a flote y que nos sirvan de brújula.

Una de mis actividades favoritas con los clientes es hacer un ejercicio de clasificación con tarjetas para ayudarlos a tener claros cuáles son sus diez valores principales. Vamos a hacer algo parecido. Cuando veas la siguiente lista de palabras, es probable que digas que te gustan la mayoría de ellas. Al fin y al cabo, la mayoría de los valores tienen algún tipo de connotación positiva. Pero al repasar esta lista, pregúntate: «¿Sin qué valores no puedo vivir? ¿Qué valores dan sentido a mi vida? ¿Con qué valores quiero identificarme tanto que incluso los demás sean capaces de reconocerlos en mí?».

COMIENZA POR RODEAR CON UN CÍRCULO LOS VEINTE VALORES CON LOS QUE TE IDENTIFICAS:

Aceptación
Actitud receptiva
Afecto
Ambición
Amor
Aportación
Aprendizaje
Autenticidad
Autocontrol
Aventura
Bienestar
Compromiso
Conocimiento
Cooperación
Coraje
Cortesía
Creatividad
Crecimiento
Credibilidad
Crianza
Curiosidad
Deber
Dedicación
Desafío
Diversión
Ecuanimidad
Eficacia
Emoción
Empatía
Esperanza
Espiritualidad
Espontaneidad
Estabilidad
Estética
Éxito financiero
Experiencia
Exploración
Fama
Familia
Fiabilidad
Fidelidad
Flexibilidad
Forma física
Generosidad
Gratitud
Honradez
Humildad
Humor
Imaginación
Independencia
Integridad
Intimidad
Justicia social
Libertad

- Liderazgo
- Logro
- Maestría
- Mentoría
- Moderación
- Novedad
- Ocio
- Orden
- Originalidad
- Paciencia
- Pasión
- Patriotismo
- Paz
- Perdón
- Pertenencia
- Placer
- Poder
- Popularidad
- Pragmatismo
- Protección
- Reconocimiento
- Racionalidad
- Responsabilidad
- Romanticismo
- Sabiduría
- Salud física
- Seguridad
- Servicio
- Sinceridad
- Superación personal
- Tolerancia
- Tradición
- Trascendencia
- Valentía

AÑADE CUALQUIER OTRO VALOR QUE NO APAREZCA EN LA LISTA ANTERIOR Y QUE PARA TI SEA IMPORTANTE:

____

____

____

ENUMERA AQUELLOS VALORES QUE TENGAN UNA CONNOTACIÓN NEGATIVA PARA TI Y EXPLICA POR QUÉ:

____

____

____

____

¿HAY VALORES QUE CREES QUE LA SOCIEDAD U OTRAS PERSONAS TE DICEN QUE «DEBERÍAS» VALORAR, AUNQUE NO TE IDENTIFIQUES CON ELLOS? SI ES ASÍ, ENUMÉRALOS Y EXPLÍCALOS:

____

____

____

BASÁNDOTE EN LAS VEINTE PALABRAS QUE HAS MARCADO, CLASIFICA TUS DIEZ VALORES PRINCIPALES, JUNTO CON LA RAZÓN POR LA QUE CADA UNO ES IMPORTANTE PARA TI:

1. ______________________________
2. ______________________________
3. ______________________________
4. ______________________________
5. ______________________________
6. ______________________________
7. ______________________________
8. ______________________________
9. ______________________________
10. ______________________________

La cuestión es la siguiente: veo muchas situaciones en las que la gente ha dejado que su ansiedad gane y sus valores pierdan. Esas personas se han dicho a sí mismas que no merece la pena tener una cita a ciegas, enfrentarse a un familiar racista o ir solas a un restaurante nuevo porque no quieren sentirse incómodas. Estos ejemplos varían mucho, pero hay un tema común.

Son esos días en los que el equipo de la ansiedad vence y el de nuestros valores pierden. No estoy aquí para eso.

Cuando considero la posibilidad de convertirme en madre, pienso en cómo la ansiedad podría ganar fácilmente esta batalla en mi vida. El miedo a que mi hijo me vomite en el pelo mientras conduzco o la idea de que voy a tener que vivir entre algodones durante nueve meses (aunque en realidad son diez) podría bastarme fácilmente para echarme atrás.

Pero que me cuelguen si dejo que mi ansiedad tome esa decisión por mí. Puede que no sea madre porque decida que quiero dedicarle más tiempo a mi carrera profesional, o porque quiero viajar más, o que simplemente no quiero hacerlo, pero no dejaré que mi ansiedad tome esa decisión por mí. Dejar que mi miedo, especialmente mi fobia irracional, determine el resultado de algo tan monumental como tener hijos en la vida no es algo a lo que esté dispuesta a acceder. Una vida valiente que esté de acuerdo con mis valores es lo que quiero elegir siempre, y no una vida basada en la evitación de la ansiedad.

A Jacob le sucedieron cosas importantes cuando revaluó sus verdaderos valores. En pocas palabras: empecé a ver cómo Jacob se llenaba de vida. Sobre todo, vi que sus ojos brillaban por primera vez. Esa mirada vidriosa que tenía al principio se había transformado en un rostro animado que veía el mundo con claridad por primera vez en mucho tiempo. Jacob empezaba a ver en color.

LO QUE OCURRE CUANDO TE LANZAS... O NO

Piensa en todas las veces que has sido lo bastante valiente como para lanzarte al agua. Te garantizo que cada vez que has tomado una decisión en tu vida por valentía, en lugar de por miedo, ha ocurrido algo transformador. Puede que una persona increíble haya entrado en tu vida. Puede que hayas creado algo magnífico para que otros lo disfruten. Puede que hayas aprendido algo valiosísimo que nadie podrá quitarte jamás. Además, es probable que la ansiedad que intentaba detenerte se haya reducido considerablemente. Cada vez que nos enfrentamos a un miedo, la ansiedad pierde su poder, poco a poco.

Sin embargo, todo el mundo también conoce la sensación contraria. Es esa que tenemos cuando no saltamos del trampolín y nos damos la vuelta para volver a bajar por la escalera. Pero, con sinceridad, cuando bajamos de nuevo, con la cabeza gacha, en nuestro interior nos sentimos muy bien durante una fracción de segundo, ¿verdad? El alivio de la evasión es tremendo: ese mensaje en el que cancelamos nuestros planes para la noche, ese día en que llamamos diciendo que nos encontramos regular cuando estamos perfectamente bien, ese momento en el que decimos: «No cuenten conmigo». Es un momento que nos puede saber a gloria.

Pero ¿qué pasa después de ese momento inicial de alivio? Que empezamos a oír una vocecita en nuestra cabeza que dice: «Pero ¿y si lo hubieras hecho? ¿Y si te hubieras tirado a la piscina?». Otra vez ese maldito «y si...».

A veces, nunca lo sabremos. Algunas personas intentamos ir por la vida sin tirarnos nunca a la piscina. Nos hemos convencido de que no sabemos nadar.

Ahora bien, no estoy tratando de culparte o avergonzarte. A veces tenemos que retroceder. A veces, el trampolín está demasiado alto y si diéramos ese salto, acabaríamos con una pierna rota. En este punto hay que tener un poco de autocompasión. A veces hay que decir que no y bajarse del trampolín. No pasa nada. A veces, hay que darse un respiro; por eso, cuando te retires, sé amable contigo en el proceso. Ser valiente y vulnerable requiere mucha energía mental (y física), y a veces simplemente no la tenemos. Avergonzarnos de lo que hacemos no nos va a facilitar tirarnos a la piscina la próxima vez.

Tenemos que volver al trampolín cuando podamos (probablemente, antes de estar totalmente preparados). No tiene por qué ser fácil. Debemos tener el convencimiento a la hora de darnos ese empujoncito para subir, porque cada vez que retrocedemos, nos cuesta más y más saltar.

Tomemos como ejemplo a alguien que quiere encontrar pareja y que está saliendo con una persona. Al principio, da miedo preguntarle a alguien si puedes besarlo, ¿verdad? Puede que te rechacen y puede resultar incómodo si no le gustas. Pero si dejas que este miedo te frene, el listón bajará cada vez más. Antes de que te des cuenta, te dará demasiado miedo incluso entrar en una aplicación de citas, o simplemente enviar un mensaje de texto a alguien. Empezarás a dudar de tus capacidades y, tarde o temprano, habrás establecido una larga relación con Netflix, Just Eat y las compras en línea.

Sabes cómo cae todo en cascada de forma rápida porque el miedo es capaz de tener esa clase de poder sobre nuestras vidas. El miedo puede ser contagioso, y también puede hacernos sentir débiles. Hemos elegido la comodidad de la familiaridad en lugar del crecimiento que viene con lo desconocido. Esto es lo que le ocurrió a Jacob cuando dejó pasar años en una relación angustiosa porque no quería soportar la incomodidad potencial de hacer un cambio.

Y nuestros cerebros también son muy capaces a la hora de inventarse excusas. La evasión es astuta en ese sentido, pero te aseguro que, poco a poco, te verás cada vez más valiente. Te podrás enfrentar a un trampolín cada vez más alto. Esto se debe a que empezarás a aprender que cada vez que saltas, puedes nadar y navegar por las aguas en las que te encuentras. Serás capaz de manejar la vulnerabilidad en la caída libre porque sabrás que te lleva al destino que te importa. Te devolverá a tus valores y te conectará con la vida que quieres vivir. Siempre merece la pena dar el salto. Y antes de que te des cuenta, serás esa criatura que no puede parar de subir y saltar del trampolín porque te estás divirtiendo tanto que prácticamente olvidas que tenías miedo al principio.

Eso no quiere decir que siempre vaya a ser fácil. A Jacob le seguía preocupando que sus antiguos valores resurgieran en la nueva relación que estableció. Tenía un sentimiento de culpa aplastante por haber dejado a su antigua pareja, y tuvimos que seguir procesándolo durante meses (¿años?) después. Al fin y al cabo, con la inducción de valores suele venir el dolor. Mentiría si dijera que el progreso de Jacob fue lineal; nunca lo es para nadie. Pero lo importante es que se dio cuenta de lo que le importaba. Empezó a vivir su vida de una forma que le resultaba auténtica. Por fin se tiró a la piscina y vio que, después de todo, sabía nadar. Quiero que sepas que tú también puedes.

CAPÍTULO 4

ACEPTAR EL VIAJE INCLUSO CUANDO EL OCÉANO ES FRÍO Y ATERRADOR

No es raro que los clientes primerizos traigan a un familiar o amigo a su primera sesión de terapia (te invito a hacer lo mismo si tienes dudas). Luis vino con su hermana, y era difícil saber quién estaba más nervioso. Vi que tenía la frente cubierta de sudor, en la sala de espera, cuando levantó la vista al llamarle. Se identificaba como varón cis, gay, católico y mexicano, y me dijo que no estaba seguro de lo de la terapia. Hice todo lo que pude para aliviarlo de sus preocupaciones, pero me di cuenta de que el ciclo de la vergüenza llevaba girando mucho tiempo en Luis. Parecía avergonzado de estar allí, como si hubiera fracasado por haber pedido esa cita. Yo lo veía como todo lo contrario. Siempre me siento inspirada cuando los clientes tienen la fuerza suficiente de tender la mano para pedir ayuda. Esperaba tener la oportunidad de hacerle ver eso.

Mientras avanzábamos en el proceso de admisión, me quedó claro que Luis estaba luchando contra un TOC desde hacía bastante tiempo. Si bien se pueden tener simplemente obsesiones o compulsiones para cumplir con los criterios diagnósticos, Luis experimentaba ambas. Y aunque algunos clientes tienen un conjunto específico de desencadenantes, los síntomas de Luis iban desde dar vueltas a la manzana por miedo a atropellar a alguien con el coche, hasta el miedo a los gérmenes en el asiento del retrete y el pensamiento obsesivo (advertencia: contenido sensible) de apuñalar a su padre.

Si estás teniendo una reacción intensa al leer esto, es comprensible. Pero imagina que tu cerebro se ve bombardeado a diario y todo el tiempo por estos pensamientos e imágenes que no deseas: eso es el TOC en pocas palabras. Sé que muchos de los que leen este libro no tienen que imaginárselo. Lo que acabo de describir es demasiado real para muchas personas. Muchos me han dicho que sienten que su cerebro «arde». Quizá el tuyo también haya estado ardiendo y estés buscando el extintor.

El TOC siempre me toca la fibra sensible. Puede llegar a ser increíblemente doloroso, y me di cuenta de que Luis estaba agotado por esta lucha. Entre los miedos enumerados anteriormente, también tenía pánico a decir algo «equivocado». Revisaba su teléfono meticulosamente, preocupado por haber dicho o hecho algo que pudiera incriminarlo, hacerle perder el trabajo o condenarlo al ostracismo social. Analizaba las conversaciones con sus amistades y evitaba compartir su opinión por miedo a que alguien no estuviera de acuerdo y se enfadara con él. Aunque no se le ocurría nada que pudiera dañar su reputación (y era realmente una de las almas más amables y de voz más suave que se puedan conocer), le inquietaba la posibilidad de haber hecho algo que pudiera descarrilar su vida.

Tanto si te identificas con la experiencia de Luis como si no, creo que este contenido sigue siendo valioso, con o sin diagnóstico de TOC. Si bien el TOC se encuentra en una sección del *Manual diagnóstico y estadístico de los trastornos mentales: DSM-5* que está separada de otros trastornos de ansiedad, la mayoría de la gente puede identificarse con pensamientos obsesivos en cierto grado y con la necesidad de realizar algunos comportamientos compulsivos para sentirse mejor. Para cumplir todos los criterios del diagnóstico, una persona debe tener obsesiones o compulsiones durante al menos una hora al día, o experimentar una angustia significativa en el ámbito social, laboral o en otras áreas de su vida.[1] Aunque solo alrededor del 1 % de la población estadounidense cumple todos los criterios diagnósticos del TOC (lo que equivale a entre dos y tres millones de adultos en un momento dado), todo el mundo se puede identificar, si no empatizar, con el marco de funcionamiento de las obsesiones y las compulsiones.[2]

El TOC puede ser y sentirse de muchas formas, desde la típica germofobia a la que muchos hacen referencia hasta el trastorno de la personalidad que presentan personas obsesionadas con la organización, el orden y el perfeccionismo de un modo que consideran absolutamente necesario. El TOC es lo que llamamos *egodistónico*, lo que significa que a la persona no le gusta tener esos síntomas y que desea desesperadamente que desaparezcan. Aunque las personas digan «soy tan TOC» cuando expresan su deseo de tener un espacio o un horario bien organizados, quienes padecen un verdadero TOC suelen considerar que sus síntomas son increíblemente angustiosos e incluso debilitadores. De hecho, las personas con TOC a menudo sienten una vergüenza tremenda al revelar sus pensamientos o la necesidad de comprobar repetidamente con los demás que están «bien». El TOC también se puede manifestar de otras muchas maneras. Quizá incluya un tema concreto con el que una persona se obsesiona, aunque no es raro que existan varios desencadenantes que pueden cambiar con el tiempo, a medida que evolucionan los factores estresantes y las situaciones de la vida.

Veamos algunos de ellos. Nada de esto pretende ser un diagnóstico, ni estos subconjuntos están recogidos en el *DSM-5*. Se trata de una herramienta para proporcionar una mayor claridad y para ayudarte a saber que, si experimentas alguno de estos pensamientos o compulsiones, no eres la única persona.

Son temores comunes del TOC:

- Basados en el daño: se incluyen pensamientos violentos y miedo a llevar a cabo acciones violentas. Aunque todo el mundo tiene pensamientos e imágenes perturbadores de vez en cuando, normalmente podemos encogernos de hombros y decirnos: «Bueno, eso sí que fue raro...», y seguimos adelante con nuestra vida. Sin embargo, con esta clase de TOC, es posible que te fijes en estas obsesiones basadas en el daño y no dejes de pensar en «qué significa» que esos pensamientos o imágenes se te hayan pasado por la cabeza. Quizás te preguntes: «¿Y si realmente maté a esa persona y simplemente no lo recuerdo?». No es nada raro que le preguntes a familiares o amigos sobre tu comportamiento (por ejemplo, «¿estás seguro de que no he hecho nada malo?»), y es posible que evites a las personas a las que temes hacer daño.

- Relacionados con la orientación sexual o la identificación de género: si te inscribes en este subgrupo del TOC, es posible que te preguntes si «realmente» eres gay, heterosexual, trans o cis, entre otras identidades. No siempre son la orientación sexual o la identificación de género las que resultan angustiosas (aunque podrían serlo para una persona en concreto), sino más bien la incapacidad de encasillarse. Esta falta de certeza al cien por ciento es la que suele causar angustia. Como resultado, es posible que evites mirar o relacionarte con otras personas que puedan activar ese pensamiento obsesivo. Otra posibilidad es «ponerse a prueba» observando a las personas desencadenantes para ver si se produce una respuesta física. Una gran parte del tratamiento consiste en trabajar para quitarle el estigma a la identidad (si esta forma parte de la angustia) y, al mismo tiempo, crear tolerancia a la incertidumbre.
- Vinculados a la pedofilia: muy estigmatizada, puede ser una de las formas más dolorosas de TOC. Ocurre cuando la persona se preocupa por la posibilidad de ser pedófila, aunque nunca haya tenido ninguno de estos comportamientos. Dado que la pedofilia es un delito grave, las personas que padecen esta forma de TOC pueden llegar a experimentar una gran angustia y tener dificultades para buscar apoyo, debido al alto nivel de vergüenza que conlleva.

- Basados en las relaciones: desde preguntarse si tu pareja es la persona «adecuada» para ti, hasta preocuparse de que pueda dejarte o dudar de si tu pareja realmente te quiere. Esta forma de TOC puede ser como estar en un bufé de barra libre: te resulta difícil elegir algo del menú, y cuando por fin te decides, aunque te guste la comida, te preguntas si no deberías haber pedido algo que supiera un poco mejor.
- Asociados con la idea de «justo así»: puede manifestarse de varias maneras diferentes, pero en última instancia se reduce a necesitar que las cosas, ya sea tu armario, la bandeja de entrada de tu correo electrónico o tu casa estén «justo así». Pueden estar relacionados con el perfeccionismo, que te lleva a hacer algo una y otra vez hasta que está exactamente a tu gusto.
- Concernientes al contagio: quizá es el temor más conocido, que ocurre cuando alguien se obsesiona con enfermar o infectar a otros: miedo intenso a contraer el sida, a una intoxicación alimentaria por comer pollo crudo o a contagiar a alguien una enfermedad al darle un abrazo, por ejemplo. La limpieza excesiva, especialmente el lavado de manos (que pueden llegar a quedar en carne viva y sangrar), así como el esfuerzo por evitar determinados lugares (hospitales, restaurantes, parques de atracciones, etcétera) o personas (niños o ancianos), son signos comunes.
- Relacionados con la escrupulosidad o la religiosidad, arraigada en la propia moral. Se produce cuando temes haber pecado o hecho daño a alguien por una grave violación ética. Como resultado, es posible que te dediques a rezar de un modo compulsivo para aliviar tu sentimiento de culpa, o que acudas a líderes culturales y religiosos para confesar y «comprobar» si has expiado tu comportamiento o tus pensamientos «culpables».
- Asociados con hechos reales: te obsesionas con algo de tu pasado y no dejas de pensar en una conversación que tuviste o una acción que realizaste. Te puede preocupar haber ofen-

dido a alguien, que actúe contra ti y que te castigue o avergüence por lo que hiciste. Puede incluir actos como enviar un mensaje de texto coqueteando con alguien con quien estás saliendo y temer que malinterprete lo que dijiste. Como resultado, es posible que no dejes de comprobar tu teléfono de un modo excesivo.

- Vinculados con la obsesión: se incluyen cualquiera de los pensamientos obsesivos enumerados anteriormente, pero sin ningún comportamiento compulsivo aparente (aunque contar, rezar y comprobar mentalmente son comportamientos compulsivos que pueden no manifestarse como acciones físicas). Un ejemplo son las cavilaciones frecuentes, a veces desde un punto de vista filosófico, en las que te preguntas cuál es el sentido de la vida, si eres realmente feliz o si estás tomando la decisión «correcta».[3]

¿Te suena algo de todo esto? Soy consciente de que leer lo anterior puede hacerte sentir mucha incomodidad. Se trata de temas tabú de los que a menudo no se dice nada, pero sobre los que se piensa a veces. Por eso, el TOC es tan perturbador. Es el cerebro entregándonos los pensamientos y las imágenes más indeseables y acoplándolos de forma incontrolada una y otra vez a un anfitrión que no los quiere. Esto es exactamente lo que le ocurría a Luis. Sin su consentimiento, su mente le mandaba lo que a él le parecían las imágenes y los miedos más repulsivos, pero no podía evitarlo. Luis se sentía tan avergonzado que no sabía qué hacer. Nos contó que en su familia rara vez se hablaba de problemas de salud mental. Le preocupaba que su familia no entendiera su experiencia. También dijo que no apoyaban los tratamientos con medicación. Así que, durante años, había estado luchando en privado con los demonios de su mente, sintiendo que no podía contárselo a nadie.

Aunque dudaba mucho en compartirlo, Luis reveló que se identificaba con los subconjuntos del TOC basados en el daño, la contaminación y los sucesos reales. El siguiente paso era comprender su nivel de percepción de los síntomas. Algunos clientes tienen un nivel de percepción bueno o regular, es decir, son conscientes de que tienen pensamientos obsesivos o conductas compulsivas. Otros clientes tienen un nivel de percepción bajo, lo que significa que les cuesta identificar que sus pensamientos y comportamientos están relacionados con un diagnóstico de TOC. Estos clientes experimentan una angustia aún mayor porque no dejan de darle vueltas al asunto, con la preocupación de «¿qué me pasa, por qué se me ocurren estas cosas?». Por ejemplo, a menudo creen que tan solo es una cuestión de tiempo para que realmente hagan daño a alguien, y por eso esos pensamientos aparecen con tanta intensidad, aunque jamás querrían realmente causar ninguna clase de daño. Se dirán: «Debo de ser una persona terrible, horrible o asquerosa porque estoy pensando en esto».

De lo que no se dan cuenta es de que no pueden controlar sus pensamientos. De hecho, cuanto más intentan no pensar en sus obsesiones, más se centra la mente en el patrón cognitivo angustioso. Lamentablemente, esta falta de percepción afecta a entre el 21 y el 36 % de los clientes, y el 4 % no tiene percepción o tiene creencias delirantes sobre sus síntomas.[4] Y, por desgracia para él, Luis demostró tener una visión deficiente de sus síntomas, sin que tuviera la culpa de nada. Le costaba entender que padecía activamente un TOC y, sin embargo, sí creía que le pasaba algo de verdad. Pensaba que estaba trastornado. Dudaba de sí mismo porque temía que sus pensamientos fueran ciertos.

Por eso es tan importante aprender sobre el TOC y educarnos sobre todo lo concerniente a él. Si somos capaces de reconocer lo que realmente es un pensamiento obsesivo compulsivo, en lugar de creérnoslo, podremos darnos cuenta de lo que nos pasa con rapidez. Esto significa que, aunque no podemos evitar que se produzca el pensamiento obsesivo (como recordarás, no podemos controlar gran parte de lo que el cerebro envía a la carpeta de correo no deseado), sí podemos elegir en qué montón ponemos ese correo mental. Por ejemplo, si tienes el pensamiento obsesivo de que tu pareja no te quiere y tienes que mirar su teléfono para asegurarte de que no te engaña, puedes elegir. En lugar de centrarte en el pensamiento obsesivo y aceptarlo como una verdad, puedes decirte: «Me estoy dando cuenta de que tengo siempre el mismo pensamiento obsesivo de que mi pareja me engaña. Es mi cerebro haciendo sus cosas de TOC. Puedo elegir cómo responder. Elijo no revisar su teléfono, aunque me resulte incómodo».

¿Qué es lo que está en juego? Otra vez, se trata de la aceptación empoderada. Aceptas que estás teniendo un pensamiento obsesivo. Tu empoderamiento viene cuando eliges no dejarte llevar por el comportamiento compulsivo. Se trata de tomar lo que está fuera de control (la obsesión) y responder con una acción dentro del control. Es lo que llamamos *acción opuesta*, escoger como elección intencionada hacer lo contrario de lo que el comportamiento compulsivo quiere que hagas.[5]

Soy consciente de que es mucho más fácil decirlo que hacerlo. Cuando nos invade la ansiedad, nuestra mente parece estar totalmente fuera de control. Sentimos un desquiciamiento absoluto. Lo más cruel es que pensamos que, si realizamos comportamientos compulsivos, como lavarnos las manos en exceso o evitar a determinadas personas, nos sentiremos mejor. Por un momento, así es. Esa dulce oleada de alivio que nos invade cuando comprobamos o buscamos afirmación es adictiva. Sin embargo, es lo que al final nos hace sentir peor. Quizá piensas que cuando te involucras en comportamientos compulsivos te estás agarrando a un salvavidas, pero en realidad es un ancla que te está hundiendo más y más.

Cuando aprendemos a aceptar pensamientos, sentimientos y a nuestro propio cuerpo, somos capaces de volver a sentir esa solidez centrada. Esto no va a hacer que nadie se sienta cómodo. Nadie quiere enfrentarse a su pensamiento obsesivo. Pero cuando nos enfrentamos a él cara a cara en vez de huir, vemos nuestro miedo y nuestro dolor tal y como son. Aprendemos que, de hecho, podemos vivir con ellos.

El término terapéutico elegante para esto es lo que se denomina *terapia de exposición y prevención de la respuesta* (EPR).[6] Considerada una intervención de primera línea para el TOC (y para muchos otros comportamientos ansiosos, como la ansiedad social, el trastorno de pánico y las fobias, entre otros), la EPR trata de ayudarnos a exponernos a lo que tememos y luego a no participar en los comportamientos compulsivos que previamente, aunque de forma temporal, han aliviado nuestra angustia. Un ejemplo sería tener la idea de que quizá estás desarrollando una psicosis (algo común que veo en personas que tienen familiares con psicosis o demencia) y luego elegir no buscar en Google los síntomas potenciales de la aparición de la psicosis. Otro ejemplo es confirmar una sola vez que has cerrado la puerta con llave, en lugar de cinco veces, cuando vas de camino al trabajo.

Si hacerlo te parece difícil es porque lo es. La EPR puede ser muy difícil, pero es una de las terapias más eficaces. Te explico por qué: cuando eliges aceptar la incomodidad de enfrentarte a tus pensamientos obsesivos, descubres que ya no tienen ningún poder sobre ti. Con el tiempo, empiezas a darte cuenta de que ya no necesitas tus comportamientos compulsivos para sentirte mejor. ¿Por qué? Porque estás aprendiendo a confiar en ti. Cada vez que no revisas, ni lavas ni pones las cosas en orden, ves que el tiempo pasa y que has sobrevivido. El mundo no se vino abajo. Estás aprendiendo que puedes vivir con la ansiedad, incluso si las aguas en las que te encuentras están frías.

En este punto me encanta recurrir a algunas de las habilidades de la terapia dialéctica conductual (TDC). La desarrolló inicialmente la doctora Marsha Linehan para el tratamiento del trastorno límite de la personalidad; uno de los principios básicos de la TDC incluye las «habilidades de tolerancia a la angustia», con las que aprendemos a sentir comodidad cuando nos encontramos en una situación incómoda.[7] Sí, es tan sencillo (y difícil) como parece. Cuando comprendemos que no tenemos que huir de nuestro dolor, aprendemos que el dolor no suele ser tan malo como nuestro cerebro lo había planteado. Empezamos a ver que ponernos una inyección cuando tenemos fobia a las agujas, decepcionar a un amigo cuando tenemos ansiedad social o, sí, incluso tener un ataque de pánico es algo a lo que se puede sobrevivir. No son buenos momentos, pero, aun así, podemos soportarlos, por mucho que nuestra ansiedad quiera hacernos creer lo contrario.

Esto es algo contra lo que Luis luchó mucho al principio. Tenía miedo de abandonar sus comportamientos compulsivos porque tenía la sensación de que mantenían una capa protectora sobre él. Le preocupaba que, si no se lavaba las manos, daba vueltas a la manzana y revisaba los mensajes de texto, todo se desmoronaría. Le dije que iríamos despacio.

Si estás empezando con esta tarea, te sugiero que tú también te lo tomes con calma. Por eso se recomienda crear una jerarquía de ansiedad como plan de juego.[8] Consiste en escribir diferentes exposiciones basadas en la intensidad de tu miedo e ir subiendo gradualmente en una escala de cero a cien (siendo cien el nivel más intenso de malestar).

Una de las formas de medir la intensidad de la exposición es utilizar lo que se denomina escala de unidades subjetivas de ansiedad (USA).[9] Empezarás por algo pequeño, como hacer una pregunta a un compañero de asiento o levantar la mano en un grupo pequeño. Este podría ser un nivel veinte o treinta para ti. A partir de ahí, podrás llegar a compartir una idea en una sala más grande llena de gente antes de dar un discurso a un grupo, lo que podría suponer un nivel de USA de setenta u ochenta. La clave es que no empieces tus intervenciones dando un discurso ante doscientas personas. Si la exposición es demasiado intensa, es probable que tengas una experiencia negativa que refuerce tu sentimiento de incompetencia y que te reafirme que, realmente, da tanto miedo como imaginabas. En vez de eso, empieza poco a poco para ir ganando confianza. Con el tiempo, repite estas exposiciones una y otra vez hasta que tu nivel de USA disminuya. Esto no significa que llegarás al nivel cero, pero sí que puedes ver cómo baja tu nivel de activación.

Luis y yo desarrollamos su jerarquía de ansiedad para que pudiera identificar su listado de exposiciones y ayudarle a subir gradualmente. Compartiré la suya como ejemplo (aunque ligeramente modificada para mantener la confidencialidad). Hay que tener en cuenta que algunas situaciones son imaginarias, ya que, o bien no se pueden realizar en persona, o bien no se deberían realizar.

He aquí la jerarquía de ansiedad de Luis (recuerda no compararte, ya que todos tenemos distintos niveles de miedo según las circunstancias).

Jerarquía de ansiedad de Luis:

- 0: ver una película, jugar con su perro.
- 10: darle «me gusta» a la publicación de un amigo en las redes sociales.
- 20: pasar tiempo con su padre en el sofá; no desinfectar la compra.
- 30: estar en el coche con su padre conduciendo; salir con los amigos e ir más allá de una conversación informal.
- 40: ducharse solo una vez al día; estar cerca de su padre en la cocina mientras hace la comida (ya que tendría un cuchillo en la mano).
- 50: publicar en las redes sociales una opinión con la que otros pueden no estar de acuerdo y luego no comprobar al menos durante una hora cuáles fueron las respuestas de los demás.
- 60: no dar vueltas a la manzana mientras conduce para comprobar si ha atropellado a alguien; lavarse las manos una vez en lugar de tres antes de cocinar.
- 70: cocinar con cuchillos estando su padre en la cocina; no comprobar los mensajes de su teléfono para ver si ha dicho algo malo.
- 80: lavarse las manos una sola vez en lugar de cuatro después de ir al baño; no comprobar en el celular si ha enfadado por algo a sus amistades.
- 90: mostrarse en desacuerdo con alguien; no usar desinfectante de manos veinte veces al día.
- 100: imaginar qué pasaría si, de hecho, asesinara a su padre; imaginar su propia muerte debida a una infección por no lavarse las manos.

Como puedes ver, esta lista es muy personal. No hay dos jerarquías de ansiedad iguales. Independientemente de que padezcas o no un TOC, puedes beneficiarte de ser más consciente a la hora de identificar tus miedos y luego planificar cómo afrontarlos.

Creemos nuestra propia jerarquía de la ansiedad. Aprovecha esta oportunidad para identificar algo que te cause miedo y planificar algunas intervenciones que te ayuden a afrontar esa preocupación de forma gradual. Se trata de saltar del trampolín, pero queremos empezar poco a poco en lugar de ir directamente a por el salto de altura.

¿CONTRA QUÉ MIEDOS ESTÁS LUCHANDO ACTUALMENTE? ¿QUÉ INTERVENCIONES, DESDE UNA PUNTUACIÓN DE CERO HASTA UNA DE CIEN, TE SERVIRÍAN PARA AFRONTAR ESOS MIEDOS?

0: ____________________

10: ____________________

20: ____________________

30: ____________________

40: ____________________

50: ____________________

60: ____________________

70: ____________________

80: ____________________

90: ____________________

100: ____________________

Si la lista que has creado te parece abrumadora, lo entiendo. Por eso tienes que empezar poco a poco e ir subiendo. Sé que este plan parece contraintuitivo. De hecho, cada vez que te expongas a tus miedos es probable que experimentes una oleada de ansiedad. Puede que se te acelere el corazón, que sientas mareo y tu sensación de nerviosismo probablemente aumentará mucho. Es entonces cuando puedes llegar a notar que tu nivel de USA salta de veinte a sesenta. Ese es el momento en el que sentirás una mayor tentación de evitar la exposición o de adoptar un comportamiento compulsivo para aliviar tu angustia. A menudo se hace de forma inocente. Continuamos con estos comportamientos porque alivian momentáneamente la ansiedad.

El problema es que cada vez que repetimos ese comportamiento compulsivo, ya sea esquivar una situación, comprobar algo o cualquier otra conducta, la ola de nuestra ansiedad se hace más y más grande hasta que sentimos que es imposible surfearla. Al poco tiempo, lo que queremos es salir del agua por completo. Queremos quedarnos en casa, abandonar a nuestros amigos y mantenernos a salvo eliminando tantos desencadenantes como sea posible. Antes de que nos demos cuenta, estamos luchando contra la agorafobia, no podemos salir de casa y nuestros amigos han renunciado a invitarnos a salir.

Por suerte, hay una salida. La terapia TDC se basa en la idea de la habituación. Funciona de la siguiente manera: mientras que la oleada de ansiedad aumenta cuando nos enfrentamos por primera vez a un miedo, los niveles de ansiedad acaban disminuyendo cuando nos enfrentamos a ese miedo una y otra vez. Con cada exposición vemos que el pico de la onda se hace más pequeño. Empezamos a perder sensibilidad ante la amenaza. Esto funciona en el aspecto conductual. Cuando nos damos cuenta de que somos capaces de sobrevivir a nuestra ansiedad anticipatoria y a las situaciones que tememos, el cerebro empieza a creer que podemos controlarlo. Por eso es tan importante que nos demostremos que somos capaces de soportar la incomodidad de nuestra angustia. Nos recuerda que a menudo somos mucho más resistentes de lo que creemos.

Yo misma he realizado esta tarea y sé lo delicada que es. Por eso recomiendo encarecidamente trabajar con un especialista en

TDC que te guíe en este proceso. He visto cómo la TDC te puede cambiar la vida y también cómo puede ser traumatizante cuando no se hace bien. Después de luchar durante años contra la emetofobia, decidí probar la TDC. Aunque sabía que iba a ser incómodo, se me revolvía el estómago (valga el juego de palabras) de tanto pensar en la posibilidad de ponerme mala después de comer, de escudriñar las calles en busca de vómitos cada vez que salíamos a la calle y de evitar lugares como los bares porque podía ver a alguien ponerse a vomitar. Lo que más me afectaba era que me impedía tomar la decisión de quedarme embarazada algún día.

Ahora bien, comprendo perfectamente que tengas dudas sobre si iniciar o no este tipo de terapia; sé que yo las tenía. «¿Quieres decir que tengo que enfrentarme cara a cara a mi mayor miedo? Vale, pues creo que no». Pero mi angustia era demasiado grande. Sabes que si has pasado por eso antes (o si estás pasando por ello ahora mismo), puedes llegar a un punto en el que aceptes sentir toda esa incomodidad si eso significa que el alivio podría estar al otro lado. Ahí es donde estaba yo cuando decidí empezar con la TDC.

Trabajé con mi propio terapeuta para crear mi jerarquía de ansiedad. Empecé con cosas como ver fotos de vómitos y limpiar el vómito de Mochi. Se hizo más difícil cuando llegamos a ver vídeos de gente vomitando. Mi terapeuta se sentaba a mi lado en la sesión mientras veíamos los ridículos vídeos de YouTube de personas que bebían leche teñida de azul y la vomitaban. Aunque esta tarea fue todo un reto, al final me resultó útil. Ya no tenía que comprobar si había vómitos en la calle, e incluso podía ver películas en las que la gente vomitaba, aunque no me verás viendo *Nuestra pandilla*: si has visto la escena del carnaval en la película, sabes a lo que me refiero.

Finalmente, con el tiempo, a medida que ascendíamos en la jerarquía de la ansiedad, el terapeuta pensó que me ayudaría provocarme el vómito. Me pareció una intervención cuestionable. Me parecía que provocarme vómitos rozaba la autolesión, pero quería demostrar que era una «buena» cliente. Aprendí mucho sobre mi deseo de complacer a los demás a través de este proceso: le dije que estaba preparada para este reto cuando, en realidad, no lo estaba, ni falta que hacía.

Decidimos que tomaría NyQuil (ya que a menudo me ha hecho vomitar en el pasado). Recuerdo que cené con una sensación de temor, sabiendo que muy pronto podría estar devolviéndome la mirada. Me fui a dormir aturdida y me desperté en mitad de la noche con náuseas y los nervios a flor de piel. Al final, esa noche sufrí el peor ataque de pánico de mi vida. Nunca había temblado tantísimo, ni llorado o sentido que la piel se erizaba de esa manera. Mi nivel de USA era de cien. Era demasiado. Y todo eso... ¡para ni siquiera vomitar! Aprendí muchas cosas con esa experiencia, pero superar mi miedo a vomitar no fue una de ellas.

En todo caso, solo me traumatizó más. Después de haber pasado por aquello, ahora soy muy cautelosa cuando hago exposiciones con mis clientes. Puesto que estos miedos suelen estar profundamente arraigados y pueden tener sus raíces en traumas pasados, el cliente debe mantener el control durante todo el proceso. El vínculo terapeuta-cliente tiene que ser sólido como una roca para que los clientes puedan expresar si una intervención es demasiado difícil o si se sienten incómodos. Hay que ir a un ritmo lento y constante. Las exposiciones nunca deben infligir un daño directo al propio cliente o a los demás por el mero hecho de enfrentarse a un miedo, y si un profesional te anima a hacerlo, ha llegado el momento de que lo digas.

Cuando trabajas con un terapeuta, existe una diferencia de poder inherente. Confías en que trabajará en tu propio interés. Aunque no creo que mi terapeuta tuviera la intención de causarme daño, también soy muy consciente, como cliente, de lo fácil que es querer hacer lo que nos dicen en nombre de un tratamiento. Pero escúchame bien, nunca te equivocarás si dices: «No, este ejercicio de exposición es demasiado difícil para mí». El mero hecho de expresar tus límites es hacer un gran trabajo.

Te enfrentas a la ansiedad de agradar a la gente cuando te defiendes. Recuerda: tú eres quien lleva las riendas y nadie debería obligarte a llevar un ritmo que te haga sentir inseguridad o demasiada incomodidad.

Por eso era tan importante que Luis mostrara su pleno consentimiento a lo largo de todo el proceso. Teníamos una palabra de seguridad que él podía utilizar siempre que un ejercicio le resultara demasiado difícil. Siempre quise plantearle un nuevo desafío para que notara un cambio, pero nunca pretendí que sintiera que se ahogaba en la ansiedad durante una exposición.

Una vez que dispuso de mecanismos para hacerle frente, como técnicas de respiración y habilidades de tolerancia a la angustia, estuvo preparado. Al principio, Luis se desenvolvía muy bien con los ejercicios tangibles. Cuando logró realizar un cambio conductual, como no lavarse las manos tan a menudo o no dar vueltas alrededor de la manzana, fue capaz de actuar de una forma que le dio confianza. Tal y como predice la terapia de EPR, empezamos a ver cómo disminuía su ansiedad ante estos miedos. Al darse cuenta de que sus peores miedos no se hacían realidad, comprendió que sus comportamientos compulsivos no tenían por qué dominar su vida.

Sin embargo, nos topamos con un obstáculo: las obsesiones. A diferencia de las compulsiones, que a menudo se pueden controlar conductualmente (las haces o no las haces, a menos que sean compulsiones mentales, como contar o rezar, que pueden ser más difíciles de controlar), Luis tuvo dificultades para revaluar la validez de sus obsesiones. He aquí por qué...

PERO NO ES TAN SENCILLO

Cuando luchamos contra el TOC, o contra cualquier forma de ansiedad, queremos algo sencillo: respuestas. A la hora de saber si los peores temores de Luis se harían realidad o no, él quería desesperadamente que yo le diera esas respuestas, y yo no podía dárselas en conciencia. A menudo queremos saber, con total certeza, si algo va a suceder o no. Queremos tener la seguridad de si vamos a enfermar o no. Que nos digan si nuestra pareja nos va a dejar o se va a quedar con nosotros. Necesitamos asegurarnos de si nos van a despedir o no. He visto los ojos suplicantes de muchos clientes.

Por supuesto, la respuesta sincera a todas estas preguntas es «no lo sé».

Sé que es lo último que quieres oír. Ciertamente, lo fue para Luis cuando dijo: «¡¿Cómo que no puedes garantizarme que no voy a hacerle daño a mi padre?!». Vi la angustia en sus ojos.

El hecho de tener que convivir con la incertidumbre de nuestra existencia puede bastar para desquiciarnos por completo si lo permitimos. Tener que mantener ese espacio intermedio en lugar de recibir un «sí» o un «no» rotundos puede paralizarnos. Pero, aunque alguien nos haga una promesa, nunca hay nada garantizado. Yo podría prometerle algo a Luis y que fuera mentira, pero en última instancia solo estaría permitiendo que su ansiedad se perpetuara. También estaría haciéndose a la idea de que necesita que yo sea su juez en el futuro. Esto le quitaría aún más poder si entendiera que son otros, y no él mismo, quienes determinan las decisiones que toma.

Ya ves cómo funciona el TOC. Por ejemplo, Luis tenía mucho miedo de enfermarse. ¿Era posible que contrajera listeriosis por comer un melón? Sí. De hecho, este año, en Estados Unidos, mil seiscientas personas acabarán infectadas por listeriosis y doscientas sesenta morirán a causa de ella.[10] Sin embargo, si tenemos en cuenta que, en el momento de escribir este libro, el país tiene una población de 329 millones de personas, eso significa que tenemos (agárrate), un 0,00000486 % de probabilidades de contraer esta enfermedad transmitida por los alimentos. ¿Da miedo? Claro. ¿Es improbable? Muy improbable.

Con el TOC, pensamos que tenemos las probabilidades en contra. Nos cuesta sopesar las probabilidades lógicas. La simple posibilidad de que ocurra algo «malo» nos parece estremecedora.

Es ese «quizá» lo que nos descoloca por completo. Es demasiado difícil vivir en un mundo que no se rige por el principio del todo o nada. Por eso a menudo nos involucramos en comportamientos de comprobación con los demás. Queremos que alguien nos diga que no nos dejará. Necesitamos que otros nos confirmen que no hemos atropellado a ese ciclista que se nos cruzó. Necesitamos buscar en la web una vez más. Es interminable si dejamos que nuestra ansiedad corra enloquecida de esa manera.

Compañero, compañera, todo eso no son más que falsas seguridades. Solo alimentas más a la bestia de la ansiedad cuando compruebas, evitas o buscas la ayuda de los demás. Sé que es difícil aceptar la incertidumbre. Puede ser que «no lo sé» sea en realidad la mejor respuesta que podemos oír y decirnos.

¿Por qué? Por mucho que nos duela admitirlo, ¿quién lo sabe realmente? El hecho de aceptar que no tenemos todas las respuestas, y que no necesitamos tenerlas, puede sacarnos del infierno mental en el que todo el mundo queda atrapado. Se trata de una lección fundamental que Luis estaba aprendiendo gracias a nuestro trabajo juntos. Sin embargo, a veces seguía creyendo en su obsesión de hacer daño a su padre.

Entonces fui un poco dura con él, pero desde el cariño. «Luis, quiero que hagas dos cosas de cara al futuro. Primero, quiero que empieces a confiar más en ti mismo. Eres un hombre capacitado y controlas tus comportamientos. No quieres hacerle daño a tu padre y, aunque no podemos demostrarlo con un cien por ciento de certeza, no hay indicios de que vayas a hacerle daño. En segundo lugar, quiero que nombres el TOC por lo que es. Estos pensamientos de lastimar a tu padre no proceden de un deseo de tu fuero interno por lastimarlo, sino que es el TOC el que juega con tu cerebro. Cuando tengas estos pensamientos, quiero que los nombres como tales. Declara que son tu TOC. Que no eres tú, y sé consciente de que no tienes que creerte lo que tu cerebro te está enviando».

Vi que iba asimilando, a su modo tranquilo, lo que le decía. A medida que normalizaba los patrones del TOC, y se daba cuenta de que lo que él experimentaba le había ocurrido a mucha otra gente, me di cuenta de que empezaba a aceptar la idea de que era su cerebro, y no sus verdaderos deseos, el que le había estado causando ese dolor. Aprendió que su vergüenza y el desprecio por sí mismo no eran más que manifestaciones de su TOC. Cuando descubrió que ese era el patrón del TOC, y no una enfermedad única en su interior, empezó a sentirse mucho menos solo.

UNA OLA SOBRE LA QUE SURFEAR

¿Te encuentras en una situación en la que algunas veces piensas que es «o todo o nada»? ¿Ansías respuestas concretas? ¿Ante qué situaciones o preguntas de tu vida puedes empezar a aceptar no saber siempre qué es lo «correcto»?

NO NECESITAS TENER TODAS LAS RESPUESTAS

En el TOC, y en tantas formas de ansiedad, luchamos con los puntos intermedios. No necesitas encasillarte en lo «correcto» o lo «incorrecto», lo «bueno» o lo «malo», ya que a veces ambas cosas conviven. Llamamos a este concepto *pensamiento dialéctico*, según el cual mantenemos una mentalidad de la validez de criterios distintos (*ambos/y*), en lugar de «o uno u otro».[11] En pocas palabras, esta perspectiva nos permite ampliar nuestra visión, y defiende que podemos pensar y sentir de una manera multidimensional en lugar de encasillar nuestros pensamientos y sentimientos en categorías singulares. Esto es algo contra lo que Luis luchaba, ya que sentía que no podía compartir sus opiniones y confiar en que sus amigos lo seguirían queriendo, aunque no estuvieran de acuerdo con él.

Con el TOC o con casi cualquier forma de ansiedad, nos encantaría que la vida fuera sencilla. Sin embargo, incluso las personas «buenas» hacen cosas malas a veces y las personas «malas» pueden sorprendernos con su amabilidad. Cuando nos etiquetamos y etiquetamos a los demás, estamos creando unas expectativas imposibles para todo el mundo. Inevitablemente, nadie puede ser «correcto» o «bueno» al cien por ciento. Y, sin embargo, si no tenemos un punto intermedio en el que apoyarnos, rápidamente nos convertimos en «malos» o pensamos que nos «equivocamos» en cuanto cometemos un error. Eso no deja mucho margen de maniobra, así que más vale no meter la pata.

Es demasiada presión.

Y si esto ya es angustioso para una persona común, cuando el TOC y la ansiedad entran en juego, se trata de otro nivel de desregulación. Puesto que consideramos que ser «correcto» y «bueno» son refugios seguros que nos protegerán en el mundo, deseamos desesperadamente alcanzar esas marcas. Sé que Luis lo hacía. Se esforzaba en no equivocarse nunca con todas sus fuerzas. Como resultado, se convirtió en un cascarón sin opiniones, en una persona sin gustos ni aversiones y, me atrevería a decir, con una personalidad apagada que a veces hacía difícil que los demás conectaran con él.

Uno de los principales puntos de interés en la terapia con Luis fue ayudarlo a aprender que no necesitaba ser, y que, de hecho, era imposible ser, una persona totalmente agradable e intachable. La verdad es que nunca podemos complacer a todo el mundo. La gente tendrá su opinión de ti y, por mucho que lo intentes, es algo que nunca podrás controlar.

Sin embargo, la ansiedad nos hace querer creer que tal vez sea posible. Si somos más agradables la próxima vez, quizá la otra persona sea más amable cuando nos veamos. Por el contrario, si no defendemos siempre nuestras convicciones, la gente pensará que no hacemos lo suficiente. Al poco tiempo, nos encontramos en una corriente mental, intentando desesperadamente nadar en todas las direcciones.

Tenemos que empezar a dar cabida en nuestras vidas a las dos cosas. Debemos hacer que esté bien estar en desacuerdo con nuestras amistades y aun así ser capaces de salir con ellas, como tuvo que hacer Luis. Ha de estar bien ser cristiano y *queer*, como le ocurre a Nikita. Está bien respetar la santidad de una relación y a pesar de ello anular un compromiso, como hizo Jacob. A menudo sentimos que debemos marcar ciertas casillas y cumplir todos los criterios de cada categoría para pertenecer a un grupo. Esto no es pertenecer, es excluir.

Al permitirnos pensar de forma crítica y profunda sobre nuestros sentimientos, valores e identidades y sobre cómo se entrelazan, podremos tener la complejidad que merecen. A su vez, también podemos dar cabida a las relaciones con otras personas que quizá tienen perspectivas diferentes. Las diferencias de opinión no tienen por qué ser algo «malo» o amenazador, aunque a nuestra ansiedad le guste pensar lo contrario.

Este camino requiere paciencia y valentía. Cuando nos domina el miedo, a menudo evitamos cualquier posible desacuerdo o conversación crucial porque podría ser incómoda. Nos preocupa provocar que alguien se enfade por lo que hacemos o decimos, aunque tengamos las mejores intenciones. A lo mejor tememos que los demás nos descarten si no hacemos o decimos exactamente lo «correcto». Para las personas que padecen ansiedad, puede ser una presión debilitadora. De hecho, esto es lo que Luis temía tanto: que, de la noche a la mañana, sus amigos y familiares le reclamaban si expresaba su opinión (aunque fuera sobre algo tan inocuo como una película).

Esta es la cuestión: todo el mundo es humano. Todos y cada uno de nosotros y nosotras. Aunque sea fácil señalar con el dedo y culpar a los demás cuando meten la pata, no somos mejores que el resto de la gente. Todo el mundo mete la pata. Sí, a veces necesitamos una quemadura metafórica para aprender la lección, pero no queremos quemarnos tanto unos a otros como para que no haya una oportunidad de volver a crecer. Todo el mundo sufre. Y todo el mundo intenta descubrir cómo ser cada día más amable, cariñoso y paciente con los demás (esperemos).

En este terreno fue donde vi a Luis dar algunos de sus mayores pasos. Comenzó a poner a prueba la noción de pensamiento dialéctico en su vida y a aceptar que no siempre iba a ser perfecto. ¿Qué pasaría si les dijera a sus amigos que no le gusta cierto tipo de música o que no quiere ir al restaurante que le han recomendado? Para su sorpresa, el mundo siguió girando. De hecho, sus amigos le dijeron que les encantaba saber lo que pensaba. Resulta que su indiferencia lo estaba distanciando de los demás, no protegiéndolo.

Incluso empezó a verlo con su familia. Compartió con ellos su diagnóstico de TOC y les explicamos juntos la base biológica de sus síntomas. Su familia comenzó a apoyarlo, e incluso aprendió a respetarlo cuando él mostraba un comportamiento de control. Para ser claros, su familia seguía teniendo dudas sobre el tratamiento. Por ejemplo, no le gustó que Luis expresara su deseo, tras la recomendación clínica de su psiquiatra, de tomar medicación. Sin embargo, tras haber realizado el trabajo de tolerancia a la angustia y la práctica del pensamiento dialéctico, Luis pudo sostener que su familia no tenía por qué estar de acuerdo con sus decisiones médicas para que él pudiera seguir adelante. Podía seguir manteniendo relaciones llenas de cariño con sus familiares, aunque no les gustara su decisión de tomar un antidepresivo (que suele recetarse para el TOC). Valoraba su punto de vista y valoraba lo que necesitaba para sentirse mejor.

Me sentí orgullosa de ver los pasos hacia delante que daba Luis. Más todavía: me encantaba verlo orgulloso de sus progresos. Su TOC no había desaparecido, pero por primera vez estaba aprendiendo a vivir con él. La mirada de vergüenza que tenía al principio se había transformado en una mirada de esperanza. Luis se dio cuenta de que se puede mejorar, y empezó cuando estuvo dispuesto a sentirse cómodo sintiéndose incómodo. Otra cliente, Colleen, estaba a punto de hacer lo mismo.

CAPÍTULO 5

LO QUE HAY BAJO LA SUPERFICIE

Lo que hay en mi agua no es lo mismo
que lo que hay en la tuya

Una cosa es leer la documentación de admisión de un cliente. Otra cosa es conocerlo cara a cara. Cuando leí por primera vez el formulario de Colleen, me di cuenta de que estaba sufriendo. Cumplía los criterios habituales del inventario de depresión de Beck (BDI, por sus siglas en inglés): sufría falta de sueño, dificultad para comer, y sentimiento de culpa por todo y por nada. También mostraba cierta tendencia suicida pasiva, con pensamientos como «todo sería más fácil si no estuviera viva». También sufría por la ansiedad, y comentaba que le preocupaba enormemente su futuro y saber si le caía bien o no a la gente.

Sin embargo, cuando la vi en mi consulta, la cosa cambió por completo. Se identificaba como una mujer taiwanesa bisexual y cisgénero, y lucía una larga melena oscura que le enmarcaba el rostro. Mostraba un aspecto pulcro en todos los sentidos de la palabra: en su ropa, sus uñas, sus zapatos, y tenía un aspecto inmaculado de pies a cabeza. Pero cuando levantó la mirada, vi cómo las lágrimas le caían silenciosamente por las mejillas.

Colleen había vivido una vida llena de tremendos episodios. La habían llevado a Estados Unidos de niña desde Taiwán, aunque ella no tenía ningún recuerdo consciente de ese traslado.

Poco después, sus padres la dejaron en manos de su tía, ya que ninguno de los dos parecía querer asumir la «obligación» de cuidar de ella. Durante años, Colleen tuvo que soportar las cargas emocionales y físicas de vivir bajo el techo de su tía. En su familia la trataban como a alguien inferior por el simple hecho de haber nacido mujer. Se la comparaba desfavorablemente con sus dos hermanos mayores, y mientras ellos jugaban con videojuegos y se divertían, Colleen se ocupaba de todas las tareas de la casa. Cuando no hacía las cosas a la perfección, su tía le gritaba y le pegaba. La llamaba «inútil» y le decía que era «un error». A veces incluso la encerraba en el sótano, a oscuras, durante horas y horas para castigarla.

Se me partió el corazón al oír la tortura que Colleen había vivido durante años. Me contó que todos los días se disfrazaba con una sonrisa y actuaba como si «todo fuera bien». Su tía la golpeaba en lugares que la gente no veía, para que nadie supiera que la maltrataba.

Para colmo, no tenía muchos amigos. También me contó que, como taiwanesa bisexual, en el colegio la acosaban a menudo. Tal y como me lo explicó, al crecer en una comunidad mayoritariamente china, no se sentía aceptada por sus compañeros, sobre todo teniendo en cuenta la historia entre Taiwán y China continental. Sin embargo, uno de sus puntos fuertes es que, a medida que fue creciendo, siguió su propio ritmo. No se amoldó a lo que los demás esperaban de ella. Llevaba ropa atrevida. Decía lo que pensaba. Cuando no encajaba en el molde «tradicional» de querer salir solo con hombres, sus compañeros la excluían todavía más. Era algo que la hería profundamente, pero, al mismo tiempo, no estaba dispuesta a renunciar a ser quien era para agradar a la gente. Esta fue una de las cosas que más me gustaron de Colleen.

Aunque mostraba una cara valiente ante el mundo, los años de maltrato y exclusión habían hecho mella en ella. Colleen llegó a la conclusión de que nadie la quería. Su tía odiaba su feminidad (a pesar de que ella misma era una mujer), y sus padres no aparecían por ninguna parte. Colleen se sentía totalmente abandonada, y yo comprendía el motivo.

Como consecuencia de ese dolor, Colleen había empezado a cortarse cuando era adolescente. Me dijo que sentir el dolor físico anestesiaba el dolor emocional. Había empezado a beber. Tener relaciones sexuales con gente al azar era otra forma de intentar olvidar todo el dolor de su vida. Sin embargo, Colleen descubrió que cuanto más huía de sí misma, más perdida se sentía. Lo que empezó como un abandono por parte de los demás empezó a sentirse como un abandono de sí misma.

Puesto que Colleen temía desesperadamente que la abandonaran, tenía una serie de relaciones inestables, actuaba de forma impulsiva, se sentía continuamente vacía y también tenía conductas autolesivas, me quedó claro que cumplía los criterios del trastorno límite de la personalidad (TLP). También se manifestaba en nuestro trabajo conjunto, ya que oscilaba entre comprometerse a fondo en las sesiones y no aparecer cuando no le apetecía. Era difícil de predecir. Creo que formaba parte de su mecanismo de defensa. Cuando la situación implicaba vulnerabilidad, se alejaba si sentía que la gente se acercaba demasiado. Aprendió desde pequeña que no se podía fiar de nadie y, a veces, eso me incluía a mí.

Aunque la transparencia es uno de mis valores fundamentales como terapeuta, además es algo absolutamente esencial cuando se trabaja con una cliente como Colleen. Siempre quise que estuviéramos en sintonía, y ella necesitaba saber que era quien marcaba el ritmo. Dicho esto, para un cliente siempre es útil saber en qué tipo de camino estamos. Por eso, cuando se trata del TLP, que desgraciadamente todavía está estigmatizado (y no debería estarlo), tengo muy en cuenta cómo comunico este diagnóstico. De hecho, la mayoría de las veces, saco el *DSM-5* en la sesión y repaso los síntomas con mi cliente para que podamos colaborar y determinar si el diagnóstico es adecuado.

Me doy cuenta de que esto quizá te sorprenda. Por supuesto, a veces los clientes no quieren conocer un diagnóstico porque creen que se les pone una etiqueta. Lo respeto. Sin embargo, cuando se trata del TLP, vemos que, cuando las personas están informadas sobre su diagnóstico, tienen una comprensión más clara de sus síntomas y de los resultados del tratamiento. De hecho, un estudio descubrió que cuando los terapeutas no revelaban el diagnóstico de TLP a sus clientes, el cien por ciento de ellos abandonaba el proceso de tratamiento.[1] ¿Por qué? Yo diría que es porque, antes incluso de que los clientes vayan a terapia, son capaces de sentir que algo «no va bien». Colleen sabía desde hacía años que se sentía «diferente», pero no entendía por qué. Muchos clientes, como Colleen, quieren respuestas, y yo creo que, cuando las tenemos, debemos darlas. Es una ruptura de la confianza que un terapeuta oculte algo tan significativo como un diagnóstico de TLP. El conocimiento es poder. El hecho de informar a los clientes sobre el TLP, incluyendo los criterios diagnósticos para ver si los cumplen, puede cambiar las cosas.

Cuando Colleen se enteró de que el TLP es una experiencia que padecen muchas personas (de hecho, se calcula que el 1,4 % de la población padece TLP, casi el 75 % mujeres), se sintió mucho menos sola.[2] Como a menudo puede ser útil, le recomendé que se uniera a un grupo de apoyo para personas que viven con TLP, y se mostró eufórica cuando me contó que había otras personas que eran capaces de comprender las intensas emociones que ella sentía. Por primera vez, se sintió reconocida por los demás.

Ojalá pudiera decirte que la historia de Colleen es única. Pero no lo es. Por desgracia, estoy segura de que, mientras lees esto, estás pensando en los traumas de tu propia vida o en lo que has oído decir a amigos cercanos y familiares. Aun así, tal vez te preguntes por qué menciono el TLP en un libro que se centra en la ansiedad. He aquí por qué: la ansiedad, el TLP, la depresión, el trastorno de estrés postraumático (TEPT), el TOC, los trastornos alimentarios... —y podría seguir—, en gran parte se alimentan de traumas. Los síntomas pueden manifestarse de manera diferente en cada uno de nosotros, pero la raíz subyacente a menudo se centra en nuestros sufrimientos individuales y colectivos. El sufrimiento de nuestro pasado nos lleva al sufrimiento de nuestro presente.

Este sufrimiento puede sacudir nuestro mundo. Nos cambia, y a menudo no para mejor (el crecimiento postraumático es algo de lo que hablaré dentro de un momento, pero ¿no sería mejor que el trauma no hubiera ocurrido nunca, para empezar?).[3] Colleen nunca debería haber sufrido los maltratos de su tía. Se trata de algo que fue y que siempre será inexcusable. Y aunque no es una causalidad inevitable, en su caso, ese trauma probablemente contribuyó al desarrollo de sus síntomas de TLP. Aunque no es un requisito ni mucho menos (muchas personas con TLP no han sufrido traumas), no es infrecuente que las personas con TLP hayan sufrido traumas a lo largo de su vida. De hecho, las estimaciones de una serie de estudios muestran que entre el 30 y el 80 % de las personas con TLP han sufrido un trauma en algún momento de su vida.[4]

El trauma se puede presentar de muchas maneras distintas. El *DSM-5* define un acontecimiento traumático como «la exposición a una amenaza de muerte, lesiones graves o violencia sexual». Puede experimentarse de forma directa o indirecta al ser testigo del sufrimiento de otras personas, al enterarse de algo que le ocurrió a un ser querido o al enfrentarse repetidamente a sucesos aversivos (como en el caso del personal de emergencias).[5] Y aunque alrededor del 70 % de la gente experimenta esta definición de trauma en algún momento de su vida (más del 30 % admite al menos cuatro o más sucesos traumáticos), no se da por hecho que una persona vaya a desarrollar un TLP, un TEPT u otro trastorno mental.[6] Hay muchos factores en juego, incluidos la genética, el entorno y las experiencias vividas, que pueden influir en la aparición o no de síntomas.

Los traumas se manifiestan de distintas maneras según las circunstancias. Se habla de traumas grandes y de traumas pequeños o *microtraumas*.[7] Los traumas grandes pueden incluir acontecimientos singulares, como catástrofes naturales, tiroteos masivos o accidentes de tráfico que afectan a comunidades, familias y personas. Los microtraumas son las pequeñas angustias cotidianas que se acumulan con el tiempo, como el acoso y las microagresiones, que conducen a toda una vida de experiencias traumáticas colectivas. Además, algunas personas experimentan traumas complejos, frecuentes y de gran envergadura, como el maltrato físico, los abusos sexuales continuos, vivir en la pobreza, la violencia en la pareja o ser víctimas de la guerra o la discriminación, entre otros ejemplos.[8]

En el caso de Colleen, sufrió traumas complejos a lo largo de su infancia durante años. Sufrió malos tratos físicos de forma habitual, aunque impredecible, que sus padres la abandonaran y unas amistades inestables, y todo eso fue más que suficiente para contribuir a su sintomatología. Una y otra vez, Colleen llegó a pensar que los demás serían crueles con ella, que el mundo era inseguro y que no pertenecía a él.

POR QUÉ SOMOS REALMENTE UNA GENERACIÓN DE LA ANSIEDAD

Sin embargo, el relato del trauma de Colleen no empezó realmente con ella. El trauma intergeneracional es algo que existe, y tenemos que hablar más de él. Aunque nunca conocí a la tía de Colleen, me atrevería a aventurar que tiene sus propios episodios traumáticos, ya que tuvo que abandonar su país, Taiwán, y empezar de nuevo en Estados Unidos. Como escribe la doctora Sandra Wilson: «La gente herida hace daño a la gente»[9] (no es que esto sea una excusa o que el hecho de haber sufrido heridas signifique automáticamente que se causará daño a otras personas). Por desgracia, cuando este dolor no está resuelto, las personas de las que esperamos más amor son las que más daño nos hacen. La tía de Colleen trasladó su propio dolor a su sobrina, de mujer a niña, día tras día.

Y lo que es igual de malo: nuestros países, con todas sus injusticias, pueden herir a personas y familias sin medida durante siglos. Aunque las políticas sobre el papel puedan cambiar, esas cicatrices emocionales y físicas se heredan mucho más allá de los cuerpos que las recibieron originalmente. En Estados Unidos, cuando examinamos nuestra historia y reconocemos los efectos duraderos de la esclavitud, el robo de tierras a las tribus indígenas y el encierro de los estadounidenses de origen japonés en campos de internamiento, entre otros muchos ejemplos horribles, no podemos negar el trauma intergeneracional que se ha transmitido y cómo sigue afectando a quienes viven hoy en día. Así pues, no es de extrañar que los descendientes de las personas que sobrevivieron a estas atrocidades vivan a diario con miedo y desconfíen de las fuerzas del orden, de nuestra estructura económica y del Gobierno en general, por no mencionar que están soportando también sus propias injusticias actuales. No fueron protegidos y, de hecho, fueron difamados de forma intencionada. No podemos negar esta realidad y depende de la ciudadanía en general formar parte del cambio necesario.

Todos estos delitos pueden llegar a tener repercusiones muy amplias. Aunque no hayamos vivido en directo las atrocidades de la historia de nuestro país, nuestros cuerpos pueden decir lo contrario. Podemos sufrir el impacto en un nivel biológico microscópico. Las investigaciones sobre los efectos del trauma intergeneracional comenzaron cuando los investigadores estudiaron a los supervivientes del Holocausto y observaron que, en algunos casos, sus hijos parecían estar más traumatizados que los propios supervivientes de los campos de concentración.[10] Desde la década de 1990, estos estudios han ido aún más lejos y han examinado el impacto del trauma generacional en la expresión genética, un campo de estudio conocido como *epigenética*. Un estudio significativo descubrió que los niños pueden verse afectados por la exposición al trauma de sus padres no solo antes de nacer, sino incluso antes de ser concebidos.[11] Todo esto viene a decir que nuestro ADN puede modificarse literalmente debido al dolor que sufrieron nuestras madres y nuestros padres, nuestras abuelas y nuestros abuelos, y todas las generaciones anteriores.

Pero somos más que nuestras células. Estas narrativas del trauma están profundamente arraigadas. Con razón, muchos de nosotros hemos aprendido de nuestras familias que el mundo es inseguro y que no se puede confiar en la gente. Como la gente ha sido testigo de un horrible acto de injusticia tras otro, pecaríamos de estupidez si no lo hiciéramos. Y, sin embargo, curiosamente, un estudio reveló que enseñar a los niños a temer al mundo, algo que hacen alrededor del 53 % de los padres, se correlaciona con menos éxito, menos satisfacción laboral y vital, peor salud, más depresión, más intentos de suicidio y «menos crecimiento personal».[12] Por otra parte, es mucho más fácil decir a los hijos que el mundo está de tu lado cuando partes de una posición de poder y privilegio durante toda tu vida, al igual que los miembros de tu familia en generaciones anteriores. Cuando no tienes que temer los inexplicables e impredecibles golpes de la vida, eres mucho más libre para «florecer».

Si sumamos todo esto, tiene sentido que seamos colectivamente la generación de la ansiedad. Biológica, histórica y emocionalmente, la ansiedad ha quedado grabada en nuestro código genético. A muchos de nosotros nos han inculcado que no estamos protegidos. De hecho, muchos de nuestros ascendientes no lo han estado. Nuestras familias nos han alimentado con guías de usuario para mantenernos hiperalerta. Se ha hecho con la mejor de las intenciones. Y aunque necesitamos integrar esta sabiduría intergeneracional, hay una parte de mí que se pregunta: ¿y si todo pudiera cambiar con nosotros?

Sí, es posible que ahora mismo seamos una generación marcada por la ansiedad y la depresión. Algunas personas nos llaman burlonamente generación *de cristal* por ello. Pero el hecho de que tengamos la capacidad de sentir profundamente no debería definirnos de un modo negativo; en todo caso, esa capacidad de preocuparnos es una fortaleza, no una debilidad. Al igual que llevamos el dolor en la sangre, también llevamos el poder. Al contrario de lo que algunos piensan de nosotros, creo que somos mucho más que nuestro miedo. Aunque nunca elegiríamos la situación que nos ha tocado, podemos tomar lo que tenemos y hacer algo mejor. Al fin y al cabo, si nuestros genes pueden cambiar por los traumas que hemos sufrido, ¿no pueden cambiar también por los pasos positivos que demos hacia la curación? ¿Quién dijo que no podemos ser los niños con los genes de la remontada?

De hecho, diversos estudios demuestran que el cambio es posible. Estamos viendo cómo la atención plena (*mindfulness*), el ejercicio, comer alimentos ricos en nutrientes, no consumir algunas sustancias en exceso (especialmente nicotina y alcohol) y reducir el estrés, entre otras herramientas, pueden contribuir a cambiar la situación.[13] Lo que le hacemos a nuestro cuerpo nos cambia en el plano celular. Por ejemplo, la práctica de *mindfulness* puede ayudar a reducir el tamaño de la amígdala (ese encantador centro del miedo sobre el que hemos estado aprendiendo), a la vez que aumenta la materia gris del córtex prefrontal, que nos ayuda a planificar, resolver problemas y manejar nuestras emociones.[14] Otro ejemplo: cambiar la dieta y abstenerse de alimentos que inducen a la inflamación (me refiero a ustedes, alimentos ultraprocesados) y que afectan a nuestro microbioma intestinal. Cuando introducimos en nuestro organismo alimentos como el salmón, las espinacas, la coliflor y las fresas, actúan como agentes protectores contra la depresión.[15]

Para Colleen, todo esto fue una lección increíblemente enriquecedora. Aunque antes le había parecido que estaba predestinada a seguir los mismos patrones dañinos que su tía (de hecho, alrededor del 30 % de los niños maltratados y desatendidos acaban maltratando a sus propios hijos), aprendió que tenía el poder de cambiar la situación.[16] No era solo algo que pudiera esperar: había pasos que podía dar para crear resultados directos que rompieran el ciclo generacional del maltrato.

En nuestro trabajo conjunto, Colleen comenzó a practicar *mindfulness* de forma habitual para aprender a responder en lugar de reaccionar, especialmente cuando se trataba de abstenerse de comportamientos impulsivos. Integró habilidades de tolerancia a la angustia y empezó a afrontar sus sentimientos en lugar de huir de ellos haciéndose cortes en los brazos. Desarrolló un sano sentido de la confianza en los demás, aprendiendo a dejar entrar a las personas que se ganaban su respeto, en lugar de hacerlo únicamente porque le prestaban atención sexual. Colleen fue cambiando sus comportamientos de manera intencionada, de forma lenta, pero segura, y esto probablemente fue cambiando su biología en un bucle de biorretroalimentación que estaba funcionando de la mejor manera posible.

Sobre todo, lo que no quiero es que leas esta sección del libro y creas que estás destinado a ser ansioso. No está predestinado. No tenemos por qué sufrir una vida de pánico y preocupación solo porque figure en nuestro pasado. Nuestros padres y las generaciones anteriores forman parte de nuestra historia. Pero no son toda nuestra historia. Al final, eres tú quien escribe este capítulo. Con el bolígrafo en la mano, tú tienes la responsabilidad de crear lo que debas. No necesitamos sucumbir a la narrativa de que todo es demasiado y que está más allá de nuestro poder. Así es como se perpetúan los sistemas de dolor, trauma e injusticia.

Y sí, seamos realistas, estos problemas son más grandes que tú o que yo. Son más grandes que nuestros padres y que los padres de nuestros padres. Vivimos en un mundo construido sobre generaciones de dolor, en el que ha habido vencedores y vencidos, abusadores y víctimas. Durante cientos de años, no se ha hecho caso de las heridas. Es algo que no ha estado bien y sigue sin estar bien.

Si queremos hacer frente a nuestra ansiedad y curar este trauma intergeneracional, tenemos que hacerlo en el plano colectivo. Nuestros sistemas y nuestras perspectivas tienen que cambiar. Todas y cada una de las personas puede contribuir a reconstruir estos sistemas rotos ayudando también a los demás.

Cuando digo que la ansiedad puede volvernos egoístas, me refiero a esto. Nuestras preocupaciones son capaces de arrastrarnos tan profundamente que lo único que vemos es nuestra existencia y nuestros problemas personales. Nuestra empatía se desvanece porque está envuelta por la nube de una mentalidad de escasez. Creemos que no tenemos lo suficiente para mantenernos a salvo, así que rara vez miramos hacia fuera para ver cómo podríamos ayudar al prójimo. Nos mantenemos lejos de los demás y, como resultado, nuestra ansiedad tiende a empeorar con el tiempo. Curiosamente, cuando sentimos la disposición a salir de nuestra concha y a ponernos en el lugar de los demás por fin podemos ayudarnos mutuamente. Al final, todo el mundo se siente mejor porque hemos sido parte de la solución y no del problema. Podemos aprender a cuidarnos los unos a los otros y no solo a nosotros mismos.

En este punto la aceptación empoderada vuelve al primer plano. Tenemos que reconocer lo que se ha roto... y luego tenemos que hacer algo al respecto. Tenemos la posibilidad de mejorarlo, tanto por nuestra propia seguridad como para que el trauma intergeneracional no siga transmitiéndose por simple necesidad. Sabremos que estamos progresando cuando los padres no tengan que preocuparse de que sea la última vez que ven a sus hijos cuando los dejan en el colegio. Cuando la gente no tenga que seguir un protocolo diferente por su raza si la paran en un control de tráfico. Cuando a la gente le parezca que puede esperar el metro con seguridad, sin importar su edad, su idioma o su aspecto. Cuando personas como Colleen sientan que pueden pedir ayuda si sufren malos tratos. Sé que lo que escribo suena idealista. Pero no pierdo la esperanza. Cuando renunciamos a la esperanza, entonces tenemos lo contrario de la aceptación empoderada: la apatía. Me niego a aceptar algo así.

UTILIZAR EL DOLOR CON UN PROPÓSITO

Nuestros traumas, tanto los individuales como los colectivos, nos pueden cambiar. Acabamos de señalar cómo estas heridas pueden perdurar, pero es una historia más complicada de lo que parece. No siempre es para peor. Aunque poca gente elegiría soportar nuestros dolores, vemos que el crecimiento interno se produce aproximadamente en la mitad o dos tercios de las personas que experimentan alguna clase de trauma.[17] Esto puede incluir elementos como un mayor sentido de gratitud por la vida, más intensidad en nuestras relaciones, una mayor fuerza emocional, y también una mayor conexión con los valores y un sentido más profundo de la espiritualidad.[18] El hecho de pasar por el dolor en nuestras vidas a menudo nos hace ver el mundo a través de un prisma diferente. Es posible que empecemos a ver muchos pequeños momentos como preciosos en lugar de intrascendentes.

Esto siempre me hace pensar en la gratitud y en lo sanadora que puede ser. No se trata de que se deba considerar como una muestra de toxicidad positiva, de «simplemente ver el lado positivo», la gratitud consiste más bien en ampliar nuestra perspectiva para volver a sostener la dialéctica. El dolor y la alegría, la pérdida y la ganancia, se pueden mantener unidas. Esta perspectiva puede lograr que nos mantengamos firmes cuando nuestro dolor nos deja sin rumbo. Cuando nuestra querida mascota muere y nos resulta traumático, también podemos pensar que ha sido un gran regalo conocer el amor incondicional de ese animal. Cuando nuestra pareja o nuestros padres están enfermos y nos preocupamos por lo que les pueda pasar, podemos darnos cuenta de lo especial que es que alguien nos importe tanto. La gratitud no siempre viene dada, pero cuando está ahí, hay que absorberla, como un delicioso trozo de pan de masa madre con un poco de aceite de oliva.

La práctica de la gratitud con regularidad es reconstituyente para nuestras almas, especialmente para los que hemos sufrido traumas. Sabemos que la gratitud nos ayuda físicamente —ya que reduce la tensión arterial y mejora la función inmunitaria— y emocionalmente —ya que evita la depresión y la ansiedad, y mejora nuestra sensación general de bienestar—.[19] Por eso me gusta que mis clientes practiquen lo que yo llamo «las cinco gratitudes diarias» para ayudarlos a ser conscientes de lo bueno, en lugar de centrarse solo en lo negativo. Cuanto más específico seas, mejor.

No te límites a decir lo que puede ser obvio para ti. Cuando nos preguntan por qué sentimos gratitud, solemos nombrar lo más fácil. Decimos: «Me siento agradecido por mis amigos, mi familia, mi salud y mi casa». Dado que mucha gente no tiene estas cosas, debes sentir gratitud si las disfrutas. Pero son demasiado amplias y «se supone» que debes decirlas. Cuando las enumeramos, a menudo no experimentamos esa profunda sensación de gratitud de un modo somático en el cuerpo. Una forma de experimentar una conexión más profunda con la gratitud es concretar y centrarnos en ella.

Integré todo esto en mi trabajo con Colleen. Aunque pasamos mucho tiempo procesando el trauma que sufrió, también nos tomamos nuestro tiempo para explorar lo que le iba bien en la vida. No se trataba de buscar un lado positivo a su dolor. Su trauma era su trauma, no había ningún lazo bonito con el que adornarlo. Pero también quería que supiera que su trauma no tenía por qué arrebatarle su futuro como le había arrebatado su pasado.

Cuando Colleen empezó a integrar por fin el sentido de la gratitud, empezamos a ver una gran diferencia en su forma de vivir. En lugar de limitarse a seguir la rutina, empezó a fijarse en las cosas que le hacían sonreír o reír cada día, ya fuera un niño riendo a su lado en el parque o una bonita prenda de ropa vista en algún escaparate. Su práctica de la gratitud encarnaba la atención plena y vi cómo la restablecía. No es que estuviera haciendo caso omiso de su dolor, es que estaba dejando más espacio para lo bueno que antes no veía.

Practiquemos nuestro agradecimiento a diario. Hazlo durante una semana y comprueba si notas algún cambio en tu estado de ánimo. Compartiré mi listado de gratitud como ejemplo. Resulta que hoy estoy en Nueva York por un viaje de trabajo mientras escribo la mía:

1. Estoy escuchando «Welcome to New York», de Taylor Swift: siempre a favor de un buen cliché, me encantó el momento

por excelencia de ir en taxi y simplemente contemplar a la gente pasar una tarde de verano en Manhattan. Ojalá hubiera visto a la mismísima Taylor...

2. Las batas de baño del hotel: me ponen de buen humor al instante y tengo que ponerme una de inmediato.
3. Conocer gente nueva en un restaurante nuevo: después de la pandemia, hay algo en ver a la gente cara a cara, sobre todo por primera vez. Es casi como ver una película y luego ver a los actores en la vida real; las tres dimensiones han adquirido una importancia totalmente nueva para mí.
4. Buenos libros y bañeras: las bañeras son mi lugar favorito para perderme en un libro.
5. Nostalgia: tengo una fuerte dosis de añoranza cuando pienso en todos los recuerdos que tengo de visitar a mi marido mientras estudiaba Derecho. Estuvimos tres años separados mientras él vivía aquí. Vuelvo a recordar esos dulces momentos y Nueva York me parece aún más mágica.

Te invito a que escribas tus propios cinco agradecimientos diarios. Tómate cinco minutos para pensar sobre los momentos en los que te has sorprendido sonriendo hoy. Aunque estés atravesando un momento doloroso, puedes aprovechar para ver las luciérnagas en la noche más oscura. Ambas cosas pueden estar ahí.

MIS CINCO AGRADECIMIENTOS DIARIOS: ____________________

Fecha: ____

1. ____
2. ____
3. ____
4. ____
5. ____

¿CÓMO TE SIENTES DESPUÉS DE HACER ESTE EJERCICIO?

____

____

____

____

Si quieres pasar al siguiente nivel, comparte tu gratitud con tus amigos y familiares. Tiene un profundo efecto. Los estados emocionales de los demás nos afectan mucho, y cuando compartimos nuestra alegría con otros, es contagiosa. Es algo que le puedes agradecer a las neuronas espejo de tu cerebro. Estas neuronas responden del mismo modo cuando alguien realiza una acción que cuando es testigo de cómo otra persona la lleva a cabo.[20] Por eso, cuando vemos llorar a alguien, a menudo nos ponemos a llorar nosotros también. Lo mismo ocurre con la gratitud: cuando oímos o vemos la felicidad de alguien, nuestro cerebro siente esos mismos efectos en su fuero interno. Tu alegría es mi alegría, y mi alegría puede ser la tuya. Tal vez, incluso al leer mi ejemplo, se te haya dibujado una sonrisa en la cara. Esto no es más que otro ejemplo de cómo podemos conectar y sanar colectivamente cuando compartimos nuestra felicidad con los demás.

AL NIÑO INTERIOR

Este capítulo te puede resultar duro incluso a pesar de las ideas de crecimiento postraumático y gratitud. Aunque no queramos admitirlo, porque minimizamos nuestro dolor o nos parece demasiado duro afrontarlo, el trauma que experimentamos, especialmente a una edad temprana (como fue el caso de Colleen), puede moldearnos. Lo difícil de este dolor en concreto es que puede parecer invisible, incluso para quienes lo padecemos. A menudo no tenemos recuerdos conscientes de estas heridas y, sin embargo, marcan nuestros cuerpos y cerebros. Supe que eso era así en mi propia vida cuando no me quedó más remedio que reconocer que el trauma que sufrí de niña me seguía afectando de adulta.

Ya sabes que me he tenido que enfrentar a mi emetofobia durante toda la vida. Me ha torturado de diversas maneras mientras crecía y, sin embargo, durante toda mi infancia e incluso en los primeros años de la edad adulta, nunca supe por qué. No me di cuenta hasta que estaba en clase de Psicodinámica en los estudios de posgrado.

Se trataba de mi madre.

Lo sé, lo sé. Un tropo común en la terapia, pero en este caso, era cierto.

Cuando tenía unos dos años, a mi madre le diagnosticaron cáncer de mama en estadio 3. Resultó que tenía un bulto en el pecho antes de quedarse embarazada de mí, pero, incluso siendo enfermera, le dijeron repetidamente que estaba «loca» por creer que a los treinta y cinco años podía tener cáncer de mama. Finalmente, tras años viendo crecer el bulto, alguien le creyó.

Lo que pasó a continuación fueron años de operaciones, incluidos una mastectomía, la caída del cabello, la quimioterapia y, por supuesto, los vómitos. Como entonces era una niña pequeña, no recuerdo nada de eso.

Aunque mi memoria consciente falla, me han dicho que mi madre estaba muy enferma. Sé que intentó protegerme de su dolor. De hecho, me sacaban de casa a menudo para evitar que la viera tan enferma.

Nunca fui consciente de cómo el cáncer de mi madre influyó en mi forma de comportarme en el mundo. El trauma era tan profundo que no era capaz de verlo, solo podía sentirlo. Cuando sientes algo casi todo el tiempo, no te das cuenta de que puede no ser «normal». Los ataques de pánico, la ansiedad ante los compañeros y la búsqueda excesiva de control formaban parte de mi experiencia diaria. Sin saberlo, vivía una vida de frecuentes réplicas cuando ya no recordaba cómo había sido el terremoto en sí.

Y entonces, un día, en clase, me di cuenta. Me resultó muy obvio, como solo ocurre después de haber procesado algo. Me di cuenta de que el vómito representaba todo lo que temía: la falta de control, algo que te hace diferente, algo que te aleja y, en el peor de los casos, la muerte. Para alguien como yo, que intenta (a veces con demasiado ahínco) transmitir la misma presencia pulida que Colleen, enfermar es la antítesis de parecer que lo tienes todo controlado. Es la vulnerabilidad en carne y hueso.

Ponerme a vomitar significaba que podía perderlo todo, que podía ser el principio del fin. Significaba que cuando tenía tan solo dos años podía llegar a perder a mi madre. Que ni siquiera la recordaría si la hubiera perdido entonces. La niña herida por el miedo seguía mostrándose como una adulta destrozada por los ataques diarios de ansiedad.

Treinta años después. Estoy muy agradecida de poder decirles que no perdí a mi madre en aquel entonces y que ahora sigo teniéndola. Tengo mucha suerte de poder escribir esta frase.

Sin embargo, llevo esas heridas conmigo y las siento ahora. Reflexionar sobre nuestro pasado y cómo nos ha llevado a nuestro presente no es una tarea inútil. De hecho, uno de los ejercicios más importantes que hago con muchos de mis clientes es pedirles que le escriban una carta a su yo más joven. Por mucho que hayamos crecido, todos tenemos a esa personita dentro. Esa persona nos recuerda dónde hemos estado. Esa persona recuerda.

Dada su historia de traumas generacionales de Colleen, la invité a escribir su propia carta a la niña pequeña que fue, a la que encerraban en el sótano, sentada en mitad de la oscuridad más absoluta y con un calor sofocante. Esta forma de escribir cartas, que a menudo se utiliza en la terapia narrativa, puede ser una herramienta increíblemente curativa.[21] Cuando Colleen participó en este ejercicio, leer la carta en voz alta para sí misma fue uno de los momentos más poderosos de nuestro trabajo juntas. Fue un acto de volver a sí misma cuando antes había sentido que tantos la habían abandonado. Aunque algunos digan que estamos alucinados, escribirnos o hablarnos a nosotros mismos es un acto abierto de reconocimiento. Es la antítesis del abandono, ya que volvemos a visitarnos cuando éramos jóvenes. Nos decimos: «Te veo. Veo lo que ocurrió. Ahora estoy aquí para quererte como debieron quererte en aquel momento».

Y ahora te invito a que escribas tu propia carta a tu niño interior. Puede que dudes en ponerte manos a la obra, pero no creo que estés leyendo este libro por casualidad. No dejes de escribir por miedo a que se te salgan las lágrimas o se te dispare la rabia. Deja que aflore y respira. Reserva un tiempo en un espacio seguro para decir lo que te gustaría que tu yo más joven hubiera escuchado en ese momento. Si te resulta difícil empezar, aquí tienes algunas pistas para ayudarte:

- ¿Recuerdas haber sentido miedo, dolor o confusión en algún momento de tu vida?
- ¿Qué te gustaría haberle dicho a tu niño interior en esos momentos de ansiedad o dolor?
- Si te sentiste abandonado o la vida se te fue de las manos, ¿qué desearías haber hecho de otra manera? ¿Qué decisión tomarías ahora, como adulto, para proteger a esa versión más joven de ti mismo?

Si sientes la inspiración para seguir sanando a tu niño interior, hay muchas maneras de entrar en contacto con tu yo más joven, que aún vive dentro de ti. Muchas personas nos aislamos de esa versión: bloqueamos los recuerdos, las cosas que nos gustaban entonces y ese sentido infantil de la curiosidad y del juego, porque la vulnerabilidad es demasiado grande. Aunque nadie puede cambiar el pasado, sí que somos capaces de empezar a tener experiencias reparadoras de una forma segura en las que aprendamos a volver a amar lo que nos trajo alegría o a curar lo que nos trajo dolor. Lo que cambia es que podemos criarnos de forma autónoma, esta vez de la manera en que desearíamos que se hubiera hecho. A diferencia de la infancia, en la que tenemos tan poco control la mayor parte del tiempo (con sinceridad, a menudo estamos a merced de los adultos que nos rodean), como adultos tenemos más poder para elegir el resultado y resolver nuestra narrativa.

He aquí algunas formas de reconectar y recuperar a tu niño interior:

- Recuerda imágenes de tu infancia. Piensa o escribe un mensaje de sanación para el niño que está mirándote. Enmárcalo y colócalo como recordatorio de tu dedicación a cuidar de ese niño interior.
- Apúntate a un deporte, a clases de baile o a cualquier otra actividad física que te gustara cuando eras niño. Vuelve a ese estado de juego. Tal vez, si esa actividad llegó a ser demasiado competitiva o una fuente de dolor, puedes reparar esa relación con una nueva experiencia en esa actividad, sobre todo viviéndola ahora sin ninguna presión paterna o del entrenador.
- Haz alguna obra de arte: de pequeña, mucha gente pintaba, dibujaba, coloreaba o esculpía. Dedicar tiempo a hacer algo artístico es una forma de expresar y procesar lo que te sucedió en la infancia, a la vez que reflexionas sobre cómo han cambiado las cosas en años posteriores.

- Realiza un ejercicio de atención plena para volver a tu yo más joven. Vuelve a un momento de tu vida en el que te gustaría sentirte bien. Una advertencia: este ejercicio puede ser muy fuerte y emotivo, por lo que te recomendamos que lo hagas con un terapeuta presente.
- Pasa tiempo y juega con niños: ya sea siendo niñera, interactuando con familiares o simplemente observando cómo se relacionan los niños, fíjate en su inocencia, su curiosidad y su fragilidad. Ten compasión contigo mismo cuando pienses que en algún momento fuiste así. Si descubres que luchas contra la culpabilización o la culpa inapropiada, esto podría ser una forma de reconsiderar quién era responsable de tu bienestar en tu infancia. Cuidar de ti era responsabilidad de tus cuidadores y no tuya.

APRENDER A QUERERSE A TRAVÉS DE TODO

Cuando conocí a Colleen, era muy dura consigo misma. Uno de mis mayores objetivos con ella era que aprendiera a ser compasiva consigo misma, no solo con la niña que llevaba dentro, sino también por la mujer adulta que era ya. Mis esperanzas se centraban en que aprendiera que estaba bien ser amable consigo misma, que no se derrumbaría aún más si se dejaba amar desde dentro. Mucha gente cree que tenemos que ser duros con nosotros mismos (incluso crueles) si queremos llegar a alguna parte en la vida. Tanto si somos como Colleen y hemos interiorizado esa dura voz individual (en su caso, la de su tía), como si tomamos este mensaje de la sociedad en general, muchas personas somos brutales con nosotras mismas. Nos decimos: «¡Qué idiota eres!» o «No me puedo creer que hayas dicho eso. Van a pensar que eres estúpido». Tenemos la falsa impresión de que esas palabras de reproche nos hacen mejorar.

Sorpresa: no es así. De hecho, esta forma insensible de hablarnos hace que enfermemos, emocional, mental y físicamente.

Antes de que nos demos cuenta, estos pensamientos pueden llegar a ser tan automáticos que parecen inherentes a nuestra esencia como personas. Empezamos a sentir impotencia y desesperanza ante la idea de que nuestra situación pueda mejorar. No solo se ha demostrado que así aumenta la probabilidad de sufrir depresión, sino que también se acrecienta nuestro perfeccionismo (que en realidad no es nada bueno) y se limita nuestra capacidad de ver y aprovechar las oportunidades que nos pueden beneficiar.[22]

Sin embargo, practicar la autocompasión, algo que quizá no nos resulta tan fácil a mucha gente, produce una gran cantidad de beneficios positivos. En pocas palabras, la autocompasión es darnos permiso para ser amigos de nosotros mismos. De este modo, mejoramos nuestra salud mental general, a la par que aumentamos nuestro sentido de la resiliencia.[23] Es una de las mejores cosas que podemos hacer y, sin embargo, muchos nos negamos siquiera la posibilidad.

A Colleen le resultaba difícil recurrir a la autocompasión, ya que ni siquiera tenía un gran amigo o familiar que le sirviera de ejemplo de cómo la debían tratar. Y lo que era todavía peor, temía que, si era amable consigo misma, se derrumbaría. Pensaba que su mezquindad interna era lo único que la mantenía en pie. Puede que a ti también te preocupe que, si sientes compasión por ti, eso te lleve a la pereza, a cometer tonterías o a ser alguien incapaz. Puede que otras personas te lo hayan hecho creer a lo largo de los años.

Confía en mí cuando te digo que no te pasará nada malo si eres amable contigo. De hecho, miles de estudios han demostrado que practicar la autocompasión contribuye a establecer relaciones más fructíferas, a tener menos miedo al fracaso, a aumentar la motivación para corregir los errores y a mejorar la imagen corporal, entre otros beneficios.[24] Y, si no te atreves a intentarlo, practica la autocompasión durante un día. Soy consciente de que se trata de un cambio de mentalidad que puede parecer insuperable cuando tienes la costumbre desde hace años de castigarte mentalmente. Así que, en lugar de eso, ponte manos a la obra. Pruébalo y a ver qué pasa. Cuando notes que tu mundo no se desmorona como esa cruel voz interior te quiere hacer creer, puede que quieras ser más amable contigo a largo plazo.

Practiquemos juntos este cambio. Para empezar, es difícil reformular nuestros pensamientos si no sabemos cuáles son. Empieza por identificar lo que te dice esa negativa voz crítica interna. Si tienes problemas para localizarla, escucha al matón de tu cerebro que te intimida, te insulta y te hace sentir una persona inadecuada. Lo siguiente será practicar cómo cambiar nuestra respuesta. No se trata necesariamente de cambiar por completo de mentalidad (lo cual puede parecer imposible al principio). Se trata más bien de que te replantees tu perspectiva para incluir un enfoque más amplio y realista que te permita la existencia de la posibilidad en lugar de la certeza. Recuerda que, aunque no podemos controlar la crítica interior que surge automáticamente, sí podemos decidir cómo responder a ella. Podemos ser amables con nosotros y nosotras en esos momentos. Sé ese familiar cariñoso que hubieras deseado tener.

UNA OLA SOBRE LA QUE SURFEAR

¿Te cuesta mostrar compasión contigo mismo?
¿De qué maneras puedes ser más amable contigo?

Cuando llegó el momento de poner fin a mi trabajo con Colleen, mientras terminaba mi formación, sentí una enorme gratitud porque ella y yo recorrimos un camino juntas durante un tiempo. Las despedidas de los clientes nunca son fáciles. Cuanto más tiempo he pasado con un cliente, más difícil me resulta. Dada la historia de abandono de Colleen, me ponía nerviosa que viera esto como otra experiencia en la que la dejaban atrás.

Estaba muy equivocada. Colleen estaba bien, más que bien, de hecho. Decidió que quería seguir con otro terapeuta. Estaba dispuesta a seguir aprendiendo y curándose, aunque eso significara volver a confiar en alguien nuevo. Aunque yo abandonaba esta parte de su viaje, ella ya no se abandonaba a sí misma.

Quizá algunas personas de tu vida hayan ido y venido recientemente. Tal vez hayas sido tú quien ha necesitado nadar en aguas diferentes. A veces estamos destinados a nadar unos junto a otros durante poco tiempo, y otras veces, durante mucho tiempo. Sea cual sea el plazo que pasemos juntos, creo que todo el mundo puede aprender de los demás. Aunque espero haber ayudado a Colleen, sé que ella me ayudó a mí también. Me enseñó el poder de dar la cara por uno mismo cuando nadie más lo hace. Vivió el amor a uno mismo y la valentía de ser quien es. Hoy día todavía oigo el ritmo de su tambor. Me animó a marchar al ritmo de mi propio tambor con un poco más de confianza. Ahora que has nadado junto a Colleen, espero que tú también empieces a marchar al ritmo del tuyo.

CAPÍTULO 6

PARA CUANDO ESTÁS EN AGUAS INFESTADAS DE TIBURONES

Jordan se reía a grandes carcajadas. Tenía una energía contagiosa. Solo con estar cerca de él, sentías que tu propio estado de ánimo mejoraba al instante. Era una de esas personas. Pronto me di cuenta de que eso era para él tanto un punto fuerte como un mecanismo de defensa. Jordan medía casi dos metros, y era negro, ateo, gay y cisgénero. Nunca había ido a terapia y vino a mi consulta porque estaba «un poco estresado».

A menudo me doy cuenta de que la gente está angustiada incluso antes de que empiece a hablar. Como en el caso de Nikita o Mikaela, sus ojos estaban llenos de dolor, y su historia también. Algunos clientes consiguen compartir sin reparos los altibajos de su vida en una entrevista de cincuenta minutos.

No fue el caso de Jordan. De hecho, después de unas cuantas sesiones, me pregunté por qué estaba en mi consulta. No tuvo ningún problema en contarme su vida como abogado, todas las citas que tenía y cómo se estaba adaptando a la vida en Los Ángeles. Sí, tenía mucho que hacer, pero también era una mariposa social que parecía ir a favor del viento. ¿Qué me estaba perdiendo?

Lo cierto es que soy partidaria de establecer una buena relación y dedicar tiempo a conectar con el cliente (de hecho, sostengo, y así lo demuestran los estudios, que la relación terapéutica es el aspecto más importante del tratamiento).[1] Jamás obligo a un cliente a revelar algo de forma prematura, antes de que esté preparado. Sin embargo, empezaban a pasar las semanas y, aunque ya conocía bien la vida social y la carga de trabajo de Jordan, tenía la ligera sospecha de que había algo más en su historia que lo que me estaba contando. Sabía que, si no decía nada, podríamos estar dando vueltas durante meses. Y ya he visto lo suficiente como para saber que, a veces, una sonrisa radiante puede ser un indicador tan claro de dolor como las lágrimas que brotan con facilidad. Tenía que decir algo.

Finalmente interrumpí:

—Jordan, ¿puedo hacerte una pregunta?

—Por supuesto. Te lo cuento todo. ¿Qué quieres saber?

—Sé que tenemos nuestras sesiones cada semana y que me cuentas todas las idas y venidas de tu vida. A primera vista, todo parece irte muy bien. Y, sin embargo, no puedo evitar preguntarme si hay algo que aún no sé... ¿Me estoy perdiendo algo?

A Jordan se le desencajó la cara. Ya no se reía. De hecho, nunca lo había visto tan callado.

Esperé en silencio, sin querer apresurarlo a salir de ese momento. Por fin, volvió a hablar.

—Bueno, en realidad, hay algo que aún no te he dicho.

Seguí esperando y me limité a asentir con la cabeza. En estos momentos, nunca se sabe lo que un cliente está a punto de decir. En voz baja dijo:

—El año pasado intenté suicidarme.

El tiempo se paró. Ambos contuvimos la respiración durante un momento mientras esperábamos a ver cómo respondía el otro. Y allí sentados, en ese espacio, Jordan empezó a llorar en silencio.

Me di cuenta en ese momento de que esas lágrimas representaban mucho para él. Las había reprimido durante mucho tiempo. Lloraba por la cantidad de presión que sentía: la necesidad de cumplir siempre. *La presión de ser perfecto.* Lloraba por las expectativas poco realistas que se acumulaban sobre él a diario y que no parecía que fueran a desaparecer pronto. Lloraba por el niño que sentía que tenía que complacer y superar constantemente las expectativas de todo el mundo. Con cada victoria, oía con frecuencia que la gente se «sorprendía» cuando destacaba.

En mitad de aquel silencio, sus lágrimas por fin pudieron salir. Las trampas de su sonrisa ya no podían contener su dolor.

Cuando vi a Jordan allí sentado, con su sufrimiento, pensé en lo fuerte que había tenido que ser durante tanto tiempo. Y, aunque me entristeció, también me enojó. El hecho de que aquel hombre tan encantador creyera que tenía que entretener, inspirar y apaciguar constantemente a los demás, hasta intentar quitarse la vida, dejaba bien claro hasta qué punto nuestra sociedad se ha convertido en una implacable olla a presión. A pesar de esa interminable monotonía de hitos que cumplir, Jordan había alcanzado todos los objetivos y algunos más. Pero a medida que pasaba el tiempo, sentía que nunca era suficiente y que los demás siempre esperaban más. Me contó que, como hombre negro, le resultaba especialmente angustioso sentir el peso de la obligación ya no solo por su propia vida, sino por su comunidad, a la que quería hacer sentir orgullosa. Su mayor temor era decepcionar a la gente.

Aunque quizá sientas cierta identificación, o no, con la experiencia vivida por Jordan, hay un tema común que nos lleva a muchas personas al borde del abismo: somos complacientes en exceso. Gran parte de nuestra ansiedad se debe a que no queremos decepcionar a los demás. Nos agobiamos con tal de que los demás se sientan cómodos. Sacrificamos nuestro bienestar porque queremos que la gente crea que lo tenemos todo bajo control. Y por mucho que parezca que estamos quitándole el estigma a la salud mental, quizá la mayor mentira sea lo mucho que actuamos como si estuviéramos bien, cuando no es así. «Al fin y al cabo, la terapia es útil para los demás, pero no para mí, ¡porque lo estoy haciendo de fábula!» (y todo el tiempo nos estamos muriendo silenciosamente por dentro). Jordan hacía esto a diario.

Aceptaba casos en su bufete para los que no estaba capacitado. Continuaba saliendo con amistades en las que no estaba realmente interesado. Para el resto del mundo, él era oro. Incluso en nuestras sesiones de terapia, se tomaba las cosas a la ligera para que yo no tuviera que soportar la carga emocional de su dolor.

Cuando vivimos para hacer felices a los demás, nos perdemos en el proceso. Sí, hay que hablar a favor del compromiso y de trabajar con los demás para garantizar un resultado neto positivo para todos. Pero si nos enfrascamos tanto en procurar satisfacer a quienes nos rodean, no solo nos encontraremos en un estado de agotamiento, sino que también perderemos el respeto por nosotros mismos, porque no mostraremos la actitud necesaria para respetar nuestros límites. Antes de continuar, vamos a construir tu propia visión sobre este tema. He aquí una lista que te ayudará a reconocer cuántas maneras de intentar complacer a la gente puedes mostrar.[2]

Señales de que complaces demasiado a la gente:

1. ____ Creo que tengo que decir «sí» a cada oportunidad que se me presenta.
2. ____ A menudo digo «sí» rápidamente y me arrepiento inmediatamente después.
3. ____ Me cuesta enfrentarme a los demás cuando tengo algún disgusto o preocupación.
4. ____ Finjo estar de acuerdo cuando en realidad estoy en desacuerdo con lo que se dice.
5. ____ Me preocupa que, si hago enfadar a los demás, pierda definitivamente alguna amistad.
6. ____ Prefiero sentirme abrumado que decepcionar a alguien.
7. ____ Me cuesta romper con parejas porque no quiero herir sus sentimientos.
8. ____ Mantengo mi amistad con personas con las que realmente no disfruto porque es más fácil seguirles la corriente que acabar con la relación.

9. ____ A menudo soy la primera persona a la que recurre la gente cuando necesita ayuda.
10. ____ El autocuidado y el tiempo personal suelen ser los últimos puntos de mi lista de obligaciones.

¿Qué te ha parecido este listado? ¿Hay algo que te haya sorprendido? Al igual que ocurre con el perfeccionismo, a menudo se nos socializa para que creamos que los comportamientos que agradan a la gente son algo bueno. No los consideramos perjudiciales. Nos dicen que, si somos serviciales, amables y nos implicamos, somos buena gente que hace del mundo un lugar mejor. Si decimos que no, o no estamos de acuerdo, somos personas frías, egoístas e insensibles que carecen de compasión por los demás. Se puede comprobar cómo esta idea de todo o nada aparece una vez más cuando separamos a las personas en las categorías de «buenas» y «malas». Para presentarlo de forma dialéctica: se puede ser amable y servicial y, al mismo tiempo, no estar disponible todo el tiempo.

Quizá te preguntes cómo hemos llegado hasta este punto. Cuando añadimos la ansiedad a la mezcla, especialmente cuando tiene un sabor social, obtenemos una gran ración de complacer a la gente y nos perdemos por completo en el proceso. Muchos clientes como Jordan sienten que ya no saben quiénes son. Hemos perdido de vista lo que nos interesa, cuáles son nuestros valores y a quién queremos tener en nuestras vidas porque llevamos mucho tiempo viviendo para satisfacer a los demás. Hemos perdido de vista nuestro calendario, que se ha llenado de obligaciones con todo el mundo menos con nosotros mismos. El tiempo libre escasea y el resentimiento aumenta, pero seguimos adelante porque nos encanta sentir que hemos ayudado de alguna manera.

Esta conducta también se refuerza con el tiempo. ¿Por qué? Porque a la mayoría de las personas nos encanta que nos complazcan. Conducimos una hora para comer con alguien para que no tenga que salir de su casa. Hablamos por teléfono a las dos de la madrugada cuando un amigo siente angustia, y no decimos ni pío, aunque nunca nos llame para preguntarnos cómo nos va. Somos la gente que se ofrece antes que nadie para ayudar a montar una fiesta y la última en irnos para ayudar a limpiar mientras el anfitrión se desmaya en el sofá. Una persona que complace a los demás es un buen amigo..., y probablemente ni siquiera nos demos cuenta de ello.

Y esa es la cuestión: es probable que ni siquiera te des cuenta de que tu amigo tiene problemas por complacer a la gente porque hace que la vida te parezca muy fácil. Puede parecer enormemente feliz. Es la persona que se ríe de todos tus chistes y te hace sentir querido, y probablemente nunca te hayas peleado con él. Si te pidiera que lo describieras, dirías que es «la persona más simpática del mundo». Probablemente así describiría mucha gente a Jordan.

Una afirmación especialmente dura, ¿verdad? A veces, es el amigo que ya no está vivo. Es el amigo que creía que nunca podría compartir lo mucho que estaba sufriendo. Es el amigo que estaba dispuesto a renunciar a su propia felicidad por la tuya. Es el amigo que sufría, pero estaba tan ocupado ocultándolo que puede que ni él mismo lo supiera del todo. Es el amigo que protagoniza lo que parece un «suicidio sorpresa» porque «no teníamos ni idea» de cuánto estaba sufriendo... hasta que fue demasiado tarde.

Todos los días doy las gracias de que Jordan no formara parte de estas estadísticas. El hecho de que siga vivo no se me pasa por alto. Y sé que, mientras lees esto, es muy probable que estés pensando en alguien cuya muerte o intento de suicidio te haya conmocionado. De hecho, el 50 % de nosotros conocemos a alguien que ha muerto por suicidio. Es algo comprensible, dado que cada once minutos, en Estados Unidos, una persona muere a causa del suicidio.[3] Sin embargo, añade otro elemento cuando aparentemente no había señales que nos advirtieran: que ese amigo o familiar (que parecía tenerlo todo) ya no esté aquí con nosotros por su propia decisión hace que nos lo cuestionemos todo.

Por eso quiero que te leas este capítulo sabiendo a qué atenerte. Si te identificas como una persona complaciente, espero que puedas reconocer las señales que indican que se están aprovechando de ti y que aprendas a defenderte. Y si no perteneces al bando de los tapetes serviciales, quiero que aprendas a apoyar a quienes luchan por agradar a la gente, para que no perpetúes sin saberlo ciclos de límites sobrepasados.

CÓMO RECONOCER A LOS TIBURONES QUE HAY EN TUS AGUAS

Es difícil saber cómo protegerte si no sabes de qué te estás defendiendo. Muchos nadamos en aguas infestadas de tiburones y ni siquiera lo sabemos. Como nos han socializado para sacrificar nuestro propio bienestar para ayudar a los demás, a menudo nos sorprendemos y nos preocupamos cuando descubrimos que, como consecuencia, nuestra salud mental está por los suelos. Nos sentimos confundidos y nos preguntamos: «Si asumo el liderazgo de este equipo en el trabajo (aunque no me ascienden ni me suben el sueldo), ¿no debería sentir gratitud porque estoy teniendo un impacto positivo y ellos ven mi potencial? ¿Por qué siento tanto cansancio y enfado?». O dudamos de nuestras capacidades: «Si estoy siendo una buena amiga, y me estoy quedando despierta varias noches a la semana para ayudar a mi mejor amiga a procesar su ruptura, ¿por qué me siento tan resentida? ¿Qué me pasa que no estoy siendo la mejor amiga que podría ser? Debería alegrarme de que ella crea que puede recurrir a mí. Está claro que me necesita».

Alerta roja. Si estás pensando que no eres una buena amistad cuando ya te estás doblegando, o que tienes «suerte» de conseguir todo ese trabajo adicional sin recibir a cambio un cargo o una compensación, tenemos que hablar. No solo estás en aguas infestadas de tiburones, sino que me temo que te has puesto un disfraz de foca, cariño mío. Peor aún, si tus amigos, tu pareja o tu jefe te hacen creer que aún no haces lo suficiente cuando estás haciendo todo lo que puedes, ya estás oficialmente en una jaula rodeada de tiburones, a la espera de que se rompan los barrotes. Hay que encontrar una salida.

Sin embargo, es difícil saber cómo responder si no eres consciente de a qué tipo de tiburones te enfrentas. Lo único que sabemos es que nos sentimos fatal. Muchos llevamos tanto tiempo viviendo con la ansiosa necesidad de aprobación que pensamos que es normal tener calendarios sobrecargados, la falta de sueño y un resentimiento abrasador bajo nuestro incesante cabeceo. ¿No es eso lo que hace todo el mundo? Sí, pero no tanto.

Así que distingamos los distintos tiburones de nuestras aguas. Mientras lo hacemos, quiero que seas consciente de qué tiburones parecen ser los más destacados en tu caso.[4]

1. Nuestra propia mente: a menudo somos nuestros peores depredadores. Nos atacamos a nosotros mismos con palabras crueles que nos dejan temblando internamente. Nos decimos que somos «idiotas», que «no le gustamos a nadie» y que no «merecemos» encontrar la alegría en la vida. Nos calificamos de «fracaso». Sufrimos cosas como el síndrome del impostor (que, por cierto, no es un diagnóstico oficial), por el que sentimos que no merecemos estar en ciertos espacios o en ciertos niveles, y que puede aparecer de repente cuando nos asustamos creyendo que «tan solo es cuestión de tiempo» para que la gente descubra «quiénes somos realmente».
2. La sociedad en general: por triste y enloquecedor que sea decirlo, todavía hay muchos tiburones colectivos que nos acechan de forma individual y sistémica. El racismo, el sexismo, la homofobia y la discriminación por motivos de edad son habituales. Todos los días hay personas que son víctimas de persecución religiosa, así como de discriminación por su origen nacional, su capacidad, su situación parental o su posición socioeconómica. Esta ni siquiera es una lista exhaustiva. Y aunque a veces podemos ver a estos tiburones a un kilóme-

tro, lo que los hace aún más temibles es que pueden camuflarse como nadie. Pueden estar justo delante y aun así no los vemos. Ya sea porque llevamos mucho tiempo nadando entre ellos o porque son muchos, tenemos que mejorar en la identificación de estos tiburones y darles un nombre. Luego tenemos que darles un buen puñetazo en las branquias para que cambien sus tácticas de amedrentamiento. Estos tiburones no tienen cabida en nuestras aguas. Aunque siento un gran respeto por los tiburones de verdad, estos tiburones metafóricos se deben extinguir.

3. Otras personas: sí, vamos a hablar de ello. Algunas personas en nuestras vidas son tiburones, ya sean matones en la vida real o pequeños troles de internet que habitan en cuevas. Estos tiburones nos apagan el ánimo y nos hacen sentir que tenemos que vigilar nuestra espalda de un modo constante. Y, aunque sea frustrante, puede ser igual de agotador, si no más, cuando los tiburones son nuestros propios familiares, amigos y colegas de trabajo. Son personas que deberían ayudarnos a reír y a encontrar la alegría. Es especialmente doloroso cuando las personas con las que queremos ser vulnerables son las que nos aterrorizan, nos avergüenzan y nos hacen dudar de nuestras capacidades. Y lo que es aún más confuso, a veces nuestros seres queridos pueden mostrar comprensión solo para volverse en nuestra contra cuando menos lo esperamos. Nadie es perfecto, ni mucho menos, pero es difícil cuando la atención que recibimos de nuestros más allegados se basa en el capricho o cuando está arraigada en la imprevisibilidad.

Tras leer esta lista, ¿qué tiburones aparecen más seguido en tus aguas? ¿Cómo crees que estas personas o experiencias te causan angustia en la vida? Y, lo que es más importante, ¿cómo te enfrentas a estos tiburones? ¿Estableces límites y te alejas nadando, o preparas el terreno y esperas a que surjan los problemas?

Jordan luchaba contra todo tipo de tiburones en sus aguas. En su fuero interno era muy duro consigo mismo y se sentía intimidado a diario. Se presionaba constantemente para ser el mejor. Se sentía culpable si se paraba a descansar. Tenía miedo de lo que pasaría si bajaba el ritmo y, con el tiempo, su autoestima se arraigó más en sus éxitos que en su propio ser innato. Parte de nuestro trabajo consistió en ayudarlo a darse cuenta de que no necesitaba un currículum impresionante para ser un ser humano digno. Sin embargo, analizar aquella situación fue difícil, ya que los logros de Jordan le hacían sentirse en cierto modo protegido de los tiburones del racismo y de la homofobia. Me dijo que, como hombre negro homosexual, le parecía que sus logros podían protegerlo del dolor de las barreras sistémicas. Creía que, si se convertía en la pareja de alguien, se compraba la casa de sus sueños y conducía un coche bonito, la gente lo dejaría en paz. Y aunque gran parte de la terapia consiste en cuestionar patrones de pensamiento erróneos, ¿quién era yo para contradecir esa creencia? Los dos sabíamos que probablemente había algo de verdad en todo ello. Este es otro ejemplo de por qué «simplemente piensa de un modo distinto» es una falsa narrativa. Sí, podemos cambiar de perspectiva, pero la percepción que Jordan tenía de su realidad era desgraciadamente exacta.

Antes de conocerlo, esta presión por «demostrar a la gente que se equivocaba» era demasiado para él. Cuando exploramos el motivo de su intento de suicidio, me dijo que la obligación constante de serlo todo para todo el mundo era insostenible. No era capaz de imaginarse cómo iba a poder seguir viviendo así otros cuarenta años. A los veintiocho ya estaba agotado.

No ayudaba precisamente que algunos de los tiburones en sus aguas fueran a veces sus propios padres. Aunque bienintencionados, lo querían *todo* para su hijo. A lo largo de su vida, la presión por ser el mejor fue constante. Ya fuera jugando en el equipo de baloncesto de su instituto o mudándose al otro lado del país para ir a una de las mejores facultades de Derecho, animaban a Jordan cada vez que estaba en lo más alto. Se sentía muy querido en esos momentos, me decía. Pero cuando no ganaba, o cuando decidía tomarse un descanso, sus padres se quedaban en un silencio ensordecedor. Aunque no lo desaprobaban abiertamente, sus silenciosas miradas de reojo hacían que Jordan sintiera que los estaba decepcionando en cuanto se relajaba. Así aprendió a una edad temprana que el descanso era para los «perezosos». Aunque no lo dijera, quería que todos los sacrificios de sus padres merecieran la pena. Vio lo mucho que trabajaban en varios empleos a la vez, sin quejarse casi nunca. Agradecía todo lo que habían hecho por él. Uno de sus mayores temores era parecer desagradecido por todo lo que le habían dado. Así fue como acabó aceptando más y más, y haciéndolo con una sonrisa en los labios. Sin embargo, a los veintitantos años, era mucho más de lo que era capaz de soportar y se derrumbó.

Sentía una gran pena por Jordan. Aunque a primera vista teníamos muy poco en común, me sentí identificada con el peso aplastante que sentía por hacer siempre más. Quizá tú también te sientas identificado, aunque tengas poco en común con Jordan o conmigo. Esa es la cuestión: aunque todos tengamos características demográficas y experiencias vitales diferentes, ese mecanismo de ansiedad que nos impulsa a esforzarnos de un modo constante puede ser una experiencia compartida.

Nunca me atreveré a decir que sé exactamente cómo se sentía Jordan, pero sí sé que puedo empatizar con su experiencia. Mi propia terapeuta me había expresado una preocupación similar cuando reflexionó sobre mis tendencias a complacer a la gente. Debería haber sabido que me costaba exagerar cuando mi lema en el instituto y la universidad era: «Quizá no sea la más inteligente, pero soy la que más trabaja». Recuerdo que mi padre me elogiaba mucho por esa frase. Al recordarlo, ahora veo lo problemática que pudo haber sido.

Me estaba dirigiendo a mí misma dos afirmaciones poderosas y poco útiles cuando repetía con orgullo este mantra dañino. la primera es que me decía que no era brillante. Me parecía que no tenía lo que hacía falta solo con mi inteligencia, así que necesitaba otras herramientas para compensar esa carencia. Como veo que les ocurre a tantas mujeres jóvenes, sentía que al menos tenía que esforzarme al máximo para resultar lo más atractiva posible para ganarme un «sitio en la mesa» (no me lo estoy inventando: el efecto halo, por el que percibimos a las personas atractivas como más inteligentes, es, por desgracia, real).[5] Debido a esta presión, nunca salía a la calle sin maquillaje, y ya seguía la dieta Weight Watchers antes de terminar el instituto. Era lo único en lo que podía pensar: cuánto pesaba, qué pensaba la gente de mi sonrisa artificial y cómo me comparaba con los demás. Era agotador pensar que nunca era «lo suficientemente buena». Me di cuenta de lo absurdo que era este modo de vida porque me sentía más infeliz y angustiada que nunca. Terminé harta de vivir así. Me di cuenta de que no merecía la pena seguir sacrificando mi felicidad por obsesionarme con tener una talla de pantalón más pequeña. Volví a comer lo que quería y cada vez salía más en público sin maquillaje. Me di cuenta de que, si los demás me juzgaban por mi aspecto, era una proyección de su propia inseguridad. A pesar de ello, a medida que envejezco, sigo luchando a veces con la sensación de que necesito estar «arreglada» para que la gente me preste atención. Me dije a mí misma que al menos podía trabajar hasta el agotamiento para cumplir mis objetivos. La ecuación era sencilla: cumple tus objetivos y podrás ser feliz. Si «lo consigues», por fin tendrás derecho a quererte y a recibir amor de los demás. Una estrategia ganadora, en realidad.

Decía que sí a todas las oportunidades que se me presentaban una y otra vez. Vivía y respiraba en función de mi lista de cosas por hacer. Cada logro me ayudaba a mantener a raya el pensamiento de que no valía la pena por mí misma. Al poco tiempo, me había metido de lleno en la cultura del «corre, corre» sin ver nada malo en ello. Y me elogiaban por ello.

«¿Cómo lo consigues?», «¿Cuál es tu secreto?», «¡Quiero que me cuentes tus habilidades de gestión del tiempo!»

¡Ah! ¿Que cuál es mi secreto? Tan solo una inseguridad profundamente arraigada de que no soy nada sin mi currículum, mi título o mi historial. Hay otro «secreto» que también hay que mencionar: he tenido el privilegio de disponer de tiempo para lograr mis objetivos. Soy muy muy consciente de que muchas personas no tienen ni tiempo ni recursos para cumplir sus sueños más profundos y se limitan a intentar sobrevivir de un fin de mes a otro. El tiempo es una de las monedas más lucrativas y, sin él, muchas personas tienen que luchar para salir adelante.

Por eso, cuando la gente afirma que los famosos tienen las mismas veinticuatro horas al día que el resto de los mortales, es totalmente falso. Claro, lógicamente todos tenemos las mismas veinticuatro horas al día, pero la mayoría de nosotros no tenemos cocineros que nos preparen comidas sanas, ayudantes que se ocupen de las tareas extras ni entrenadores que nos ayuden a hacer ejercicio en nuestros gimnasios personales. Mucha gente no tiene el privilegio del tiempo, y cuánto consiguen puede variar a lo largo de sus vidas. Sé que he tenido la suerte de que me regalaran tiempo, aunque mi cerebro ansioso haya intentado pisotear esa idea. Quiero dejar muy clara esa conciencia al compartir mi experiencia. No es solo que me haya ganado cosas en la vida por ser una gran trabajadora, sino que, en primer lugar, se me ha concedido el tiempo para trabajar duro en las cosas que me apasionan.

He aprendido, teniendo todo esto en cuenta, que ya no tengo que caer en la creencia de que no soy inteligente y que tengo que trabajar duro para ganarme el amor. No tengo que tragarme esos mitos de que soy una vaga si descanso y de que no valgo nada si no tengo logros. Nada de eso es cierto. Son lecciones que me recuerdo a mí misma cada día. Me estoy enseñando que soy inteligente y que mi valor no se basa en mi aspecto o en lo que hago. También estoy aprendiendo que no tengo que rendir constantemente para sentirme querida. Tal vez te sientas identificado con esto: sientes que eres tan bueno o buena como tu última publicación en Instagram. Lo que estoy descubriendo, sin embargo, es que una vida de oscuridad está tan llena de significado y es tan hermosa como una vida que siempre está centrada en el futuro. Ninguna de las dos nos impide encontrar satisfacción. Somos más que nuestro número de seguidores, de «me gusta» y «compartir» que conseguimos. Un algoritmo no tiene por qué determinar cómo nos sentimos respecto a nuestra vida.

SE TRATA DE GANAR EL CAMPEONATO DE SURF

Dudo que seas la única persona a la que le pasa esto. Me di cuenta del modo en el que Jordan sentía a su manera el peso de las expectativas, aunque las suyas parecían diferentes de las mías. Veo a muchos de mis clientes luchar con este mismo sentido externo de la autoestima. Creemos que tenemos que entrar en las mejores escuelas, salir con las mejores parejas potenciales y conseguir el mejor trabajo para que la gente nos dedique su atención, por no hablar de permitirnos ser felices. Con unos padres que nos aplaudían orgullosos cuando ganábamos, aprendimos desde pequeños a equiparar la alegría y el amor con el progreso.

Y nos preguntamos por qué somos la generación que no le da la vida. Hemos interiorizado que no podemos parar nunca. Albergamos una sensación de desesperación ansiosa que nos hace pensar que tenemos que estar en todas partes en todo momento. Finalmente, hemos caído de agotamiento, y la única manera de mejorar es permitirnos escuchar a nuestros cuerpos realmente y cambiar este ciclo de persecución sin fin. Como me dijo una vez un sabio supervisor, tenemos que pasar de los *hechos humanos* a los *seres humanos*.

Sin embargo, es difícil cuando nuestra generación ha prosperado a base de marcar casillas. Hemos creído que, si alcanzamos nuestra cuota diaria, nos sentiríamos más satisfechos. Jordan había caído en esa trampa, pensando que, si hacía un poco más, por fin se sentiría en paz. En lugar de eso, la ansiedad no hace más que alimentar una interminable lista de tareas y calendarios. Al cabo de poco tiempo, estamos trabajando en nuestros cumpleaños y no nos hemos ido de vacaciones en dos años. Jordan ni siquiera recordaba la última vez que se había divertido por su cuenta.

Y aunque parte de nuestro problema es esforzarnos por complacer a los demás, también hemos estado intentando autocomplacernos. Creemos que podemos mantener a raya nuestra ansiedad si nos exigimos de la noche a la mañana, día tras día. Muchos de nuestros padres también nos lo enseñaron. Aprendimos que, si practicábamos tres deportes, íbamos a clases de apoyo y conseguíamos un ascenso en una empresa prestigiosa, éramos «buenos». Si no teníamos múltiples aficiones, dábamos clases que no eran de especialización y trabajábamos para una empresa que no era digna de mención, éramos «malos». Estábamos «atrasados». No lo expresábamos en voz alta por regla general, pero eran los mensajes que absorbíamos.

Que quede claro: no creo que nuestros padres lo hicieran con mala intención. Querían lo mejor para sus hijos. Al igual que los entrenadores, querían vernos ganar porque pensaban que eso nos prepararía para el éxito en la vida. De hecho, probablemente pensaban que ganar en todo aliviaría nuestra ansiedad. ¿Quién iba a decir que en realidad podría tener un efecto perjudicial? De este modo, hemos aprendido que solo somos tan buenos como nuestros últimos logros. Sin ellos, podríamos sentir que no somos nada.

Si queremos dejarnos influir menos por una cultura orientada al logro, tendremos que renunciar a nuestra tendencia a complacer a los demás. Esto nos lleva a la siguiente pregunta: ¿qué pasaría si dejáramos de vivir para obtener la aprobación de nuestro jefe, de nuestros padres o de nosotros mismos? ¿Estás dispuesto a descubrirlo? Tu lucha constante ya no tiene por qué privarte de tu cordura. No pasa nada por decir que no.

Este fue uno de los principales objetivos en los que trabajé con Jordan. Como me gusta dejarles tareas a mis clientes, lo animé a que se tomara un tiempo fuera de nuestras sesiones para hacer un balance de cómo estaba viviendo su vida. Quería que evaluara su autocuidado y que empezara a tomarse en serio la idea de dedicarse algo de tiempo a sí mismo. Como era de esperar en el estudiante sobresaliente que era, la motivación externa que yo le daba para que se cuidara por fin caló en él. Se dio cuenta de que cuando ponía límites, su mundo se ampliaba de una forma totalmente nueva, ya que por fin priorizaba lo que era más importante para él. No solo volvió a jugar al baloncesto (esta vez solo por diversión), sino que se fue de viaje a Jamaica y se compró un cachorro. En lugar de ser el primero en llegar y el último en salir de la oficina, empezó a trabajar a veces desde casa. Comenzó a hacer ejercicio unas cuantas veces a la semana, en lugar de facturar una hora más. Cenaba con sus padres más a menudo, en lugar de llamarlos cada dos semanas para hacer luego una visita de quince minutos. Les contó lo que realmente le pasaba en la vida, en lugar de limitarse a compartir sus recientes victorias. Sus prioridades cambiaron. Empezó a utilizar su tiempo de forma diferente y, cuando la gente le pedía favores, era más consciente de lo que aceptaba. Estaba relajándose. Me di cuenta plenamente de cómo habían cambiado las cosas cuando un día le oí reír y no parecía que hubiera nada detrás. Su risa podía ser sincera porque, por fin, se permitía llorar, alegrarse, enfadarse, sentir miedo..., todo estaba permitido.

CUANDO TIENES EL PODER DE ESTABLECER LÍMITES

Y aunque algunas personas no siempre tenemos el lujo de establecer límites en nuestras vidas, está bien ejercerlos compasivamente cuando podemos. En concreto, si tienes problemas por complacer a la gente, puedes aceptar la incomodidad y respetarte a ti. Tómate un momento para reflexionar sobre ello. Hay una triste verdad: *cuando complacemos a la gente, lo hacemos porque respetamos a los demás más que a nosotros mismos*. Nos ponemos en segundo lugar. Pensamos que somos egoístas cuando nos defendemos.

¿A qué se debe? Complacer a la gente es, en última instancia, una forma de evitación. En este caso, queremos evitar la posibilidad de que los demás se enfaden y se decepcionen. Nos preocupa quemar puentes de un modo permanente si nos defendemos.

Nuestra ansiedad nos mantiene a raya como la buena gente acomodaticia que somos. Y ese es el problema: nuestra complacencia hacia la gente se ha visto reforzada desde el primer día. A la gente le encanta que hagamos exactamente lo que nos dice y aplaude nuestra voluntad de aparecer siempre al rescate.

Entonces, ¿por qué dejar de hacerlo? Es muy agradable recibir una palmadita en la espalda. Al cabo de poco tiempo, interiorizamos que nos necesitan. El problema es que también hemos aprendido que la mejor manera de ganarse el amor es entregarnos sin descanso a los demás. Tememos que la gente nos rechace si nos presentamos simplemente como quienes somos, sin todos los adornos de nuestros favores.

Una vez que nos damos cuenta de que este ciclo se ha vuelto tóxico —ya sabes, en uno de esos momentos en los que la gente abusa de toda nuestra energía y nuestra copa de resentimiento rebosa, pero no podemos parar—, tenemos la sensación de que ya es demasiado tarde. Nos preocupa que, si hiciéramos un cambio y habláramos expresando nuestras preocupaciones, el mundo se pondría patas arriba. La gente nos abandonaría. Nos quedaríamos sin nadie. Abandonados. ¿De qué sirve un tapete si no hay nadie que lo pise?

No te voy a mentir. Cuando empieces a defenderte, a algunas personas de tu vida no les va a gustar. Estarán acostumbradas a una relación en la que tú eres todo a su servicio: taxista, terapeuta, cocinero (y probablemente todo gratis). Cuando empieces a exigir respeto, a decir que no a veces o a esperar algo a cambio, algunas personas empezarán a dejar críticas desagradables por doquier porque has subido el precio del menú.

Y no pasa nada. Sobrevivirás.

Cuando pongas límites, verás rápidamente quiénes te quieren por lo que eres y quiénes te quieren por lo que haces por ellos. La gente aceptará el respeto que pides o te avergonzará por ello. Esto te proporcionará datos muy valiosos.

Muchos tenemos miedo de conseguir información que no queremos. Nos mantenemos en ese lugar del purgatorio durante meses o años, porque tememos que otras personas nos muestren su verdadera cara. Los límites quizá muestren cómo quienes parecían querernos a lo mejor solo nos querían por cómo los hacíamos sentir. No tengas miedo a descubrir esa verdad. No tienes por qué seguir nadando en aguas infestadas de tiburones.

Si tienes miedo de adentrarte en territorio desconocido, en el que tienes que enfrentarte a los tiburones de tu vida, no eres la única persona. A Jordan le aterrorizaba poner límites a los demás. Temía que lo despidieran si no trabajaba todos los fines de semana. Pensaba que nadie querría salir con él si no estaba siempre dispuesto a conducir una hora en medio del tráfico de Los Ángeles cada semana. Pero cuando le pregunté si la forma en que vivía su vida funcionaba, me contestó escuetamente: «No». Cuando le pregunté si estaba dispuesto a ver qué pasaba cuando hacía lo que él quería, en lugar de lo que querían los demás, dijo con cautela: «Supongo que podría intentarlo».

Elaboramos una lista para que Jordan la pusiera en práctica. Se comunicó más claramente con sus colegas de trabajo sobre su disponibilidad, en lugar de estar constantemente de guardia. Les dijo a sus citas, a veces, que no podía salir, pero que estaba encantado de que lo visitaran. Aunque se sintió nervioso por el posible resultado de estos experimentos, no tardó en ver los resultados. Aprendió quiénes respetaban su tiempo en el trabajo y forjó con ellos relaciones más sólidas. Acabó encontrando nuevos socios que cumplían con sus horarios y valoraban su tiempo. Poco después, Jordan tenía los fines de semana libres para disfrutarlos a su antojo. También aprendió que algunos de los hombres con los que salía parecían querer quedar con él solo cuando era él quien tenía que aguantar el tráfico para llegar a la cita. Sin embargo, también encontró a un hombre que estaba dispuesto a comprometerse y conducir hasta donde él vivía. Si no hubiera puesto ese límite, podría haberse metido en más relaciones sin rumbo. Gracias a que se defendió, Jordan encontró a un hombre que lo adoraba y al que él adoraba. Lo mejor de todo es que podían pasar tiempo juntos, porque Jordan estaba aprendiendo a poner límites no solo en casa, sino también en el trabajo.

> **UNA OLA SOBRE LA QUE SURFEAR**
> ¿Qué límites puedes empezar a poner en tu vida? ¿Cómo puedes mantener tu compromiso con estos límites, incluso cuando los demás se opongan?

CÓMO NADAR EN ESTAS NUEVAS AGUAS

¿Cómo establecemos realmente límites para protegernos? Volvemos al trampolín y miramos hacia el abismo. Da miedo dar el salto. Cuando has vivido toda una vida complaciendo a la gente, normalmente conoces el resultado. La gente estará contenta contigo, mientras que tú te odiarás (un poco). La idea de decir a los demás que no o que no estás disponible resulta bastante impredecible: conduce a una vulnerabilidad de nivel 10.

Pero quiero que vuelvas a un pensamiento dialéctico: puedes poner límites y, además, conectar con los demás. Puedes seguir siendo un amigo fabuloso y tener tiempo para ti. Puedes ser un hijo cariñoso con tus padres y no cumplir todos los sueños que tienen para ti. Todo eso puede coexistir. No tiene por qué ser una cosa u otra. De hecho, yo diría que actuar en cualquiera de los extremos del espectro no nos sitúa en un lugar saludable.

Me encanta el marco que John y Linda Friel presentan en su libro *Adult Children: The Secrets of Dysfunctional Families* (*Niños adultos: los secretos de las familias disfuncionales*).[6] Escriben sobre tres tipos diferentes de límites que podemos establecer, y mientras describo cada uno de ellos, te invito a considerar cuál de ellos estableces:

1. Difusos: quien es complaciente, tiene límites difusos, es demasiado flexible y dice que sí a todo y a todos. Siente angustia

y quizá enfado en su fuero interno, pero le cuesta defenderse. Quizá siente que todo el mundo lo está pisoteando, pero su ansiedad es capaz de bloquearlo e impedirle cambiar de comportamiento.

2. Rígidos: justo al contrario, quien establece límites rígidos dice que no con rapidez y mantiene a los demás a distancia. No confía en otras personas y puede que le cueste relacionarse porque cree que la gente quizá está intentando aprovecharse. Tiene tiempo para sí mismo, pero puede carecer de relaciones cercanas.
3. Flexibles: la forma ideal de mantener los límites es que estos sean flexibles. Puedes discernir cuándo decir sí y cuándo decir no. Estás en sintonía con tus valores, así que te comprometes gustosamente con las oportunidades y las personas que te aportan alegría. Del mismo modo, no temes decir que no cuando el tiempo no te lo permite o no te interesa. Como te respetas, también eres capaz de respetar adecuadamente a los demás, mostrando sinceridad sobre lo que realmente quieres y no quieres hacer. Por último, muestras disposición a transigir, sabiendo que a veces puedes salirte con la tuya y a veces no, y que ambas cosas pueden estar bien.

Si te encuentras en la categoría de los límites difusos o rígidos, tienes que mostrar cierta disposición a la posibilidad de responder de otra manera. Nuestras respuestas no están predestinadas. Nuestro enfoque de la vida y nuestras relaciones no van a cambiar a menos que estemos dispuestos a hacer algo al respecto. Tenemos que pasar a la acción y seguir adelante. No basta con cambiar de mentalidad. ¿Por qué? Porque nuestro cerebro es muy inteligente. El hecho de decirnos que nuestros peores miedos no se harán realidad si nos defendemos no sirve de mucho. Tienes que demostrarte que puede ser diferente. Demuéstrate que has sobrevivido a decir que no a un «favor rápido» o que has soportado que alguien se enfadara contigo si lo rechazabas. Aquí tienes algunas formas de ponerlo en práctica si te cuesta establecer límites.

Para quienes tienen límites difusos

1. Tienes que ir más despacio: tanto si se impone la norma de esperar veinticuatro horas antes de dar una respuesta como si simplemente empiezas a decir: «Luego te contesto», date un margen de tiempo para responder. Al complacer a la gente, tenemos una reacción instintiva a decir que sí sin considerar realmente cómo encaja esa nueva obligación en nuestras vidas. Despacio. Despacio. Despacio.
2. Deja de una vez que los halagos externos determinen tu autoestima: los cumplidos son nuestra debilidad, sobre todo cuando van acompañados de una petición. Como asociamos la necesidad con la simpatía, no tardamos en morder el anzuelo, aunque eso nos deje en evidencia. Antes de comprometerte, pregúntate si realmente quieres asumir esa responsabilidad o solo estás disfrutando del brillo de sentir que te validan.
3. Practica decir que no: pruébalo. Tanto si es un amigo el que te pide que vayan a cenar y estás absolutamente agotado como si te han pedido que te apuntes a un turno extra en el trabajo, comprueba qué siente tu cuerpo al decir que no. Es probable que al principio te sientas inquieto y culpable. No obstante, tómate un día para prestar atención a las oleadas de alivio que se produzcan. Te sorprenderá lo bien que te sientes cuando te defiendes. Además, es probable que el mundo no se haya acabado como te habías imaginado.

Para quienes tienen límites rígidos

1. Concede a la gente el beneficio de la duda: cuando nos cerramos en banda, a menudo es porque no confiamos en los demás y suponemos que intentan hacernos daño. En lugar de eso, considera una perspectiva diferente: puede que la gente quiera ayudarte en lugar de dañarte. Ábrete a la posibilidad de que algo bueno pueda salir de decir que sí.
2. Acepta la incomodidad: solemos decir que no porque no queremos sentir dolor. Y aunque no tenemos por qué sufrir,

algunos de los mayores crecimientos personales se producen cuando aceptamos sentir un poco de incomodidad, ya sea probando una nueva clase de ejercicio o afrontando un proyecto difícil en el trabajo. Permítete la vulnerabilidad de la incomodidad y observa cómo cambias para mejor.

3. Hazte la pregunta del arrepentimiento: a veces nos lanzamos a un «no» inmediato sin cuestionarnos si nos arrepentiremos de no haber abierto esa nueva puerta. Aunque te apresures a rechazar una cita o una invitación, ¿podría existir la más mínima posibilidad de que te arrepintieras de no averiguar qué hay al otro lado? Si es así, quizá debas replanteártelo.

Señales de que estás estableciendo límites saludables

1. Le pides su opinión a un amigo: no tienes miedo de pedir consejo a los demás porque eres consciente de que no cuentas con todas las respuestas. Estás dispuesto a admitir cuándo puedes estar equivocado y puedes integrar perspectivas alternativas mientras llegas a tus propias conclusiones.
2. Mantienes una conexión con tus valores: se te van a presentar muchas opciones. Puede resultar difícil saber a qué decir que sí y qué rechazar. Al centrarte en tus valores, te centras en un futuro intencionado basado en lo que más te importa. Recuerda, el mantenimiento de los valores está por encima de la reducción del dolor. Sabes que la gente sobrevivirá a la decepción de que rechaces su oferta. No sacrificas tu bienestar por la satisfacción de otra persona.
3. No te importa ceder y cambiar de opinión: no eres una persona que se mantiene estática, eres capaz de acomodarte a los cambios que vayan surgiendo. Sabes admitirlo cuando te equivocas, tanto si has asumido demasiado y necesitas dar un paso atrás como si has sido demasiado firme y puedes dar un poco más.

Muchas veces nos cuesta establecer límites porque tenemos una mentalidad de escasez. Nos preocupa que esta sea nuestra «última oportunidad» o que sea nuestra única «gran oportunidad», así que tenemos la sensación de que debemos aprovechar todas las ocasiones que se nos presenten. Aunque queremos desafiarnos para seguir creciendo, no queremos exprimirnos hasta hacernos papilla. Cuando vivimos con una mentalidad en la que nuestro valor se define por lo que hacemos, en lugar de por lo que somos, nuestras vidas se convierten en un cubo con un agujero: nunca es suficiente. Necesitamos más y más constantemente para sentir que valemos algo.

Me doy cuenta de que es un hueso duro de roer. Hemos crecido en una sociedad en la que juzgamos a los demás por la universidad a la que fueron, por el número de seguidores que tienen en redes sociales y por el tipo de coche que conducen. No nos han enseñado a encontrar valor en las tardes tranquilas, en las largas conversaciones sin planes y en los paseos en los que no se calculan nuestros pasos. Pero está bien sentarse y flotar en tus aguas. Todavía puedes tener una vida productiva y fructífera que se arraigue en los momentos de descanso sin culpa. Es una elección que puedes hacer. Tal vez sea el momento de disfrutar del agua en lugar de sentir que siempre tienes que nadar de un destino a otro.

Ver a Jordan flotar y disfrutar del agua a su alrededor me hizo sentir muy feliz por él. El hombre que conocí estaba inundado por las presiones de su vida: vivía para todos menos para sí mismo. El hombre con el que terminé la terapia seguía trabajando muy duro y, al mismo tiempo, se tomaba ratos para disfrutar de su vida. Había aprendido a aceptar las dos cosas y se daba permiso para disfrutar de lo que le daba alegría. Recuerda que, en cualquier caso, todo es agua, vayas por donde vayas.

CAPÍTULO 7

RECONOCE QUIÉNES SON TUS SOCORRISTAS Y DÓNDE ESTÁN

A veces son los padres los que se ponen en contacto conmigo en lugar del propio cliente. No es raro que reciba mensajes de voz preocupados de madres y padres, preguntándome si puedo ver a su hijo o hija (ya adulto) lo antes posible. Siempre estoy dispuesta a hacer una consulta, pero soy un poco más cautelosa en estos casos. Aunque a veces necesitamos el apoyo de un ser querido para dar ese primer paso, soy consciente de hasta qué punto el padre quiere ayuda para su hijo, y no es el cliente quien la solicita.

Así fue como conocí a otra cliente, Casey. Era una mujer cisgénero, heterosexual y birracial (mitad blanca, mitad latina). A los veintiséis años, estaba en su primer año de la Facultad de Medicina y vivía con dos *roomies*. Me reuní con ella después de que su madre, Jessica, me contara lo que le había pasado últimamente.

Me enteré de que la acuciante llamada de su madre se había producido después de una noche en las recientes vacaciones de primavera de Casey. Creía que a Casey le iba bien en todo, ya que estudiaba Medicina, tenía un novio cariñoso y parecía feliz, así que el mundo de Jessica dio un vuelco cuando su hija tuvo una crisis nerviosa y le contó que llevaba tiempo «odiando» su cuerpo y que no podía creer lo «fea» que era. Casey le dijo a su madre: «Es en lo único en lo que puedo pensar». Jessica no se lo podía creer y se quedó atónita al ver lo angustiada que estaba su hija. De ahí que me llamara por teléfono.

Veo que este patrón ocurre a menudo con personas que sufren ansiedad, especialmente con las que muestran un ansia de perfeccionismo (además, lo conozco muy bien porque a mí me ha pasado también). El 98 % del tiempo lo tenemos todo bajo control. Mantenemos la serenidad, somos capaces y mostramos una aparente tranquilidad. Y entonces, si acabamos en el entorno adecuado, podemos llegar a tener una crisis de categoría 5 y proporciones desastrosas. Lloramos, gritamos y nos lamentamos. Nuestros seres queridos suelen horrorizarse ante esta situación y entran en pánico. Nos dicen que deberíamos buscar ayuda. Nosotros aceptamos momentáneamente porque nos duele mucho. Los muros se derrumban. Esto suele durar una noche.

Pero luego, por la mañana, nos hemos recompuesto como por arte de magia. Volvemos a nuestras máscaras pintadas y es como si nada hubiera pasado. Los muros del castillo vuelven a estar en pie.

Cuando nuestros seres queridos nos preguntan: «¿Cómo estás después de lo de anoche?», respondemos: «Ah, ¿eso? Ni siquiera sé de qué me estás hablando. Solo estaba cansado. Solo fue un bache. No hay nada de lo que preocuparse».

De modo que cuando Casey se me acercó con indiferencia, supe que había vuelto a levantar sus propios muros. Pero, gracias a su madre, todo había quedado a la vista.

Casey nunca había tomado terapia, lo que no me sorprendió. Desde su perspectiva, lo tenía todo bajo control. Su madre solo la había sorprendido en un momento de debilidad (que ahora yo conocía). Y aunque su madre intentaba cuidarla y conseguirle ayuda, iba a ser una batalla cuesta arriba, ya que Casey no estaba convencida de que la terapia fuera a ayudarla. Después de todo, exploraríamos sus sentimientos, algo que ella no quería hacer a menos que fuera en las circunstancias más desesperadas. Sin embargo, allí estaba.

Cuando empiezo a tratar a un cliente, siempre quiero saber la razón subyacente de su angustia y lo que motiva su comportamiento. Algunos dirían que Casey era una personalidad tipo A de manual. Muy orientada al logro, pasó directamente del instituto a la Facultad de Medicina y me dijo que esperaba ser la mejor de su clase. Aunque su energía la ayudaba a rendir en muchos aspectos, esa misma energía también se aplicaba a su forma de comer. Lo que empezó como un deseo de comer «sano» pronto derivó en ortorexia, y se angustiaba enormemente si no podía comer alimentos «limpios».[1] Al cabo de poco tiempo, se quedaba obsesionada delante del espejo durante horas, tras comer los «alimentos malos» que «no debía» ingerir. La derivé a un nutricionista para que la ayudara con sus costumbres alimentarias y me centré en la dismorfia corporal (que, por cierto, se encuentra en la misma sección que el TOC en el *DSM-5*) para que Casey pudiera alcanzar la aceptación de su cuerpo tal y como era.

Antes de comenzar con cualquier intervención, compartí con Casey mi conceptualización después de completar su historial. Según mi evaluación, le ocurrían tres cosas fundamentalmente. En primer lugar, como vemos a menudo en las personas que luchan contra la ansiedad, tenía una profunda necesidad de control. Ya fueran sus notas, su aspecto o su dieta, quería que todo estuviera perfectamente controlado. El hecho de prestar atención al aspecto de su cuerpo era una forma de estructurar su día a día. Se obsesionaba con el aspecto de su piel y con cómo le quedaba la ropa. Le importaba más lo que pensaban los demás cuando la veían ir a clase que cómo se sentía en su propia piel. Estaba emocionalmente aislada de sí misma. Me contó que rara vez procesaba o identificaba lo que sentía porque le parecía que sus sentimientos estaban fuera de su control. Temía explotar emocionalmente, como un volcán, así que mantenía sus sentimientos bajo llave todo el tiempo que podía. Nunca lloraba si podía evitarlo (y de ahí que su madre se quedara tan sorprendida aquella fatídica noche de vacaciones de primavera).

En segundo lugar, Casey albergaba una profunda inseguridad en sí misma. Aunque era atractiva, siempre le preocupaba cómo la percibía la gente. Temía no estar a la moda o no estar lo suficientemente delgada, por lo que le parecía que sus compañeros nunca la aceptarían. Aunque tenía mucho a su favor como doctora en formación, su autoestima se basaba exclusivamente en su físico. Cuando un día le dije: «¿Y si tu aspecto fuera en realidad lo menos interesante de ti?», me respondió: «Ojalá». Para Casey, no importaba lo inteligente que fuera. Era tan buena como la talla de sus pantalones.

Por último, Casey no se conocía ni confiaba en sí misma. Cuando le preguntaba qué le gustaba o qué pensaba, le costaba darme respuestas. Llevaba ropa deportiva tipo Lululemon todos los días, y me dijo que le costaba mucho elegir qué ponerse porque tenía mucho miedo a ser diferente. El juicio de los demás era lo que más miedo le daba. Pronto descubrí de dónde venía esta falta de seguridad en sí misma, ya que me dio pequeñas pistas.

«No sé cómo maquillarme hoy. Voy a pedir a mis amigas que lo decidan por mí».

«No sé qué debo comer esta semana. Voy a pedirle a mi novio que me envíe una lista de la compra».

«No estoy segura de en qué debería especializarme en la Facultad de Medicina. Voy a preguntarle a mi madre qué se me daría mejor».

Todo eso dicho con mucha inocencia. De hecho, Casey creía que se estaba ayudando a sí misma al pedir opiniones ajenas a cada momento. Sin embargo, como comentamos en nuestro trabajo juntas, hay una diferencia entre acceder a los recursos y buscar inconscientemente la ayuda de los demás para disminuir nuestra ansiedad. Cuando ocurre esto último, como le sucedía a Casey, es un indicio de que la ansiedad nos controla. Nos decimos que no tenemos la preparación necesaria para tomar decisiones por nuestra cuenta. Al ceder nuestro poder de decisión a otras personas, estamos transmitiendo de un modo sutil que no somos capaces de dar nuestros propios pasos y que no tenemos la resistencia necesaria para gestionar los resultados. Preferimos poner nuestro destino en manos de otra gente para no tener que asumir responsabilidades. Por eso, aunque Casey intentó controlar su vida todo lo que pudo, no tardó en quedar claro lo fuera de control que se sentía en realidad. Tenía miedo y necesitaba que los demás le allanaran el camino.

Cuando sentimos inseguridad, muchas personas hacemos lo mismo y ni siquiera nos damos cuenta. No vemos nada malo en apoyarnos en nuestros seres queridos. De hecho, como acabamos de ver en el capítulo sobre agradar a la gente, a algunos de nuestros amigos y familiares les encanta sentirse necesitados. Les hace sentirse especiales. Y, aunque no hay nada malo en pedir opiniones o consejos, debemos ser conscientes de cuándo tomamos los comentarios de los demás como verdades absolutas. Cuando dejamos que la opinión de los demás determine nuestro camino, en lugar de tomar nuestras decisiones según nuestro propio criterio, nos estamos diciendo que no confiamos en nuestra brújula interna. Estamos diciendo que es más seguro confiar en otra persona que en nuestras ideas. Es un mensaje muy poderoso.

¿De dónde suele venir ese mensaje? De tu enemigo: la ansiedad. La ansiedad te dice que tu juicio es inadecuado. Te dice que sería una estupidez confiar en ti. Y una vez que has escuchado esta voz el tiempo suficiente, sin darte cuenta, le entregas tu fe en ti mismo. Se descontrola con rapidez, su inseguridad se extiende y cada vez necesitas más validación externa para seguir adelante. En cuanto a Casey, estaba hundida y apenas podía reconocerse a sí misma. Vivía más por lo que los demás pensaban que debía ser, que por lo que ella quería para sí misma. Para cuando la vi, ya ni siquiera sabía lo que quería.

RECONOCE DÓNDE ESTÁ TU SOCORRISTA

No me malinterpretes, todos necesitamos a personas en nuestras vidas que nos apoyen. Sin embargo, debemos ser conscientes de dónde se sientan los socorristas en nuestras playas. ¿Están tus seres queridos cuidando de ti en la orilla, animándote y haciéndote saber si ven algún tiburón nadando cerca? ¿O están en una moto acuática, contigo en el asiento de atrás, dirigiendo tu ruta en el agua? Puede que al principio no te des cuenta, pero tu vida seguirá pareciéndote algo hecho a medias si siempre permites que los demás lleven la voz cantante. Sé que en un momento dado se puede estar muy a gusto si otra persona se hace cargo de los resultados de tus decisiones. Pero cada vez que lo haces, te estás privando de tu propia fuerza. Al cabo de poco tiempo, te sentirás demasiado débil como para nadar por tu cuenta.

Creo que es útil tomar nota de algunos de estos signos de comportamiento habilitante, porque a menudo se producen sin que nos demos cuenta. A medida que avancemos, quiero que seas consciente de cómo puedes estar pidiendo a los demás que tomen las decisiones por ti, o cómo puedes haber estado complaciendo a los demás sin darte cuenta. También te ofrezco una forma de evitarlo, lo que en última instancia rompe este ciclo de comportamiento de comprobación ansiosa.

CUANDO BUSCAS QUE DECIDAN	CUANDO TÚ ERES QUIEN DECIDE	UN ENFOQUE DIFERENTE
Te preocupa que algo salga mal, así que preguntas a tu mejor amigo si todo va a ir bien.	En realidad, no sabes si las cosas saldrán bien, pero le haces una falsa promesa a un amigo o amiga, y le dices que todo saldrá bien.	«No sé lo que va a pasar, pero lo que sí sé es que encontraremos la manera de superarlo».
Tienes miedo de enfermar, así que preguntas a tu madre si cree que quizá tienes un virus.	No tienes ni idea de si alguien se va a enfermar, pero quieres que se sienta mejor, así que mientes y le dices que no se va a enfermar.	«No sé si vas a enfermar, pero vamos a hablar de qué podemos hacer si enfermas».

CUANDO BUSCAS QUE DECIDAN	CUANDO TÚ ERES QUIEN DECIDE	UN ENFOQUE DIFERENTE
No sabes si cerraste la puerta al salir de casa, aunque lo comprobaste antes de irte.	Te das la vuelta después de conducir diez minutos y compruebas que la puerta está cerrada.	No vuelves para comprobarlo si es posible. Respondes: «¿Recuerdas haber cerrado la puerta con llave?». Anima a la otra persona a confiar en sí misma y a hablar sobre cómo puede afrontar sus miedos sin adoptar conductas de comprobación.
No tienes claro si deberías terminar la relación con tu pareja, así que le preguntas a tu mejor amigo o amiga qué hacer.	Basándote en tu evaluación, le dices a un amigo o una amiga si debería o no romper con su pareja.	A menos que te preocupen los posibles malos tratos, hazle preguntas para ayudarlo a sacar sus propias conclusiones.
Le dices a tu *roomie* que te sientes estresado.	Le llevas una botella de vino a un compañero estresado para que se olvide de sus sentimientos.	Te sientas a comer con tu *roomie* y hablan de lo que les preocupa últimamente.
Sientes complejos por tu cuerpo y te preocupa que la ropa no te quede bien. Le preguntas a un amigo o amiga si has engordado.	Le prometes que tiene un aspecto estupendo y le dices que no parece que haya engordado.	Le dices que su peso no define su valía. Puede que lo ayudes a elegir otra ropa, pero, al fin y al cabo, se trata de aceptar el propio cuerpo. Recuérdale que la confianza no depende del aspecto físico.

Cuando decidimos por los demás, a menudo lo hacemos desde el amor. Odiamos ver a nuestros amigos y familiares luchando contra la ansiedad. Queremos ayudarlos a sentirse mejor. De hecho, a muchos nos parece cruel no caer en un comportamiento de control. Es mucho más fácil decir «todo irá bien» cuando nuestra mejor amiga está asustada por el diagnóstico de cáncer de su padre. Es mucho más difícil expresar de verdad: «No sé lo que va a pasar, pero espero que sepas que estoy aquí para lo que necesites».

También solemos responder con declaraciones de falsas esperanzas porque decir a una persona con ansiedad lo que no quiere oír provoca ansiedad de por sí. Queremos que las cosas sigan siendo tranquilas. Si mostramos sinceridad ante el hecho de que pueden ocurrir cosas malas, se pueden generar algunos maremotos. No siempre queremos surfear esas olas. La gente puede enfadarse o frustrarse si no somos capaces de prometer seguridad. Es mucho más fácil dejarse llevar por la corriente y responder con una promesa vacía. Las aguas se calman temporalmente cuando dices: «No va a pasar nada malo. No te preocupes». No te das cuenta de que empieza a ser molesto hasta que tienes que proporcionar ese consuelo una y otra vez, ya que tu primera «dosis» de ayuda no fue suficiente. Alerta: nunca lo es.

Yo veía ese patrón con Casey y su novio. Ella se aferraba desesperadamente a él porque le calmaba los nervios, o eso creía ella. Como sentía que lo necesitaba tanto, a menudo se preocupaba por si él —lo llamaremos Seth— la quería «de verdad».

Así, le preguntaba a menudo a lo largo del día: «¿Me quieres?», «¿Vas a dejarme?».

Al principio, Seth solía responder: «¡Claro que te quiero!» y «No, no voy a dejarte nunca».

Aunque estas respuestas aliviaban temporalmente la ansiedad de Casey, el ciclo no cambiaba, solo se reforzaba. Casey lo comprobaba cada vez más, ahora varias veces al día. Al poco tiempo, Seth se hartó de las preguntas frecuentes. Y lo que es peor, Casey nunca se sentía plenamente satisfecha y empezó a acechar sus redes sociales. Sí, llegó a hacer eso.

Entonces fue cuando entré yo. Ayudé a Casey a poner nombre al ciclo. Se sentía ansiosa y quería la afirmación de Seth. Cuanto más le preguntaba a él, más insegura se sentía. Aunque Seth le decía lo que ella quería oír, cada vez le resultaba más difícil creerlo. ¿Por qué? Porque no podía demostrar que la amaba y no podía tener la certeza de que no la dejaría. Algo iba a romperse.

Invité a Casey y a Seth a empezar a responder de otra manera. Animé a Casey a que se abstuviera de hacer esas preguntas sin sentido para las que no iba a conseguir respuesta. Invité a Seth a una sesión con Casey y le enseñé cómo responder cuando Casey buscaba su validación. En lugar de decirle lo que quería oír, aprendió a responderle: «Casey, sabes muy bien lo que siento por ti. No te voy a responder a esa pregunta porque sabemos que en realidad eso solo reforzará tu ansiedad».

Le dije a Casey que la validación que estaba buscando no la iba a encontrar en su relación, y que, además, la estaba deteriorando. En lugar de eso, necesitaba ver con el tiempo y a través de los actos de Seth que, de hecho, él la amaba. Tenía que practicar la confianza en él. También tenía que aceptar una dura verdad: algún día podrían romper y no pasaría nada por eso. *Siempre* y *nunca* son dos palabras que no se pueden prometer en ninguna relación (ni siquiera en el matrimonio), ya que la vida cambia inevitablemente día a día. Incluso con las mejores intenciones, nada está garantizado. Una verdad difícil de aceptar, lo sé.

¿Recuerdas que te dije que Casey tenía problemas para expresar sus emociones? Sí, pues después de estas sesiones, ya no tanto. El volcán entró en erupción. Cuando compartí con ella estos cambios recomendables en su comportamiento, se enfadó, y mucho. Se le encendieron las mejillas, abrió mucho los ojos, le temblaron las manos: era lava hirviendo. Acababa de poner su mundo patas arriba al no garantizarle que esa relación duraría para siempre.

Casey saltó.

—Entonces, ¿me estás diciendo que debería dejar de preguntarle a mi novio si me quiere o no?

—Sí.

—¿Y me estás diciendo que él debe responder diciendo que ya sé lo que siente y que me avisará si cambia de opinión?

—Sí. —Hice una pausa—. ¿Tú crees que tu novio te quiere?

—Bueno..., sí.

—¿Cómo lo sabes?

—Siempre está ahí cuando lo necesito. Nos divertimos mucho juntos. El sexo es genial. Es mi mejor amigo, la verdad.

—¿Y crees que, si él quisiera terminar la relación, lo haría de una manera respetuosa?

—Creo que sí.

Esperé un momento.

—Y, seamos sinceras, supongamos que tu peor temor se hiciera realidad y él pusiera fin a la relación. ¿Qué harías?

—Al principio estaría muy triste —admitió—. Con el corazón roto. Pero también estaría bien. Al fin y al cabo, no quiero estar con alguien que no quiere estar conmigo.

—¿Me estás diciendo que lo superarías?

—Supongo que sí.

Era una petición difícil: no solo la estaba invitando a abandonar el comportamiento que ella encontraba (temporalmente) tan tranquilizador, sino que también estaba incitando a su red de apoyo a comprometerse con ella de una forma totalmente nueva. No lo hacía con mala intención. Quería que viera que era mucho más capaz de lo que creía. Necesitaba que supiera que era capaz de soportar el dolor y la incertidumbre, dos cosas inevitables en la vida. Aunque al principio no me creyera, quería que se diera cuenta de que podía estar bien, aunque no contara con su salvavidas.

Después de esta interacción ocurrió algo muy importante. Casey decidió empezar a «nadar» sola. Al poco tiempo, empezó a maquillarse, a elegir su propia ropa y a preparar sus propias comidas, todo ello sin la ayuda de las personas que la rodeaban. Puede parecer algo insignificante para alguien que no luche contra esta evolución particular de la ansiedad, pero para ella era algo muy importante. No llamaba a sus amigos y familiares varias veces al día para pedirles su opinión. No se trataba solo de cambios diarios. Después de evaluar sus propios valores e intereses, decidió dedicarse a la obstetricia y la ginecología, en lugar de confiar en lo que su madre le recomendaba desde lejos.

Aunque se fue recuperando a sí misma, eso no significó que no recibiera apoyo. Solo que no dependía de esa muleta para funcionar. Me dijo que sus relaciones empezaron a mejorar porque la dinámica estaba cambiando. Se trataba menos de pedir ayuda y más de estar juntos, simplemente. Ya no existía la desigualdad entre el «ayudante» y el «ayudado». Ya fuera con su novio, con su madre o con sus *roomies*, Casey se mostraba al mismo nivel, en lugar de suplicar de rodillas que le dijeran lo que debía hacer en su día a día (o, por decirlo suavemente, con su vida). Se valía por sí misma.

Sin embargo, el siguiente problema fue que a Casey no le gustaban sus pies. Ni su abdomen. Ni su cara. Nada de lo que veía, en realidad.

SOMOS LA GENERACIÓN A LA QUE NO LE DA LA VIDA PORQUE SOMOS LA GENERACIÓN DE LAS APARIENCIAS

No es casualidad que Casey tuviera problemas con su aspecto. La habían preparado para sentirse insegura. Especialmente en lo que respecta a su aspecto físico, había interiorizado a una edad temprana, como otra mucha gente, que su valía estaba relacionada con cómo la veían los demás. Quizá tú también sientas cierta identificación con esto. De hecho, para mí fue crucial incluir un capítulo sobre la intersección de nuestra apariencia con nuestra ansiedad, porque estoy viendo una epidemia de inseguridad corporal y patrones alimentarios poco saludables. Otros médicos me han comentado que cada vez atienden a más clientes que tienen que lidiar con el odio que sienten por su aspecto. Hay investigaciones que apoyan esta misma idea, ya que estamos viendo un aumento de las tasas de trastornos de la alimentación y dismorfia corporal a medida que el tiempo de pantalla, las redes sociales y las imágenes filtradas han tomado el mundo por asalto.[2]

La gente no se equivoca acerca de la importancia que nuestra sociedad da al aspecto físico. Tenemos un verdadero problema con la discriminación por nuestras medidas corporales y tenemos que hacer algo al respecto. Hay libros enteros escritos sobre este tema y, de hecho, recomiendo leer con más detalle sobre la intersección que existe entre la ansiedad y las apariencias. Nuestro trabajo en este ámbito no ha hecho más que empezar. Seguimos necesitando un cambio sistémico, darnos cuenta de nuestros prejuicios e intervenir para ponerles fin. La solución no es cambiar de aspecto para conquistar a la gente. La solución no es matarnos de hambre, hacer ejercicio en exceso o provocarnos el vómito (lo cual no adelgaza a largo plazo, para tu información).[3] Aunque nuestra generación sigue plagada de filtros y de una presión cada vez mayor para que nos parezcamos a los muñecos Barbie y Ken, podemos resistir.

Nuestras vidas dependen de ello. Cuando nos matamos de hambre o enfermamos para conseguir llegar a un ideal inalcanzable, hay consecuencias. Los trastornos alimentarios son el segundo problema de salud mental que más muertes causa, después de la crisis de los opiáceos.[4] De hecho, cada cincuenta y dos minutos perdemos a alguien por culpa de un trastorno alimentario.[5] Muchas personas tampoco reciben el apoyo que necesitan. Las personas racializadas o indígenas tienen la mitad de probabilidades de ser diagnosticadas o de recibir tratamiento por un trastorno alimentario, y tienen muchas menos probabilidades de que un médico les pregunte si presentan algún síntoma.[6] Las personas LGTBQIA+ también se ven afectadas: de hecho, los hombres homosexuales tienen siete veces más probabilidades de darse atracones y doce veces más de vomitar, mientras que los estudiantes universitarios transexuales presentan trastornos alimentarios en una proporción cuatro veces mayor que sus compañeros cisgénero.[7] Y antes de dar por sentado que las personas que padecen trastornos alimentarios tienen un aspecto determinado, hay que saber que menos del 6 % de quienes padecen un trastorno alimentario tienen un diagnóstico médico de «bajo peso».[8] Los trastornos alimentarios y la dismorfia corporal pueden afectar a cualquiera, y están ligados a nuestra ansiedad. De hecho, el 71 % de las personas que padecen un trastorno alimentario tienen otro diagnóstico. ¿Cuál es el que encabeza la lista, con una tasa de comorbilidad del 53 %? La ansiedad.[9]

Lamentablemente, nuestra generación ha aprendido que la apariencia es un falso antídoto contra la ansiedad y una forma de ejercer el poder. Sobre todo a las mujeres jóvenes, y a aquellas que quizá carecen de poder en términos de conocimiento, experiencia o personalidad, se les ha enseñado que su aspecto puede proporcionarles influencia social. Esto ha enfrentado a mujeres contra mujeres. Nos comparamos constantemente unas con otras para saber qué lugar ocupamos en la jerarquía social. Utilizamos nuestro aspecto como referencia para determinar si debemos sentirnos seguras o inseguras. De hecho, mis clientes me dicen a menudo que una de las primeras cosas que hacen es examinar una habitación para ver qué lugar ocupan en la «jerarquía». La apariencia se ha convertido en un logro en sí misma. Es una lección que debemos desaprender.

Ahora bien, hay que admitir que ya se han empezado a ver algunos cambios en la forma de definir la belleza. El ideal occidentalizado de una mujer delgada y alta, de piel clara o morena por el sol, pelo largo, pechos grandes, ojos grandes, nariz pequeña y pómulos altos está cambiando.[10] Algunas marcas, como Fenty y Aerie, han cambiado las reglas del juego, sobre todo desde los tiempos de Victoria's Secret y Abercrombie & Fitch, cuando muchos *millennials* se abrían camino comparándose con modelos de la talla XXS con demasiada colonia. El índice de masa corporal (IMC) ya no se recomienda como forma de definir la salud de una persona, ya que no utiliza datos representativos desde el principio (sus categorías se basan en ejemplos recogidos de población europea blanca).[11] También estamos aprendiendo que el peso no está necesariamente relacionado con la salud corporal general. Los cuerpos de talla más pequeña pueden presentar anomalías cardiometabólicas, mientras que hay una prevalencia de personas con más peso que se consideran metabólicamente sanas.[12]

A pesar de todo, nos queda mucho camino por recorrer. El prejuicio del peso sigue anclado en la báscula. Muchos crecimos con padres que nos decían que había que evitar ganar peso a toda costa. Nos miraban de reojo si comíamos una hamburguesa con patatas fritas. En la escuela aprendimos que no estábamos «saludables» si teníamos un cuerpo más corpulento. Hoy en día, seguimos culpando y avergonzando a otras personas por su peso, creyendo que son vagas, que no tienen éxito y que no son inteligentes, entre otros estereotipos dañinos.[13] A diferencia de algunas otras cosas que no podemos cambiar, como la etnia y la edad, creemos que la gente es irresponsable si no tiene un cuerpo más esbelto. Tal vez sea esta una de las razones por las que los índices de discriminación por el peso son más elevados en los planos institucional e interpersonal que en el caso de la discriminación por motivos de sexo o raza.[14] Creemos que está justificado discriminar por el aspecto de alguien porque creemos falsamente que es algo que podemos controlar. Y como dice nuestro esquema clásico con la ansiedad, cuanto más intentas controlar algo, más fuera de control te sientes en realidad. No es de extrañar que nuestra generación se sienta más que angustiada con su cuerpo. Cuando nos dicen que «deberíamos» ser capaces de moldear nuestro aspecto y luego no podemos o no es suficiente, caemos en picada.

Esto nos ha llevado a un grado épico de evitación, adonde a menudo también nos lleva la ansiedad. Nos decimos que no queremos salir con nadie hasta que perdamos cinco kilos. Renunciamos a salir con amigos porque no nos gusta cómo nos queda la ropa o porque tenemos acné en la cara. No mantenemos relaciones sexuales porque no queremos sentir nuestro cuerpo expuesto. En algún momento tenemos que decir basta. No podemos seguir dejando que la sociedad nos dicte la sensación de que no merecemos tener citas, salir y practicar sexo a menos que tengamos un aspecto determinado. En algún momento tenemos que dar un paso al frente y hacer lo que queremos, independientemente de nuestro aspecto. ¿Y si una persona nos juzga, o juzga nuestro cuerpo? Eso es cosa suya. Una cosa es tener preferencias personales, y otra, avergonzar a alguien que no encaja en ese estereotipo de belleza. Sea cual sea. Cada persona debe definir la belleza a su manera. Pero es que, además, para empezar, quizá nuestra belleza no tenga por qué definirnos.

APRÓPIATE DE TUS AGUAS

Como mucha gente, Casey evitaba gran parte de su vida porque no le gustaba su aspecto. Estaba pagando el precio. Como era tan insegura, se lo cuestionaba todo. Dudaba en vestir de forma colorida porque podía hacerla destacar. No quería levantar la mano en clase porque la gente podría juzgarla. Se preocupaba por su alimentación porque podía afectar al aspecto de su cuerpo. Aunque la gente se burla del término *básico*, ella quería ser lo más *básica* posible. ¿Por qué? Porque no quería ser diferente. Ser diferente podía significar que la excluyeran o que la gente pensara que era «rara». Para ella, no había peor sensación. Era el desencadenante de su temor más primario.

Ahora bien, si un cliente quiere pasar desapercibido porque le conviene, lo respeto. Por eso siempre evalúo cómo se siente con su comportamiento. En el caso de Casey, me dijo que le gustaría tener más autoconfianza. Le parecía que se había estado encerrando en sí misma, pero tenía demasiado miedo de salir, y cuando un cliente me hace saber que quiere sentirse más seguro, esa es la señal para activar la aceptación empoderada en nuestro trabajo juntos. Este es el proceso.

Primero, tenemos que reconocer y aceptar lo que hay. Respecto a Casey, y para muchos de mis clientes que luchan con su imagen corporal, nos inclinamos por el trabajo de *neutralidad corporal*. Sí, te habrás dado cuenta de que aquí no he dicho *positividad corporal*. Si bien el movimiento de positividad corporal comenzó en 1969 con el movimiento de aceptación de la gordura y, sin duda, continúa haciendo un trabajo increíble hasta el día de hoy, hay personas que han compartido que el mensaje «amar a mi cuerpo» les parece imposible de comprender.[15] Aunque sigo creyendo que puede ser un marco útil para vincular el trabajo de autocompasión, también entiendo que la idea de amar incondicionalmente tu cuerpo, aunque suena bien, puede parecer poco sincera.

Por eso, la neutralidad corporal, es decir, la aceptación de tu cuerpo por lo que es y por lo que puede hacer, en lugar de por su aspecto, puede ser un punto de entrada más aceptable, especialmente si luchas contra la dismorfia corporal o un trastorno alimentario. Me encanta cómo Anuschka Rees, autora y activista de la neutralidad corporal, describe esta perspectiva diferente en su libro *Más allá de la belleza*. En él, sugiere que mientras que la positividad corporal espera cambiar la definición de *belleza* en nuestra sociedad, la neutralidad corporal se centra en cambiar el valor de la belleza de nuestra sociedad.[16] Me parece algo increíblemente poderoso. La idea de pensar en cómo sería vivir en un mundo en el que nuestros cuerpos pudieran ser simplemente cuerpos y nuestra valía no dependiera de su aspecto me pone la piel de gallina.

Así que por ahí es por donde empezamos con Casey. En lugar de animarla a que se dijera cosas falsas (por ejemplo, «¡me encanta mi barriga!»), integramos el *mindfulness* para crear conciencia de su cuerpo y de lo que puede hacer por ella. Un ejemplo concreto fue ayudar a Casey a darse cuenta de que su estómago la ayuda a digerir los alimentos para que tenga suficiente energía para pasar el día. Al cambiar este enfoque, Casey pudo incluso integrar un sentimiento de gratitud hacia su cuerpo. No es que le encantara su aspecto, pero empezaba a entender que su cuerpo hacía mucho por ella cada día. Una vez más, nos encontramos ante el pensamiento dialéctico de *ambos/y*: puedes apreciar lo que tu cuerpo puede hacer y no gustarte su aspecto, y no pasa nada por eso.

Creo que sería útil hacer un ejercicio para practicar la neutralidad corporal. Te invito a hacer una lista de tres partes de tu cuerpo (especialmente aquellas que a veces te cuesta querer) y anotar cómo esas partes te ayudan actualmente o te han servido en el pasado.

PARTE DE TU CUERPO	¿QUÉ HA HECHO ESTA PARTE DE TU CUERPO POR TI O CÓMO TE AYUDA ACTUALMENTE?

¿Cómo te ha sentado ese ejercicio? ¿Notaste algún cambio de perspectiva? Si no es así, no pasa nada. Debes tener paciencia contigo en el proceso. Si llevas odiando tu cuerpo desde hace años, se tarda en empezar a verlo con otros ojos. Quizá un punto de partida sea creer que te es posible aceptar tu cuerpo tal y como es.

También empecé a ayudar a Casey a separar su valía de su apariencia, un camino que yo misma había recorrido. Se trata de uno de los trabajos más difíciles que he realizado con los clientes, porque lo cierto es que nuestras creencias sobre la belleza en esta sociedad están profundamente arraigadas. Del mismo modo que la gente puede tener interiorizada la homofobia, el racismo y el capacitismo, entre otras formas de discriminación, muchas personas tenemos interiorizado el prejuicio de la apariencia. Nos avergonzamos por tener arrugas, celulitis, piel flácida, pechos pequeños, pechos grandes, poco trasero, caderas grandes, músculos pequeños, acné... La lista es interminable y cambia constantemente en función de las tendencias. Nos hacemos la falsa promesa de que, si tuviéramos un aspecto «hermoso», la vida sería más fácil.

En *El mito de la belleza*, Naomi Wolf analiza cómo se ha socializado a las mujeres para que nos obsesionemos con nuestro aspecto y nos desviemos de nuestro creciente poder. Wolf explica cómo este esfuerzo imposible por conseguir una «belleza perfecta» deja a las mujeres atrapadas en la autoconciencia y el odio a sí mismas.[17] Aunque el libro se publicó en 1990, sigue siendo válido hoy en día. Me acordaba del libro al ver cómo Casey hablaba de sí misma y se veía.

Para muchas personas, gran parte de sus preocupaciones están relacionadas con lo que ven en el espejo. Y aunque no nos guste admitirlo, nuestro aspecto no es algo que podamos controlar. No importa cuántas dietas, cirugías, inyecciones y cremas nos impongan, hay muchas cosas sobre nosotros que son genéticamente inherentes a lo que somos: nuestro color de piel, nuestra talla de copa o nuestro porcentaje de grasa corporal. La variabilidad de aquello con lo que nacemos es limitada. Podemos luchar contra ello, o podemos aceptar (no siempre amar) el cuerpo que vemos frente a nosotros.

Ahora bien, para dejarlo claro, si hay aspectos de ti que quieres cambiar, no voy a impedírtelo si eso te hace feliz. Sin embargo, creo que debemos preguntarnos por qué nos sometemos a procedimientos estéticos y gastamos miles de dólares en procesos que alteran nuestro cuerpo. ¿Es porque al hacerlo sentimos mayor seguridad en la vida? ¿Queremos complacernos o complacer a los demás?

Hay quien dice que hay que hacerse todos los tratamientos, el maquillaje y la coloración del pelo si eso es lo que te gusta. Otra gente dice todo lo contrario: no te depiles las axilas, no te maquilles y presume tus arrugas con orgullo. Si te hace sentir bien y lo haces por ti, ¿quiénes son los demás para juzgar? Cuando elegimos por nuestra cuenta cómo queremos mostrarnos y no es la ansiedad quien nos lo dicta, estamos ganando la batalla. Esta es la definición de *empoderamiento*.

Así que gran parte de la angustia que sentimos por nuestro cuerpo se debe a que nos preocupa cómo lo percibirán los demás. Pero ¿por qué deberían importar sus opiniones? ¿Acaso esos extraños, o incluso las personas más cercanas a ti, pueden determinar cómo te sientes contigo mismo o misma? Si tu respuesta es afirmativa, creo que deberías replantearte esta cuestión. Cuando alguien decide tu autoestima basándose en su evaluación de tu aspecto físico, estás renunciando por completo a tu poder. Es lo contrario de la aceptación empoderada.

Y déjame hacerte otra pregunta: ¿por qué no te mereces tú ese poder?

¿Por qué no eres lo bastante independiente como para decidir cómo te sientes con respecto a tu cuerpo y cómo vives en él? Espero que este libro te dé una sacudida que te haga darte cuenta de que nadie más que tú debe determinar cómo te sientes en tu piel. Me doy cuenta de que hay fuerzas sistémicas más grandes en juego que hacen que estos juegos mentales sean más difíciles de ganar, pero también te diré esto: el ciclo empieza a terminar cuando dejamos de creer en el mito de que debemos tener un aspecto concreto. Es muy sencillo: sé como quieres ser. Sin complejos. Cuando lo hagas, es probable que tu ansiedad disminuya. Cuando no te preocupas por lo que piensa todo el mundo (algo que, de todos modos, no puedes controlar), la ansiedad empieza a perder fuerza. La táctica del miedo por cómo te perciben los demás ya no es válida. Tienes cosas mejores que hacer.

De lo que se trata, al fin y al cabo, es de darte permiso para adueñarte de lo que eres, y eso no tiene por qué depender de tu aspecto. Esta es la parte del empoderamiento en la que tienes que actuar. No se trata de pensar que tienes más confianza en ti. Tienes que demostrártela.

Uno de mis objetivos con Casey era ayudarla a sentirse más cómoda con su cuerpo. A menudo se mostraba muy tensa en las sesiones: aparecía con el pecho casi hundido y su sonrisa se quedaba fija, sin mostrar los dientes. Me di cuenta de que tenía tanto miedo de parecer una tonta que se encogía en la nada. No hacía ninguna tontería, no había ningún elemento de juego en su forma de presentarse. Incluso a través de la pantalla, daba la sensación de que le costaba respirar.

He visto que esto les ocurre a muchos clientes, que lo han bloqueado todo para evitar cualquier posible paso en falso. Su principal objetivo es evitar la vergüenza. Cuando veo a los clientes llegar así, eso me dice que tenemos que aflojar. ¿Qué pasa si tu atuendo parece ridículo? ¿O si sales del baño y tienes papel higiénico en los zapatos? El mundo sigue girando y tú acabas de demostrar tu humanidad. Y lo creas o no, cuando no muestras perfección, le gustas más a la gente. Se llama *efecto de la caída*, y la idea es que las personas que se consideran competentes son en realidad más agradables cuando también demuestran su falibilidad, ya sea cayéndose, dejando caer algo o metiendo la pata.[18] Incluso si las cosas no salen según lo previsto, la gente conecta más contigo cuando demuestras que eres como el resto de los seres humanos: con imperfecciones.

Así que recupera tu poder. Haz tuya tu humanidad. Acepta lo raro. Cuando te des cuenta de que todos somos extraños y vergonzosos, ya no te sentirás tan señalado. Y recuerda: los que te juzgan tienen su propio dolor interiorizado que se proyecta en ti. Los perfeccionistas suelen criticar a otros perfeccionistas porque ven el mundo con la misma dureza con la que se ven a sí mismos. Una vez que rompas el ciclo y te des cuenta de que no necesitas exponerte a esa mirada malsana, te habrás liberado. Comienza el baile de la felicidad y, por favor, no me juzgues por mis movimientos.

UNA OLA SOBRE LA QUE SURFEAR

¿Notas que tu aspecto y el posible juicio de los demás influyen en tu experiencia con la ansiedad? ¿Qué pasos puedes dar para practicar la aceptación de lo que eres, integrando tanto la aceptación como el empoderamiento en la forma en que te ves?

SE ACABÓ LO DE PESARSE PARA SENTIRSE MEJOR

Casey avanzó mucho en nuestro trabajo conjunto y empecé a ver cómo se permitía a sí misma liberarse de su espiral de ansiedad. Sin embargo, como ocurre con todas las partes del proceso terapéutico, a veces el desenredo resulta demasiado abrumador. Tal y como le había advertido, lleva tiempo desarrollar las habilidades que acompañan al desarrollo de la confianza. Es una práctica. Me di cuenta de que se sentiría frustrada consigo misma si pensaba que no progresaba lo bastante rápido. También me di cuenta de que se enfadaba conmigo si no la ayudaba a mejorar al ritmo que ella deseaba. Cuando no agitaba la varita mágica que ella quería, se sentía decepcionada.

Nuestros patrones de crecimiento nunca son lineales. Se produce a un ritmo lento y constante. A veces, cuando surge la ansiedad, queremos que nuestro dolor se resuelva de una vez por todas. Nos hartamos cuando no funciona así. Parte del proceso de Casey consistió en aprender a ser paciente consigo misma mientras se convertía en la persona que quería ser. Redefinió sus prioridades. Ya no se trataba de esculpir una imagen exterior para que la gente la quisiera. En cambio, se trataba de comprender profundamente a la persona que había debajo del pelo, del maquillaje y de la ropa. Al igual que su novio sabía cuánto la quería, ella estaba aprendiendo cuánto merecía quererse a sí misma, independientemente de su aspecto o sus logros. Para mí, eso es una victoria.

Pero esperaba que Casey sacara de nuestro trabajo juntas algo más que eso. Quería reconectarla con su alegría, algo que temía que hubiera perdido en algún momento de su infancia. Como a menudo nos empuja a hacer la ansiedad, crecemos demasiado deprisa y dejamos atrás la locura y la diversión porque nos parecen frívolas. Carecen de propósito. Y precisamente por eso las necesitamos aún más.

Puede que tú también hayas reprimido tu alegría. No nos permitimos la vulnerabilidad de la risa o de las lágrimas sinceras porque creemos que nos dejan en una situación de indefensión.

Creemos que expresar nuestras emociones es una debilidad y no un momento de conexión. Hemos interiorizado que los adultos no bromeamos, no lloramos ni reímos (a no ser que hayamos bebido mucho y, por tanto, seamos menos propensos a preocuparnos por las inhibiciones).

Sin embargo, sé que la mayoría de las personas queremos volver a conectar con nuestra alegría. En parte, la nostalgia es tan poderosa porque nos parece uno de los pocos medios a través de los cuales podemos volver a esa sensación de asombro infantil que echamos de menos. Por eso nos encanta ver a los bebés, porque tienen permiso para hacer todas las cosas que a nosotros nos gustaría hacer (reír, llorar o jugar) sin que nadie los juzgue.

¿Y si te permitieras aflojar el control? ¿Y si no te juzgaras por reírte tanto que la gente se diera la vuelta al oírte? ¿Y si bailaras en una boda y los demás se fijaran en ti? ¿Y si...? ¿Y si...? ¿Y si? Y a eso yo digo: «Y qué. Y qué. Y qué». Tu ansiedad no tiene por qué atenazar tu alegría. Permítete querer lo que quieres sin ponerle parámetros.

APROVECHEMOS LA OPORTUNIDAD PARA DEFINIR ALGUNAS FORMAS EN QUE PODRÍAS INCORPORAR MÁS JUEGO A TU VIDA. DIME, ¿QUÉ DESPIERTA TU ALEGRÍA INFANTIL?

1. ______________________________
2. ______________________________
3. ______________________________
4. ______________________________
5. ______________________________

Vuelve a jugar. Encuentra esas cosas que te encantaba hacer en tu infancia y redescúbrelas. Encuentra actividades nuevas que despierten tu interés y piérdete en ellas. No todo tiene que hacerse por productividad. No todo debe tener un propósito. Piérdete en el tiempo y disfruta de algo por el mero hecho de disfrutar. Cuando puedas ser libre para vivir tu alegría, la ansiedad no tendrá tanto peso en tu vida. Sí, puede que a veces sigas sintiendo ansiedad cuando pruebes algo nuevo. La clave es que no dejes que la ansiedad te detenga por completo. Vuelves a la infancia que llevas dentro y solo quieres jugar.

CAPÍTULO 8

CÓMO APOYAR A TUS COMPAÑEROS SURFISTAS DESDE LEJOS

A veces te das cuenta de que un cliente lleva días sin dormir bien. En el caso de Jessie, daba la impresión de que no había dormido desde hacía varias semanas. Mujer *queer*, agnóstica, transgénero y latina, me contó que apenas había descansado unas horas porque a su mejor amigo de la universidad, al que llamaremos Tony, lo habían encarcelado unos meses antes por un robo con violencia. Según Jessie, lo que empezó como una adicción al alcohol evolucionó hasta convertirse en un problema con la cocaína. Había empezado a comportarse de forma errática en los últimos seis meses y Jessie me contó que estaba muy preocupada por él. Aunque creía que debía ayudar a su amigo, la situación se había agravado cuando lo detuvieron por allanamiento de morada con un arma de fuego. Ahora que estaba en la cárcel y no podía pagar la fianza, Tony era lo único en lo que podía pensar. No solo estaba intentando reunir fondos para pagar su fianza, sino que también había empezado a faltar a clase, a ignorar a sus otros amigos y a dormir apenas porque nunca sabía cuándo podría llamar Tony desde la cárcel. Me dijo que se sentía fatal, pero que no quería «defraudar a Tony». Acudió a mí con la esperanza de que pudiera ayudarla a ayudar a su amigo. Pero yo tenía otro propósito: ayudarla a ayudarse a sí misma.

Me doy cuenta de que muchas personas, como Jessie, son miniterapeutas en ciernes. Con todas las horas que han pasado haciendo sesiones de terapia a las tres de la madrugada, ya habrían aprobado el periodo de prácticas en cualquier hospital. Y aunque es muy generoso por su parte apoyar a sus amigos y familiares de esta manera, no es sostenible. Por eso he tenido que incluir este capítulo. Lo escribo no solo para que puedas ayudar a quienes te rodean y tienen dificultades, sino también para que puedas proteger tu propio bienestar si este es tu caso. Si te dedicas a trabajar horas extras para las personas de tu vida, es una vía rápida hacia el agotamiento. Y aunque empezaste como socorrista, puedes ahogarte rápidamente si no tienes cuidado.

Probablemente estás pensando en alguien ahora mismo, mientras lees este capítulo. Probablemente no haya mayor dolor que ver sufrir a nuestros amigos y familiares. A veces es peor que soportar nuestras propias cargas. Y no importa si el comportamiento de la otra persona es intencionado o no, nos desgarra hasta la médula. Para sentir algo de control, a menudo queremos intervenir y tomar medidas porque sentimos una impotencia absoluta al ver la destrucción ante nuestros ojos.

Pero la cuestión es la siguiente: no podemos controlar las decisiones que otras personas toman en sus vidas. Jessie no podía controlar que Tony robara en la casa de alguien o que consumiera cocaína, pero se había aferrado a algo que mucha gente a su alrededor luchaba por ver: el pensamiento dialéctico. Fue capaz de ver su hermoso corazón y no solo las decisiones difíciles que había tomado. Sabía que Tony seguía siendo una buena persona que había tomado algunas resoluciones cuestionables, pero eso no lo convertía en malvado. Esta compasión de Jessie me pareció algo hermoso, sobre todo cuando tantas otras personas a su alrededor habían abandonado a Tony, y a ella también, porque seguía siendo su amiga.

Sin embargo, me empecé a preocupar por Jessie cuando me di cuenta de que comenzaba a abandonar su propio bienestar para estar a su lado. Me dijo que pensaba que era una «mala amiga» si no se sacrificaba todo lo posible por Tony. Tuve que recordarle que podía ser una buena amiga y al mismo tiempo cuidar de sí misma. Porque a pesar de lo difícil que le resultaba a Jessie aceptarlo, se estaba dando cuenta de que no podemos controlar lo que hacen nuestros padres, nuestros amigos o nuestros familiares. Lo único que podía controlar era a sí misma y cómo cuidaba de su propio bienestar.

Quizá sientas cierta identificación. Puede que tú también tengas un padre que lucha contra el alcoholismo. Una amiga que amenaza regularmente con suicidarse. Un hermano que padece un trastorno alimentario y se niega a recibir ayuda. Todos estos son comportamientos autodestructivos en sí mismos. Es como ver un avión estrellarse en cámara lenta. No puedes detenerlo. Es angustioso verlo.

Cuando me acuerdo de esto, no puedo evitar recordar a mi tío Matt, el hijo menor de mi abuela Joan, y su lucha contra el alcoholismo. Si bien cuando éramos jóvenes era el alma de la fiesta, vimos cómo se convertía en un hombre enfermo que no podía dejar la botella. Nuestra familia lo perseguía. Recuerdo a mis primos y a mí misma sentados en el asiento trasero de un coche en un motel cercano, donde nuestros padres (sus hermanos) intentaban convencerlo de que fuera a rehabilitación. Él les respondió tajantemente: «No. Déjenme en paz», exigió. Aunque seguimos llamando a la puerta, el tío Matt acabó muriendo solo en una habitación de hotel a los cuarenta y tres años. Recuerdo que recibimos la llamada en mi recital de canto, cuando tenía trece años. Ojalá pudiera decir que nos sorprendió, pero no fue así. Aun así, nos partió el corazón. Nunca olvidaré cuando abracé a mi abuela Joan en el aparcamiento de la iglesia y lloramos juntas. Su hijo ya no estaba. Todos estos años después, sigo pensando en él cada vez que paso por ese motel.

La pérdida del tío Matt me marcó. Yo no bebo mucho porque me recuerda por lo que pasó nuestra familia. Tampoco trabajo con clientes que consumen muchas sustancias porque me duele demasiado. Aunque soy consciente de que las recaídas forman parte de la recuperación, me resulta demasiado duro cuando alguien vuelve a beber después de años de sobriedad.

Si todo esto hace que se te remueva el alma, es que has estado llevando mucho peso. Tal vez te culpas por no contestar el teléfono aquella vez. O crees que es culpa tuya que tu familiar recayera porque se pelearon. Mi esperanza es que, al leer esto, puedas liberarte de la culpa que quizá hayas estado cargando.

Quiero decir esto muy alto y claro: no eres responsable de las decisiones que toma otra persona.

No siempre puedes controlar si alguien decide hacerse daño. No puedes estar dentro de su cerebro. No puedes controlar su cuerpo y lo que le hacen. A menos que alguien esté hospitalizado porque supone un riesgo para sí mismo o para los demás, o sea menor de edad, no se puede hacer mucho. Sé que se puede tener la sensación de que siempre se puede hacer un «poco más», pero, sinceramente, lo poco que se puede hacer es cuidar de uno mismo. Al fin y al cabo, son las personas en apuros las que tienen que buscar ayuda y ponerla en práctica. Tienen que ser ellas las que den el paso, sobre todo si va a ser duradero. Tienen que quererlo.

UNA OLA SOBRE LA QUE SURFEAR

¿Sientes preocupación por alguien a menudo y deseas que hubiera algo más que pudieras hacer para controlar la situación? ¿Cómo puedes amar a alguien y amarte a ti mismo al mismo tiempo para no renunciar a tu propio bienestar en el proceso?

CUANDO TU TABLA SE HUNDE

Al igual que Jessie, puede que te des cuenta de que has añadido a tu vida los problemas de todo bicho viviente. Jessie estaba tan preocupada por cuidar de Tony que se había olvidado por completo de cuidar de sí misma. Cuando le pregunté al respecto, me dijo que habría sido desconsiderado ocuparse de sí misma cuando Tony tenía «problemas mucho mayores» que afrontar.

Le recordé que tenía la capacidad de cuidar de Tony y de sí misma. De hecho, cuidarse a sí misma era una forma de demostrarle a Tony que no estaba renunciando a ninguno de los dos. Incluso podría inspirarle a hacer lo mismo por sí mismo.

Me dijo que no se le había ocurrido planteárselo así.

Como Jessie, muchas personas dejamos de vivir nuestra propia vida porque sentimos que tenemos que ocuparnos constantemente de la de los demás. Para ser justos, el sistema aquí nos ha fallado. No hemos proporcionado suficientes recursos para que la gente tenga un acceso equitativo a la atención. La gente no puede encontrar terapeutas o no puede permitírselos (consejo profesional: acude a una clínica de formación universitaria para encontrar opciones con tarifas reducidas). A quienes luchan contra una enfermedad mental grave, nuestro sistema suele dejarles dos opciones: la cárcel o la hospitalización. Muchos familiares y amigos se ven obligados a proporcionar cuidados a largo plazo porque no hay ningún otro lugar al que acudir.

Solía ver esto constantemente cuando trabajaba en la Universidad de California en Los ángeles (UCLA), en el Centro para la Evaluación y Prevención de Estados Prodrómicos (CAPPS, por sus siglas en inglés), donde estudiábamos los signos de la psicosis de inicio precoz y su progresión. Mirando a los ojos exasperados de los padres, repasábamos la lista de recursos y admitíamos que eran limitados. A veces decían: «Ya he probado todo eso. ¿No hay más?». Y mi respuesta, por desgracia, siempre era: «Ojalá hubiera más». A continuación, pedía una cama de hospital para el cliente con psicosis, pero me decían que no había ninguna y que la familia tendría que conducir dos horas para encontrar una cama para pasar la noche antes de que pudieran trasladarlo. Si suena agotador, es porque lo es.

Tras un par de años así, se entiende por qué muchas personas se quedan sin vivienda o acaban en la cárcel, como Tony. Sin el privilegio de contar con familias que puedan hacerse cargo de ellos, no es raro que a los dieciocho años —o a los pocos años— los clientes acaben abandonados a su suerte, sobre todo si no tienen acceso a la terapia o no siguen un régimen de medicación, porque entonces, las drogas, el alcohol y otras herramientas poco seguras para hacer frente a la situación se pueden convertir en un medio de supervivencia. Ya sea en un estado de psicosis, de juerga o cediendo a tendencias antisociales incontroladas, estas personas pueden adoptar comportamientos que afirman los peores estereotipos sobre las enfermedades mentales, como que las personas que las padecen son peligrosas y no se puede confiar en ellas.[1]

Cuando nuestros peores temores se hacen realidad y vemos titulares en las noticias, podemos fácilmente señalar con el dedo y decir que los padres no estaban «haciendo lo suficiente». Sin embargo, invito a cualquiera a vivir una semana en la vida de un cuidador, especialmente de un familiar o amigo que intenta ayudar a alguien que no cumple con el tratamiento. No siempre es precisamente pan comido. A veces, es insostenible. Cuando los cuidadores toman la difícil decisión de poner límites a sus vidas, vemos cómo la gente acaba en la calle o en la cárcel. Meneamos la cabeza, preguntándonos qué demonios habrá pasado.

Esto es lo que ha pasado. En lugar de apoyar a estos clientes y a sus familias, que pueden llevar luchando desde hace años, nuestro sistema sanitario se limitó a esperar a que surgieran problemas. Como dice la Alianza Nacional de Enfermedades Mentales: «Hay que temer al sistema roto, no a las personas a las que ha fallado».[2] Tanto si se trata de alguien que conduce bajo los efectos del alcohol y atropella mortalmente a alguien, como de un joven en situación de riesgo que se ha metido en las drogas (como Tony), señalamos con el dedo a los padres o a las amistades de la persona en lugar de considerar cómo estamos esquivando el problema de forma sistémica. No es solo que no estemos haciendo lo suficiente: estamos facilitando demasiado que estos problemas se perpetúen. Pero, siendo realistas, tampoco podemos vigilar todos los movimientos de alguien que nos preocupa. Si ya hemos llegado a ese punto, sabemos que deberíamos haber contado antes con un marco de apoyo más amplio.

Por desgracia, ese apoyo no siempre está ahí. No siempre disponemos de lugares seguros y eficaces a los que acudir. Se podría escribir un libro entero sobre el debate de dejar fuera de los centros médicos a los clientes, pero lo cierto es que necesitamos más apoyo para las personas y los cuidadores que las rodean. En lugar de culpar a otras personas, como a Jessie, por no «solucionar» el problema o «darse cuenta de las señales», tenemos que ofrecer más educación sobre las posibles intervenciones, a la vez que borramos el estigma del acceso a los servicios médicos. Debemos tener conversaciones más amplias sobre cómo financiar el alojamiento y el personal para aquellos que necesitan apoyo diario. Que nadie me malinterprete, estoy totalmente a favor de un modelo de atención basado en la recuperación en el que capacitemos a la persona para que se haga cargo de su vida en la medida de lo posible.[3] Pero hasta entonces, no es de extrañar que los cuidadores experimenten una tremenda ansiedad: saben intrínsecamente que la carga de la responsabilidad va a recaer en su labor en vez de en la persona que realmente ha provocado el daño. Además, si a los cuidadores no les importa, ¿a quién sí? Esta era la pregunta que dejaba sin dormir a Jessie mientras esperaba la llamada de Tony, que nunca parecía llegar.

Sé que para muchas personas preocuparse por alguien es prácticamente un trabajo a tiempo completo. Se preocupan por si su ser querido acudirá hoy a su cita con el terapeuta: «¿Se ha tomado las pastillas y ha pedido una nueva receta?», «¿Tiene acceso a objetos afilados?», «¿Ha tenido una recaída?». Es agotador ahogarse en esos pensamientos, sobre todo cuando no se puede hacer mucho.

Y entonces volvemos a lo mismo: a la aceptación empoderada.

Sin embargo, esta vez quiero cambiar las cosas y, en lugar de empezar por la aceptación, como solemos hacer, vamos a empezar por el empoderamiento. No quiero que leas este capítulo y creas que tienes que abandonar a tus seres queridos. Todo lo contrario. Quiero que sientas una capacitación para hacer lo que puedas al ritmo que puedas. Si dispones de la energía necesaria para apoyar a alguien de una manera que lo motive a cuidar de sí mismo, por supuesto, hazlo.

Pero antes, analicemos la diferencia entre *apoyo capacitado* y *apoyo habilitado*.

APOYO HABILITADO	**APOYO EMPODERADO**
Escuchas los problemas de tus amigos durante semanas (o meses), pero tienes miedo de recomendarles que vayan a un terapeuta. Al fin y al cabo, no quieres ofenderlos.	Escuchas los problemas de tu amigo y le ofreces ayuda para encontrar un terapeuta que lo asista a largo plazo. Si no puede permitirse una terapia, puedes ayudarlo a encontrar un mentor o un líder espiritual que pueda ofrecerle orientación gratuita. Mientras tanto, fija momentos para hablar con él sobre lo que le ocurre, de modo que establezcas límites en tu tiempo y no acabes con un tremendo agotamiento.
Te has dado cuenta de que tu hermana no come casi nunca y llevas años observando este patrón. Como quieres mantener la paz en la relación, no dices nada.	Le dices a tu hermana que te preocupan sus conductas alimentarias y que crees que sería útil que se sometiera a una evaluación. Ofrécete a acompañarla a hacerse un análisis de sangre o a consulta al hospital.
Compruebas a diario si tu pareja se ha tomado la medicación y preguntas: «¿Te la has tomado?». Una hora después, repites: «¿Te la has tomado?».	Ayuda a tu pareja a tomarse la medicación con regularidad, dejándola en un lugar visible.
Le pides a tu pareja el resumen de lo que ha hablado en terapia y le preguntas si tú saliste a relucir en la sesión.	Lleva a tu pareja a una sesión de terapia y pregúntale qué tal le va sin pedirle más información.
Compras alcohol y otras sustancias y sales hasta tarde con tu amigo para ayudarlo a adormecer su dolor.	Cocina comidas sanas con tu amigo, invítalo a dar un paseo y desarrolla nuevas prácticas de autocuidado en equipo.
Permites que tu amigo se quede contigo durante meses, aunque te moleste y esté causando problemas en tus otras relaciones.	Deja que tu amigo se quede contigo unas semanas mientras se recupera y ten un plan para que consiga su propia casa.

Cuando ofrecemos apoyo habilitado, normalmente es porque queremos controlar a la persona o la situación a través del amor. Creemos que, si controlamos lo suficiente, seremos capaces de evitar que se produzca el dolor. Aunque no queremos que nuestros seres queridos sufran, debemos preguntarnos: ¿lo que pretendemos, más bien, es evitar nuestro propio dolor? Ya sea el dolor de la culpa, la ira, la imprevisibilidad, nuestro comportamiento controlador es a menudo un bálsamo para protegernos a nosotros, y no solo a la persona que está luchando.

También puede ser mucho más fácil fijarse en las dificultades de otra persona que en las nuestras. No es raro que las familias tengan un «cliente identificado», al que todos los demás pueden dedicar su tiempo y atención para no tener que enfrentarse a sus propios demonios internos.[4] Todo el mundo puede sentir algo de curiosidad al respecto. ¿Soportamos a los demás para no tener que soportarnos? Esto es lo que me ocurrió con Jessie. Como mujer que había luchado diligentemente para entrar en un gran programa universitario, se apresuró a dejar que el revés de Tony la desviara de su propio rumbo. Estaba tan preocupada por los problemas de su amigo que pensaba que eso la excusaba de su propia negligencia. Pensaba que era lo que hacían los buenos amigos.

Afortunadamente, pudimos retomar el rumbo. Jessie se apoyó en su propio empoderamiento y fue más consciente de lo que podía y no podía hacer por Tony. Podía ayudarlo con recursos legales, y así lo hizo. Podía estar a su lado como amiga para responder al teléfono cuando el tiempo lo permitía. Pero ¿esperar horas y horas a que sonara un teléfono que rara vez sonaba? ¿O perder horas de sueño por si él la llamaba? ¿O añadir a la gran cantidad de préstamos estudiantiles que ya tenía el pago de su fianza? Eso se acabó. Después de hablar en terapia sobre la dialéctica, y de sostener que podía ser a la vez una amiga cariñosa y proteger su propio bienestar, Jessie explicó a Tony lo que podía y lo que no podía hacer. No se trataba de algo personal. Le hizo saber que su propia salud estaba sufriendo, y que tenía que dedicarse tiempo a sí misma si quería continuar con su programa. Afortunadamente, Tony lo entendió. De hecho, apoyó mucho a Jessie y le dijo que solo quería lo mejor para ella. Pero ¿y si la hubiera culpado por no sacarlo de apuros o por no estar allí cada minuto despierta (o dormida)? Como le dije a Jessie, habría sido útil tomar nota de ello. Una amistad justa no es así.

Si un amigo o un ser querido te culpa o te avergüenza por proteger tu propio bienestar, es muy posible que tengas un tiburón nadando en tus aguas. No debería castigarte por dedicar tiempo a cuidarte. Si has estado a su lado en lo bueno y en lo malo, y luego te culpa en cuanto pones un límite, eso no puede ser. Suele tratarse del principio de una relación insostenible. No eres el asistente personal de nadie, que siempre está a su disposición para cuando lo necesite. Ni siquiera los terapeutas funcionan así. La gente tiene que respetar tus límites, y eso empieza por que tú respetes los tuyos.

CUANDO ES EL MOMENTO DE QUE ALGUIEN NADE POR SÍ MISMO

Una vez que te has apoyado en el empoderamiento y has hecho lo que has podido, llega el momento de la aceptación. Yo diría que esta es la parte más difícil. Ya es bastante difícil aceptar nuestras propias luchas; pero es aún más difícil aceptar que alguien siga eligiendo un camino difícil. Aunque todavía no soy madre, imagino que es parecido a lo que oigo decir a muchas: el dolor de dejar que tu hijo salga al mundo, sabiendo que le harán daño y sabiendo que no puedes protegerlo, es un dolor como ningún otro. Y, sin embargo, es algo que debemos aceptar.

Todo el mundo sabe lo que ocurre cuando las madres asfixian emocionalmente a sus hijos. Esos niños pueden volverse necesitados, complacientes, rebeldes, iracundos o ansiosos, entre un montón de otras posibilidades, porque no se les ha dado suficiente espacio para despellejarse las rodillas y meter la pata. A veces tenemos que caer de bruces para sentir el escozor en la piel. No basta con que nos digan que tengamos cuidado. Tenemos que saberlo y sentirlo por nuestra cuenta.

Muchas personas intentamos bloquear el dolor de nuestros amigos y familiares de muchas maneras. Calculamos todos los lugares potenciales donde podría ir mal, y sentimos que es nuestro trabajo intervenir. Equiparamos la protección y la prevención con el cuidado. Aunque no queremos dejar que nuestra gente cometa un error grave a sabiendas (como casarse con una persona maltratadora o caer en una secta, algo que ocurre con frecuencia), también tenemos que dejar que nuestros seres queridos tomen sus propias decisiones y afronten las consecuencias de sus actos. Tienen que dar sus propios pasos, no nos corresponde interferir. Y si hay que ser sinceros, probablemente queramos este mismo respeto a cambio. Al fin y al cabo, si alguna vez alguien te ha dado un consejo que no has pedido o has oído a alguien que «sabe más», no suele ser la opinión más apreciada. Quieres que confíen en ti para capitanear tu propio barco.

Y, lo que es peor, al intentar ayudar a los demás a evitar su propio dolor, magnificamos el nuestro. Este tipo de dolor es aún peor, porque ni siquiera lo causamos con nuestros actos, sino que depende por completo de lo que decidan hacer nuestros seres queridos. Entonces nos encerramos en nosotros, esforzándonos por ser exactamente lo que la otra persona necesita que seamos. Lo que alguien decida hacer no debería depender de tu comportamiento. Y si así es, no tienes por qué creerte el mito de que es culpa tuya «no estar ahí» para esas personas. Es un comportamiento manipulador en estado puro.

Lo que tus seres queridos decidan hacer no es un reflejo de ti. Pase lo que pase, no es culpa tuya.

Esto es algo que le recordaba a Jessie regularmente. Tenía mucho miedo de que Tony siguiera sufriendo si ella no estaba allí para intentar salvarlo constantemente. Pero la verdad es que ni ella ni yo podíamos evitar su dolor. Tony tenía que soportar las consecuencias de sus actos. Solo él podía decidir cambiar. No se le podía obligar a tomar decisiones. Ni la amistad ni ninguna cantidad de dinero por parte de Jessie podrían garantizar que él tomaría otra clase de decisiones en el futuro. Por supuesto, ella podía hacerle saber que estaba a su lado, pero en última instancia tenía que aceptar que Tony tenía que vivir su propia vida, que ella no podía vivirla por él.

Una parte de la aceptación consiste en reconocer que los demás pueden seguir infligiéndose dolor, aunque sepan que te duele verlo. La mayoría de las veces no lo hacen con mala intención. Su objetivo no es hacerte daño. Lo único que ocurre es que, a veces, el dolor que sienten es tan grande que estalla, y puede que tú estés en el camino de las balas. Aunque no siempre podemos evitar que nos impacten esas balas, al menos podemos ponernos algún equipo de protección. Más adelante hablaremos de ello.

La persona que consume drogas o se hace daño a sí misma suele tener una sensación de impotencia similar a la tuya. Es muy posible que quiera cambiar sus comportamientos inadaptados y, sin embargo, incluso con la mejor de las intenciones, el ciclo continúa. De hecho, el 75 % de las personas que luchan contra una adicción recaen durante el primer año.[5] Un estudio reveló que entre el 35 y el 41 % de los clientes que se recuperan de un trastorno alimentario recaen después de completar el tratamiento.[6] Aunque exista el deseo de mejorar, a veces la fuerza de voluntad no es suficiente. Puede haber una batalla constante con la biología y, si esto sucede, no significa que tu amigo o familiar no te quiera lo suficiente como para lograr recuperarse. Todo el amor del mundo puede estar ahí, solo que la adicción o la enfermedad mental son así de poderosas. Es probable que no se trate de ti, aunque puedas sentirlo como algo personal.

Al mismo tiempo, no es ninguna tontería perder la esperanza de que la situación mejore. Si bien dije que alrededor del 75 % de las personas recaen en el primer año, los Centros para el Control y Prevención de Enfermedades (CDC, por sus siglas en inglés) y el Instituto Nacional sobre el Abuso de Drogas descubrieron en 2020 que el 75 % también se recupera por completo.[7] Son noticias prometedoras, dado que el 9 % de los adultos de Estados Unidos se recupera actualmente de un trastorno por abuso de sustancias.[8] También hay estadísticas esperanzadoras en lo que se refiere al suicidio. Nueve de cada diez personas que intentan suicidarse sobreviven y no vuelven a intentarlo más adelante.[9] Esto demuestra que las intenciones suicidas no duran para siempre y que la intensidad del dolor puede pasar.

Sin embargo, es imposible predecir el futuro. Si ni siquiera sabemos lo que nos depara nuestro propio futuro, seguro que tampoco sabemos lo que les espera a nuestros seres queridos. Esta imprevisibilidad puede desquiciarnos y, sin embargo, tenemos que aceptar esta realidad. Eso es la aceptación. En cuanto al suicidio, vamos a fijarnos en el hecho de que el 60 % de las personas que mueren por suicidio no lo habían intentado anteriormente.[10] Además, muchos intentos de suicidio no son planificados, ya que entre el 48 y el 85 % de quienes lo intentan revelan que experimentaron una repentina inclinación a hacerse daño y no planearon su intento con antelación.[11] Esto indica la impulsividad que a menudo conlleva la autolesión. Aunque ciertamente puede haber señales de advertencia, puede ser muy fácil ocultar esas señales o no darse cuenta ellas. De hecho, a más de la mitad de las personas que mueren por suicidio nunca se les diagnosticó una enfermedad mental, ni acudieron a un profesional de la salud mental.[12] Así que, aunque te culpes por «no haberlo visto antes», es probable que esa persona ni siquiera lo viera por sí misma. Cuando la gente carece de herramientas para afrontar el problema, la situación puede llegar a cambiar rápidamente. Quizá ese dolor, y el deseo de que ese dolor desaparezca, sea lo único que se ve. Cuando alguien no está dispuesto a aceptar su dolor (ya sea por vergüenza, pudor o tristeza), ese sufrimiento quizá se transmita a las personas que lo rodean. Esta transferencia no deseada no suele ser intencionada, pero aun así la tememos.

También podemos tomarnos muy a pecho el comportamiento de alguien cuando, en realidad, es su biología la que está sacando lo mejor de sí. Como llevamos tanto tiempo sin notar nuestro dolor, muchas personas no nos damos cuenta de que estamos en mitad de una lucha hasta que nos golpea en la cara. Si nos golpea un factor estresante repentino, como una ruptura, un despido o una gran pérdida económica, ese dolor puede ser como un maremoto que nos derriba por completo. Olvidamos que detrás hay olas más pequeñas y menos intensas. En esos momentos de gran angustia, quizá nuestro cerebro está trabajando en nuestra contra. Dado que el lóbulo frontal del cerebro no termina de desarrollarse hasta los veinticinco años, todas las facultades que nos ayudan a controlarnos, a tener en cuenta las consecuencias y a sentir empatía por los demás quizá no están aún bajo control.[13] Aunque tengas más de veinticinco años, cuando la amígdala se activa, ya sea por ira, tristeza o miedo, puedes perder rápidamente la esperanza de que la situación mejore. Por eso, cuando alguien tiene tendencias suicidas, quiere volver a consumir ciertas sustancias o está pensando en autolesionarse, no está tratando de trasladarte su dolor. Solo intenta hacerlo desaparecer.

Por eso hay que recordar que lo que alguien decida hacer con su vida no es culpa tuya. No controlas su cerebro (de hecho, daría miedo si lo hicieras). Puede que estés dando patadas, diciéndote que deberías haber visto las señales o haber hecho algo más. Pero no está en tus manos, y nunca lo ha estado. No es tu trabajo evitar el suicidio, la reincidencia o la recaída de otra persona. Puedes ayudar si quieres, pero la carga de la responsabilidad no recae sobre ti. Recae sobre la persona que vive y respira en su propio cuerpo. Posee libertad de elección, igual que tú. Y aquí vuelve a entrar en juego el empoderamiento.

CUANDO EL VIAJE TIENE QUE CAMBIAR Y TÚ TIENES QUE DECIRLO

El empoderamiento puede presentarse de muchas maneras diferentes en lo que se refiere a nuestras relaciones. Puede consistir en dar poder a los demás para que cuiden de sí mismos. Puede significar que disponemos del poder necesario para querernos y protegernos, especialmente cuando alguien sigue infligiéndonos dolor. También puede significar que tenemos la capacidad para entablar las conversaciones difíciles que preferiríamos evitar cuando sentimos preocupación por alguien.

Muchas personas, sin darnos cuenta, damos el poder de decidir a nuestros amigos y seres queridos porque no queremos compartir con ellos la dura realidad de que nos han hecho daño o de que estamos preocupados por ellos. Tenemos tanto miedo de agitar las aguas y exacerbar su angustia que nos tragamos nuestra propia frustración. Sin embargo, al hacerlo, perpetuamos aún más nuestro dolor y el suyo. Si sientes preocupación, enfado o decepción, tus sentimientos son válidos. Mereces tener tu propia oportunidad de expresar tu experiencia. No significa que al compartirlo vayas a cambiar lo que la persona decida hacer con su vida, pero, al menos, estás viendo la relación a través de una lente mucho más honesta. Es difícil que el resentimiento se acumule si te estás dando una válvula de escape.

Me parece que has estado pensando en alguien a lo largo de todo este capítulo, así que quiero ofrecerte algunas herramientas que pueden serte útiles si estás considerando tener una conversación con esa persona. Comienza por hacerte una idea general de cómo se siente ella con respecto a su comportamiento. Conocido como el *modelo de las etapas del cambio*, desarrollado originalmente por James Prochaska y Carlo DiClemente, este marco es una forma útil de conceptualizar lo motivado que puede estar alguien para cambiar.[14] Desglosaré brevemente cada etapa y, mientras lo hago, fíjate en qué lugar de esta progresión se encuentran tus amigos y familiares (así como tú mismo).

1. Precontemplación: se produce cuando alguien niega su problema. No siente motivación para hacer un cambio porque no ve la necesidad de hacerlo. Puede estar a la defensiva sobre su comportamiento y ve más ventajas que desventajas en su situación actual.

2. Contemplación: la persona es consciente de que existe un problema, pero no está segura de querer hacer un cambio. Puede sentirse ambivalente e indecisa sobre cómo proceder. Ve el valor de elegir de manera diferente, pero no está claro si la incomodidad inherente al cambio vale la pena.
3. Preparación: reconoce que existe un problema y busca recursos que lo ayuden a realizar el cambio. Se da cuenta de que será incómodo elegir una nueva respuesta, pero las ventajas superan a los inconvenientes. Incluso puede sentir entusiasmo y esperanza con un nuevo patrón de respuesta.
4. Acción: se produce realmente el cambio. La persona recibe apoyo y comparte cómo está tomando decisiones de comportamiento diferentes. No se trata solo de hablar, sino de actuar. Durante este tiempo, quizá se produzca una mezcla de emociones. Puede ser más difícil de lo que parecía, pero también se puede sentir orgullo. Quizá se produzca una batalla constante en su fuero interno, pero está en la lucha.
5. Recaída: es una parte natural del proceso, ya que es de esperar que el camino hacia el cambio nunca sea lineal. Los pros del comportamiento pasado lo atrajeron de nuevo, a la vez que es posible que esté olvidando todos los contras que llegaron junto con ese comportamiento. Hay mucho aprendizaje durante una recaída, y no significa que el progreso descarrile por completo.
6. Mantenimiento: después de realizar el cambio inicial, la persona mantiene su progreso e integra este nuevo comportamiento. Ha encontrado habilidades alternativas de afrontamiento de los problemas y está motivada para continuar en su nuevo camino. Las ventajas del cambio superan ahora a las de su comportamiento anterior.

Lo útil de saber (en general) en qué fase del modelo de las etapas del cambio se encuentra una persona es que puede servirnos para orientar nuestra conversación con ella. Si suponemos que está preparada y no es así, podemos equivocarnos al iniciar una conversación orientada a la acción, cuando en realidad se encuentra en la fase de precontemplación. O podemos ponernos en el peor de los casos cuando alguien recae y suponer que ha vuelto a la fase de precontemplación. En realidad, puede que solo haya sido un desliz y que tenga toda la intención de mantener el cambio.

Por eso, las preguntas de la entrevista motivacional pueden ser una herramienta valiosa para ayudar a amigos y familiares. La idea es que puedas hacer preguntas no acusatorias que ayuden a la persona a llegar a sus propias conclusiones, en lugar de obligarla a tomar una decisión para la que no está preparada. Después de todo, una cosa es hacer que alguien se sienta culpable por su comportamiento y que luego cambie por resentimiento, y otra cosa es ayudar a alguien a construir su propio deseo de tomar un camino diferente.

Aquí tienes algunos ejemplos de preguntas que puedes utilizar cuando quieras apoyar a alguien a hacer un cambio. Cada vez que se mencione la palabra *comportamiento*, sustitúyela por la preocupación específica (consumo de sustancias, depresión, autolesiones, etcétera) de esa persona.

1. ¿Cómo dirías que te está afectando tu comportamiento actual?
2. ¿Cómo te sientes con respecto a ese comportamiento?
3. ¿Cómo te sentirías si tu comportamiento actual no cambiara?
4. En una escala del uno al diez, ¿cuán preparado te sientes para realizar un cambio con respecto a tu comportamiento actual?
5. ¿Cómo crees que este cambio mejoraría tu vida, si es que puede llegar a hacerlo?
6. ¿Qué crees que se interpone en tu camino para realizar este cambio?
7. Si quieres mi apoyo, ¿cómo puedo ayudarte a realizar este cambio?
8. Si decidieras cambiar, ¿cuáles serían tus próximos pasos?

9. ¿Qué es lo que no ha funcionado a la hora de hacer un cambio en el pasado?
10. ¿Cómo deberíamos planificar la comunicación sobre tu comportamiento actual de cara al futuro?

A medida que vayas formulando estas preguntas, podrás integrar el modelo OARS (siglas en inglés de *preguntas abiertas, afirmaciones, reflexiones y resumen*) utilizado en la entrevista motivacional.[15] Esta técnica ayuda a la persona a expresar su posición actual, mientras quien la escucha participa sin juzgar.

Verás que todas estas preguntas se inclinan más hacia la curiosidad que hacia la acusación. Cuando comienzas con una postura abierta, la persona tiene espacio para reflexionar. Si entras en caliente y haces que todo gire en torno a ti, es probable que la conversación no salga como tú quieres. A nadie le gusta sentirse atacado. Cuando nos señalan con el dedo, es habitual que nos defendamos mintiendo, enfadándonos o atrincherándonos aún más. Incluso si alguien dice que va a cambiar, no está claro si quiere quitarse de encima el interrogatorio o realmente desea mejorar por su cuenta. Si eres capaz de soportar tu malestar y no dejas que tu dolor te empuje a seguir adelante con la conversación, habrá espacio para que afloren las verdaderas respuestas de la persona. Es mucho más fácil que alguien acepte el cambio cuando es él mismo quien ha llegado a esa conclusión.

En el caso de los cuidadores, hay que empezar por comprender en qué punto se encuentran de su propio proceso. Cuando Jessie se tomó el tiempo de sentarse con sus propios sentimientos, en lugar de centrarse únicamente en Tony, se dio cuenta de lo enfadada y triste que estaba. Se lamentó:

—Odio que me haya hecho esto. Más aún, odio que se lo haya hecho a sí mismo. Solo quiero enfadarme con él.

—Lo entiendo. Se la estaban pasando tan bien juntos..., y entonces él tomó una decisión que desbarató tus planes. Tenías tantas ganas de disfrutar juntos de la universidad —y continué—: Pero ¿crees que enfadarte con él te servirá de algo?

—Una parte de mí querría que así fuera, pero para ser sincera, no lo creo. Estoy segura de que ya tiene suficientes problemas. Que se avergüence ante mí no cambiará nada.

Entonces, Jessie y yo practicamos algunos juegos de rol para ayudarla a evaluar dónde estaba Tony en las etapas de cambio. Pudo integrar algunas de las preguntas de la entrevista motivacional para ver hasta qué punto quería cambiar su comportamiento. En vez de juzgarlo, trató de mantener la mente abierta y dejar que él mismo explicara por qué hacía lo que hacía, así como lo que sentía cuando lo hacía.

Cuando por fin tuvo una conversación con él utilizando esta técnica, me dijo que había sido esclarecedora. Aunque había supuesto que estaba en la fase de precontemplación, vio cómo la prisión había cambiado las cosas. Tony compartió la «llamada de atención» que recibió al ir a la cárcel. Tenía la esperanza de hacer una gran carrera en la universidad, al igual que Jessie, pero el consumo de drogas lo había hecho descarrilarse más rápido de lo que creía posible. Que lo arrestaran le hizo ver lo rápido que podían cambiar las cosas. Vio la vida de Jessie y quiso lo que ella tenía. Mientras ella rehacía su vida volviendo a clase y haciendo nuevas amistades, él se sentía abandonado. Decidió que ninguna droga valía el riesgo de perderlo todo. Le dijo en voz alta que estaba dispuesto a dejar la droga.

Jessie lloró al darme la noticia.

—Había perdido la esperanza de que las cosas pudieran cambiar. Me preocupaba que fuera una causa perdida. Pero estoy muy contenta de haber acudido a la conversación con la mente abierta. Me di cuenta de que se decía a sí mismo lo que quería hacer. Era su plan, no el mío.

Esta vez funcionó para Jessie. Puede que no lo hubiera hecho en otras circunstancias. Así es como funciona la aceptación empoderada. Apareces con empoderamiento para intervenir en la conversación y aceptas que quizá no te satisfaga el resultado. Aceptas que no tienes el control sobre lo que alguien decide hacer y te sientes con la capacidad para seguir adelante con tu vida a pesar de lo que está fuera de tu alcance. Soltarlo, pero sin dejar de apoyarlo, eso es lo que Jessie estaba haciendo con Tony. Su bienestar ya no dependía de la sobriedad de él.

Tú decides si organizas una intervención con un ser querido o un amigo. Hay estudios contradictorios sobre la eficacia de las intervenciones. Algunos afirman que son necesarias conversaciones enérgicas en las que se establezcan límites, incluyendo alguna clase de ultimátum (por ejemplo, «no puedes vivir aquí si vas a seguir consumiendo drogas»), mientras que otros recomiendan un modo de entrada más suave para que la persona esté menos a la defensiva. No voy a animar a que te sitúes en un bando u otro: creo que depende mucho de la relación que tengas con la persona, del tiempo que lleve así y de tu propia salud mental. Si tienes la capacidad y acabas de empezar con alguien, una conversación menos beligerante puede ser el mejor enfoque. Pero si no puedes más y sientes cierta inseguridad, que te faltan al respeto o que te manipulan, lo primero que debes hacer es proteger tu bienestar. No serás un mal padre, una mala madre, o un mal amigo o familiar por dejar de permitir que una persona se aproveche de una situación. Por ejemplo, si Tony hubiera estado obligando a Jessie a darle dinero o presionándola para que consumiera con él, habríamos tenido una conversación totalmente diferente sobre cómo aprender a establecer y mantener límites apropiados para que ella pudiera mantenerse física, mental y emocionalmente segura. El punto clave, pase lo que pase: necesitas un modelo de lo que significa tener respeto por uno mismo.

Soy consciente de la ansiedad que provoca todo esto. Quizá te parezca que vas a perder pase lo que pase. Aunque la otra persona te diga que quiere cambiar, te puede preocupar que ese deseo no dure. Cuando no le importa nada, te preocupa no ser capaz de convencerle de hacer una elección diferente. Por mucho que presiones en este tira y afloja, no es tu batalla la que puedes ganar. No puedes salvar a nadie. Tenemos que aprender a soltar. Ninguna preocupación va a resolver una situación. Los recursos pueden ayudar. Las conversaciones pueden motivar.

Pero, en última instancia, cada persona decide por sí misma si quiere realizar y mantener un cambio.

PROTEGE TU PROPIA TABLA DE SURF

Cuando estás viendo a alguien hacerse daño de un modo activo o cómo descarrila su vida, es realmente difícil sentarse y no hacer nada. Entonces tienes que quererte un poco (o mucho) más. Cuando sientes tanta preocupación por otra persona, hay poco tiempo para pensar en cómo estás tú. Ser alguien que cuida (o que no deja de preocuparse) es un trabajo a tiempo completo, si así lo permites. He visto a muchas personas desarrollar trastornos de ansiedad y sufrir episodios depresivos por estar inmersas en el dolor ajeno. Tienes que cuidarte. Ya es bastante doloroso ver sufrir a una persona, no hace falta que te hundas tanto que tu vida también se descarrile por completo.

Algunas personas pensamos que no amamos de verdad a alguien si no nos dejamos arrastrar por su caos. A eso se le llama enredarse. Codependencia, incluso. Cuando no te permites avanzar en la vida porque otra persona no lo está haciendo, eso no mejora la situación. La estanca. Como pasaba con Jessie, cuando ella renunció a su propio bienestar, no mejoró la situación de Tony. Solo empeoró la suya. Es un tropo que ya habrás oído, pero vale la pena insistir: primero tienes que ponerte tu propia máscara de oxígeno antes de ayudar a otra persona para que no se ahogue.

Espero que esto te sirva de llamada de atención para que te cuides. Hay muchas formas de obtener apoyo. Aquí tienes algunas ideas:

- Únete a un grupo de apoyo si tienes un familiar que lucha contra una enfermedad mental o una adicción. Por ejemplo, Al-Anon ayuda específicamente a quienes tienen familiares que abusan del alcohol.

- Acude a terapia para procesar tu experiencia.
- Establece límites en lo que respecta al sueño, al ejercicio, a la nutrición y a la hidratación.
- Ten presente tu presupuesto y mantente firme con el dinero que necesitas para tu propio sustento.
- Habla con alguien ajeno a la situación para conseguir apoyo y una perspectiva externa.
- Consigue apoyo comunitario a través de un servicio religioso, terapia de baños de sonido o un grupo de meditación.
- Date un masaje o asiste a clases de yoga.
- Participa en una marcha o en una recaudación de fondos para procesar, sanar y conectar con otras personas que puedan sentirse identificadas con tu experiencia (por ejemplo, la Marcha para Salir de la Oscuridad está dirigida específicamente a las personas afectadas por el suicidio).

Sobre todo, necesitas darte el espacio para procesar emocionalmente lo que has vivido (o lo que sigues viviendo). Siente la tristeza, la decepción y el miedo. Siente la rabia. A veces sentimos que debemos reprimir esta emoción en particular, sobre todo cuando tememos que la otra persona arremeta contra nosotros o huya. Sin embargo, los comportamientos problemáticos se perpetúan cuando todo el mundo está dispuesto a aplacar a la persona que se está haciendo daño a sí misma o a los demás. Mereces tu propia experiencia emocional, y la compartas o no con la persona que te hizo sentir así, necesitas la oportunidad para expresar lo que te pasa. No te quedes dentro el veneno de tu dolor. En el capítulo 10 hablaremos de lo que ocurre cuando lo haces.

Sé que desearíamos que el futuro fuera más claro. Podemos llegar a enfermar cuando reflexionamos sobre lo desconocido. Yo no tengo las respuestas, y tú tampoco. Tampoco las tiene la persona que te preocupa. Esa persona no sabe lo que va a decidir hacer la semana que viene, igual que nosotros tampoco conocemos nuestro propio futuro. Podemos tener intención de hacer algo. Eso sí. Pero a veces las circunstancias escapan a nuestro control. A veces, las cartas están echadas de tal manera que la gente toma decisiones que nos destrozan..., y que la destrozan a ella también. No es lo que nadie quiere, pero así es la vida. El dolor no es inevitable..., pero es posible.

La vida es una serie de *ambos/y*. Es la ambivalencia de querer mejorar y, aun así, sucumbir a los sorbos momentáneos de dulzura que se vuelven agrios. Podemos esperar con impaciencia a que llegue ese momento fallido..., o podemos confiar.

No se trata de confiar por completo en los demás. Eso puede ser una insensatez. Todo el mundo mete la pata y si esperas que tus seres queridos tengan un historial perfecto, acabarás inevitablemente con una decepción.

Hablo de confiar en ti. Confía en que puedes soportar el dolor cuando llegue. No hace falta que la angustia se apodere de ti mientras esperas a que ocurra algo. Puede que sí y puede que no. No tienes que culparte porque «podrías haber hecho más». Claro que podrías hacer más y, aun así, puede que nunca sea suficiente. Confía en que cuando alguien toma una decisión que te perjudica, rara vez se trata de algo relacionado con tu voluntad. Quizá te digas: «Si me quisiera de verdad, dejaría de hacerlo». No es que no te quiera, es que hay gente que no está preparada para hacer un cambio en su vida, o se siente tremendamente incómoda solo con planteárselo. No puede soportar el dolor que implica cambiar su comportamiento, al menos no en este momento, y por eso elige el dolor de continuar con sus hábitos destructivos. Sé que es muy difícil contemplarlo, me recuerdo a mí misma en el asiento trasero de ese coche en el estacionamiento del motel donde se alojaba mi tío cuando era una niña.

Me alegra decir que Jessie se dio cuenta de que era capaz de preocuparse mucho por Tony y no sentirse responsable de que su vida fuera diferente. Él era responsable de cambiar su propia vida, no ella. Sé que puede que estés leyendo esto y preguntándote qué le pasó a Tony. ¿Se mantuvo abstemio? ¿Salió de la cárcel?

En realidad, no lo sé. Jessie decidió mientras trabajábamos juntas que quería estudiar en Irlanda. Aunque al principio se sintió un poco culpable por irse al extranjero mientras Tony seguía esperando su juicio, trabajamos en cómo se merecía aprovechar esta oportunidad que la entusiasmaba. Cuando ya estuvo preparada para cruzar el Atlántico, decidimos concluir el tratamiento. Después de todo, había logrado el objetivo que no sabía que necesitaba fijarse: estaba cuidando de sí misma. Ya no había excusas ni tiempo que perder. Estaba aprendiendo a controlar lo que podía: su futuro; solo el suyo. Aceptó que todo lo demás, incluso el futuro de Tony, estaba fuera de su control. Aún se preocupaba por él, pero tanto como por lo que era mejor para ella. No he sabido nada de Jessie desde entonces.

La verdad es que el único comportamiento que puedes cambiar es el tuyo. Elige cuidarte mejor. Arregla tu corazón si lo tienes roto. Date la oportunidad de calmar los nervios si sientes agotamiento. Si te has visto atrapado en la corriente de otra persona durante mucho tiempo, no eres un desalmado por desear alejarte nadando. Es autopreservación. Te debes a ti mismo y a todos los que te rodean y quieren verte avanzar en la vida, entrar en aguas más tranquilas. Es posible amar a alguien y observarlo desde lejos. Date ese permiso para poder seguir nadando.

CAPÍTULO 9

LAS ESTRATEGIAS DE AUTOCUIDADO QUE TE AYUDAN A MANTENERTE A FLOTE

Cuando conocí a Suma, una mujer cisgénero, hindú, heterosexual y del sur de Asia, sentí una fuerte conexión con ella. Al igual que en mi propia experiencia con la ansiedad, su estrés se manifestaba físicamente. Cuando me comentó que se sentía atrapada en su cuerpo y que tenía miedo de cuándo le daría el siguiente ataque de pánico inesperado, supe cómo se sentía. Una parte de lo que la perturbaba tanto era que no había un desencadenante directo de su pánico. No había ningún trauma identificable, ni fobias, ni ansiedad social, sino pura ansiedad que le hacía sentir que su cuerpo estaba siendo atacado. Cuando no hay un desencadenante claro, como en el caso de Suma, resulta todavía más frustrante, ya que la imprevisibilidad de los síntomas puede ser aún más angustiosa.

Cuando ocurre esto, a menudo volvemos al cuerpo y a cómo podemos restaurarlo. Por este motivo, este capítulo se centra en todas las formas en que se puede mejorar nuestra ansiedad atendiendo con cariño a nuestro cuerpo mediante prácticas de autocuidado. Por mucho que el trabajo cognitivo marque la diferencia (como hemos visto a lo largo de este libro hasta ahora), a menudo tenemos que volver a conectar con nuestros cuerpos y mentes a través de la curación física y emocional que va más allá de un libro de texto. Debido a que muchos tememos nuestras reacciones físicas ante la ansiedad, es esencial reconstruir una relación con nuestro cuerpo en la que lo veamos como un elemento sanador y no como un tormento.

Un recordatorio clave: el cuidado de los clientes no se basa en un enfoque único. Aunque la medicina occidental puede hacer que parezca que la terapia y la psiquiatría (es decir, la medicación) son las dos mejores vías de tratamiento, hay muchas otras modalidades que ofrecen posibilidades de curación. Si bien estoy a favor de las prácticas basadas en pruebas empíricas, como la terapia cognitivo-conductual (TCC) y la integración de los productos farmacéuticos, si está clínicamente indicado, en última instancia, me gusta apoyar lo que va a ser más útil para mi cliente (siempre y cuando no exista un riesgo inmediato de hacerse daño a sí mismo o a otra persona, caso en que las intervenciones más empíricamente demostradas están justificadas). En la mayoría de los casos, el tratamiento incluye que el cliente tome una decisión informada sobre lo que más le conviene. Por eso sería negligente si no incluyera este capítulo para ti. Es fundamental tener en cuenta todas las herramientas disponibles.

¿Por dónde empezar? Tenemos que empezar por entender lo que nuestro cuerpo está tratando de decirnos. Por eso soy tan partidaria de hacernos análisis de sangre. No es raro que los clientes se gasten miles de dólares en terapia cuando la raíz de su ansiedad está vinculada con un desequilibrio hormonal o una deficiencia nutricional. Si un cliente presenta síntomas que podrían tener un origen biológico (insomnio, baja energía o problemas gastrointestinales, por ejemplo), casi siempre le recomiendo que se haga un análisis de sangre con su médico de familia para que podamos saber desde el principio cómo está su cuerpo.

Se pueden encontrar respuestas muy valiosas en los análisis de sangre que podrían ser el pase para la recuperación. Muchos nos mantenemos en un estado de purgatorio porque tenemos miedo a las agujas o nos preocupa no ser capaces de manejar la noticia si algo estuviera realmente mal. Pero cuando te has empoderado con información concreta, puedes tomar medidas significativas. No es necesario que te mantengas en el ciclo de la preocupación, preguntándote por qué, por ejemplo, te sientes constantemente confuso o agotado, por qué tu piel se agrieta con frecuencia o por qué te cuesta conseguir una erección (sí, vamos a tratar esto también, porque demasiados hombres lo sufren en silencio). Quizá haya algunas respuestas fáciles de explicar, y todo empieza por hacerse un análisis de sangre.

He visto el poder de todo esto en mi propia vida. Aunque he luchado contra la emetofobia básicamente desde que tengo uso de razón, en los últimos años me estaba dando cuenta de que mis ataques de pánico se estaban descontrolando. Si me sentía atrapada (en un avión, en un autobús o incluso en una mesa de un restaurante), no era raro que empezara a temblar, a sentir náuseas y a respirar con dificultad. Mi cerebro empezaba a pensar en los peores escenarios, especialmente: «¿Qué pasará si vomito aquí mismo, en la mesa?». Cada vez me costaba más negar mis síntomas y me preguntaba si los demás se estarían dando cuenta. En otoño de 2020 llegué a un punto de ruptura. Aunque había hecho terapia de exposición para controlar estos ataques de pánico (como expliqué en el capítulo 4), no fue hasta que empecé a ver a un naturópata que me recomendó que me hiciera análisis de sangre cuando las cosas empezaron a cambiar.

Poco después, descubrí que tenía deficiencia de vitaminas D, B_{12} y magnesio. Curiosamente, cuando empecé a investigar, aprendí el impacto que tales desequilibrios pueden tener en el cuerpo, particularmente cuando se trata de crear un cóctel interno que te intoxicará emocionalmente a diario con angustia y ansiedad. Para alguien como yo, que llevaba años bebiendo ese cóctel y que empezaba a creer que así sería siempre, esta información sobre el equilibrio entre vitaminas y minerales fue más que esclarecedora. Aunque había empezado a resignarme a la ansiedad y al pánico, fue la primera vez en mucho tiempo que tuve una sensación de esperanza.

Ahora bien, eso no quiere decir que el trabajo cognitivo no sea esencial. He hecho mucho para controlar la forma en que respondo a mis pensamientos ansiosos, y la terapia de exposición y prevención de la respuesta siguió siendo bastante útil (y es la intervención de primera línea para quienes padecen TOC). Pero dado lo mucho que me ha cambiado la vida recuperar el equilibrio general de mi cuerpo mediante los suplementos y la nutrición, tengo que compartir esta parte de la ecuación contigo. Conseguir que mi cuerpo se encuentre en un estado más homeostático ha hecho que mi umbral de ansiedad sea mucho más bajo. Esto significa que se necesita mucho más para desencadenarme un ataque de pánico, mientras que antes, cuando experimentaba deficiencias nutricionales, necesitaba muy poco para ver aparecer los síntomas. Ahora tengo muchos menos pensamientos de ansiedad porque mi cuerpo no me envía constantemente señales de que estoy en peligro. Por fin, vivo en un bucle de retroalimentación positiva.

Por ello, quiero desglosar algunos de estos nutrientes clave que pueden influir en los síntomas físicos, porque es importante que seamos conscientes de la correlación entre los niveles de vitaminas y nuestra salud mental. Si decides integrar la suplementación basándote en tus resultados, te recomiendo trabajar con un especialista para seguir un tratamiento adaptado a tu cuerpo. La suplementación no sustituye las prescripciones psiquiátricas y lo mejor es obtener un enfoque personalizado para tus síntomas específicos. También quiero destacar que la investigación sigue avanzando y se recomiendan estudios adicionales para evaluar más a fondo las correlaciones entre los niveles de vitaminas y la experiencia de la ansiedad. Ciertamente, la suplementación no es un remedio universal, pero creo que puede ser un componente valioso en el tratamiento que mucha gente olvidamos o que no sabemos que debemos incluir.

VITAMINAS CLAVE QUE PUEDEN INFLUIR EN LA ANSIEDAD

1. Vitamina D: los estudios han demostrado su eficacia para ayudar a controlar la ansiedad, incluso en aquellas personas que experimentan ansiedad angustiosa en un episodio depresivo.[1] Entre los síntomas de deficiencia se incluyen la fatiga, el dolor óseo y de espalda, y la caída del cabello.[2] Dado que mil millones de personas en todo el mundo tienen un nivel bajo de vitamina D, y que el 42 % de los adultos estadounidenses tienen una deficiencia (y lo que es aún más preocupante, el 63 % de los adultos latinos y el 82 % de los adultos afroamericanos), se trata de uno de los suplementos más importantes a los que hay que prestar atención.[3] Para mejorar tu ingesta de vitamina D, debes procurar exponerte al sol entre treinta minutos y tres horas, dependiendo de la cantidad de melanina que tengas en el cuerpo, y consumir alimentos ricos en vitamina D, incluido el pescado azul, como el salmón y la caballa.[4] Si tienes carencia de vitamina D, tomar un suplemento puede ser una parte esencial de tu tratamiento, no solo para los síntomas de la depresión y la ansiedad, sino también para otras enfermedades, como las infecciones frecuentes. Y para las posibles mamás que estén pensando en quedarse embarazadas: la vitamina D puede marcar una gran diferencia a la hora de tener un embarazo saludable, ya que cada aumento de diez nanogramos por mililitro en los niveles de vitamina D antes de la concepción se ha asociado a una reducción del 12 % en el riesgo de aborto espontáneo.[5] Dado que las recomendaciones de niveles de suplementos variarán en función de tus características demográficas, así como de la época del año, es esencial tener los datos de tus análisis de sangre como referencia y que un facultativo te indique la dosis adecuada.
2. Vitamina B: hay ocho grupos de nutrientes en la familia de la vitamina B. Aquí tienes un resumen.
    a. Vitamina B_{12} (también llamada cobalamina): la deficiencia de esta vitamina se relaciona con la paranoia, la depresión, la mala memoria, la confusión y la fatiga. Aproximada-

mente, un 6 % de los menores de sesenta años tienen deficiencia de cobalamina, y alrededor del 20 % de los mayores de sesenta años no reciben la suficiente.[6] Si se come pescado, pollo, huevos, leche, queso y cereales enriquecidos para el desayuno, puedes alcanzar el nivel adecuado. Sin embargo, dado que muchos de estos alimentos no son aptos para veganos, es especialmente importante para este grupo descartar una deficiencia de B_{12}, sobre todo si se nota ofuscación y malestar.

b. Vitamina B_1 (también conocida como tiamina): la mayoría de las personas la obtienen de los cereales integrales, la carne de cerdo, el pescado, las legumbres (como los frijoles negros), los frutos secos y las semillas. Sin embargo, pueden producirse deficiencias con la dependencia del alcohol, así como en personas que padecen VIH/sida o diabetes, las que son mayores y las que se han sometido a cirugía bariátrica. Cuando el organismo carece de B_1, puede experimentar pérdida de memoria, debilidad muscular, problemas cardiacos o pérdida de apetito, entre otros síntomas.[7]

c. Vitamina B_2 (también llamada riboflavina): la deficiencia de B_2 es poco frecuente, sobre todo si se consumen huevos, carnes magras, leche baja en grasa, verduras de hoja verde, o cereales y pan enriquecidos. Sin embargo, algunas personas pueden tener carencias, como los deportistas vegetarianos (sobre todo los que evitan los lácteos y los huevos), las embarazadas, las personas en periodo de lactancia y los veganos. Sin suficiente riboflavina, es posible que aparezcan trastornos cutáneos, como llagas en la comisura de los labios, labios agrietados o caída del cabello. Se pueden dar casos de trastornos hepáticos y dificultades en los sistemas reproductor y nervioso. Una carencia prolongada puede causar anemia debido a la escasez de glóbulos rojos.[8]

d. Vitamina B_3 (también llamada niacina): es poco común carecer de esta vitamina, pero puede ocurrir con las personas desnutridas, incluidas las que padecen sida, trastorno por consumo de alcohol, anorexia, enfermedad inflamatoria intestinal o cirrosis hepática, así como en quienes siguen una dieta carente de hierro, riboflavina o vitamina B_6. Cuando no se ingiere la cantidad suficiente, las personas pueden experimentar cansancio extremo, dolores de cabeza, depresión, vómitos, estreñimiento, diarrea, apatía, pérdida de memoria, alucinaciones y comportamientos agresivos, paranoides o suicidas.[9] Si comemos suficiente carne de ave, ternera, cerdo y pescado, así como frutos secos, legumbres, cereales, y pan y cereales enriquecidos, nuestras necesidades de vitamina B_3 quedan cubiertas. Si no, la suplementación es clave.

e. Vitamina B_9 (también conocida como folato, o ácido fólico cuando está en forma sintética): esta vitamina es crucial, especialmente para las mujeres embarazadas, ya que la deficiencia de folato puede contribuir a que los bebés nazcan con defectos del tubo neural, como la espina bífida.[10] Los CDC recomiendan tomar cuatrocientos microgramos de ácido fólico doce semanas antes de quedarse embarazada y durante las doce primeras semanas de embarazo.[11] Cabe destacar que las mujeres de entre catorce y treinta años, las afroamericanas y las que padecen trastornos por consumo de alcohol son más susceptibles a un déficit de B_9. Este puede provocar anemia megaloblástica, un trastorno sanguíneo que causa debilidad, dificultad para concentrarse, fatiga, irritabilidad, palpitaciones, dolores de cabeza y dificultad para respirar. Se puede incluir folato en nuestra dieta comiendo espárragos, coles de Bruselas, espinacas, naranjas, cacahuates, frijoles rojos y chícharos.

3. Magnesio: aunque menos del 2 % de los estadounidenses tienen una deficiencia de magnesio, quienes están hospitalizados, tienen problemas gastrointestinales (como la enfermedad de Crohn o la enfermedad celíaca), diabetes, o un trastorno por consumo de alcohol tienen una mayor probabilidad de no obtener suficiente.[12] Los Institutos Nacionales de Salud (NIH,

por sus siglas en inglés) señalan que los hombres mayores de setenta años, así como los adolescentes, también padecen un mayor riesgo de deficiencia de magnesio.[13] El magnesio hace de todo, desde la regulación de los nervios y la función muscular, hasta los niveles de azúcar en la sangre o la presión arterial, para ayudar a nuestro cuerpo a producir proteínas, masa ósea y ADN. Una carencia de magnesio provoca pérdida de apetito, fatiga, vómitos y náuseas. Una carencia extrema puede causar hormigueo, calambres musculares, un ritmo cardiaco anormal y cambios de personalidad. Se puede incluir magnesio en nuestra dieta comiendo trigo integral, espinacas, quinoa, almendras, nueces de la India, frijoles negros y mi favorito: chocolate negro. Los beneficios son de gran alcance. Se ha demostrado que el magnesio no solo ayuda a las mujeres a aumentar su masa muscular y su potencia, sino que, además, también es capaz de reducir los síntomas de la depresión, prevenir las migrañas, mejorar el sueño y disminuir los síntomas del síndrome premenstrual.[14] Y en lo que respecta a la ansiedad, un estudio de seis semanas de duración descubrió que tomar 248 miligramos de magnesio al día reducía significativamente los síntomas de ansiedad.[15] No obstante, una advertencia: consulta con tu médico la dosis, ya que una ingesta elevada puede provocar diarrea, náuseas y calambres musculares.

4. L-teanina: es un aminoácido que se encuentra en el té verde y negro, así como en algunas setas. Un estudio descubrió que quienes tomaron doscientos miligramos de L-teanina tenían niveles más bajos de cortisol y una menor respuesta al estrés al completar una tarea desafiante.[16] Dado que interactúa mal con los sedantes, es importante que consultes con un médico antes de tomar un suplemento.

¿Notas un patrón interesante en todo esto? Muchos de los síntomas físicos derivados de la deficiencia de vitaminas y minerales son paralelos a los síntomas de la ansiedad, la depresión, el trastorno por déficit de atención e hiperactividad (TDAH) e incluso la psicosis. Podemos perder fácilmente la cabeza preguntándonos: «¿Qué diablos me está pasando?», cuando a veces es posible que haya una respuesta que lo explique en nuestro informe de laboratorio.

Tómate esto como un toque de atención. *Hazte ese análisis de sangre.*

Sí, puede que todo salga normal. Es en ese momento cuando podemos valorar otras opciones y tratamientos (deberíamos hacerlo de todos modos). Pero no te hagas el daño de vivir en la oscuridad sobre lo que tu cuerpo quizá te está diciendo. Nuestro cuerpo nos lanza señales todo el tiempo de que no estamos bien, como cuando tenemos migrañas frecuentes, síndrome del intestino irritable (SII) o niebla cerebral. No les quites importancia ni ignores estas señales.

Cuando invité a Suma a hacerse una analítica completa, los resultados fueron reveladores. Después de haber vivido con ansiedad física durante gran parte de su vida y de haber llegado a la conclusión de que así era «como debía ser», se sorprendió al saber que tenía una importante carencia de vitamina D, así como de vitamina B_{12}. Empezó a trabajar con su médico de cabecera para incorporar suplementos y, al cabo de un mes, Suma notó que los síntomas físicos de la ansiedad, como la fatiga, un bajo estado de ánimo, la dificultad para concentrarse y la tensión muscular empezaban a mejorar. Aunque Suma y yo continuamos con el trabajo cognitivo para ayudarla con su mentalidad y los cambios de comportamiento, el hecho de que sus síntomas físicos disminuyeran fue un alivio increíble para ella. Pudo utilizar su energía mental en otra cosa cuando ya no tenía que vigilar y explorar constantemente los síntomas físicos de la angustia. Tres meses después, me dijo que se sentía una persona totalmente distinta, que por fin había recuperado su vida.

UNA OLA SOBRE LA QUE SURFEAR

¿Te has hecho un análisis de sangre recientemente? Si ya ha pasado bastante tiempo desde el último, ¿qué te impide hacértelo? ¿Qué puedes hacer para pasar a la acción?

LA MENTE ES UNA PARTE DEL CUERPO Y EL CUERPO ES UNA PARTE DE LA MENTE

Esta es la cuestión: el cerebro no está desconectado del resto del cuerpo. A veces recomendamos hacerse un chequeo «del cuello para arriba», pero, sinceramente, necesitamos un chequeo de todo el cuerpo para entender mejor qué sucede «del cuello para arriba». Por eso soy una firme defensora de pruebas como los análisis de sangre, porque te dan una idea de lo que ocurre debajo de la piel. La atención occidental puede tender a fijarse, o bien en el cerebro, o en el resto del cuerpo, pero no son dos entidades separadas. Están increíblemente conectadas. Cuanto más nos fijemos en todo el cuerpo para obtener datos significativos, mejor atención podremos recibir.

Es una vía de doble sentido. No son solo los desequilibrios en nuestra química general corporal los que son capaces de hacer que nos sintamos mal mentalmente. También los desequilibrios en la química del cerebro pueden provocar que nuestros cuerpos físicos presenten síntomas que quizá queden enmascarados como problemas puramente físicos. Por ejemplo, la investigación ha demostrado que, cuando estamos sometidos a un estrés prolongado o grave, las señales dentro del cerebro pueden verse interrumpidas o alteradas, contribuyendo no solo a que experimentemos angustia mental, sino también disminución de la inmunidad, trastornos metabólicos y circulatorios, y una serie de desagradables síntomas físicos.[17] Si a esto le añadimos la edad, el historial genético y las experiencias de la vida, se puede entender por qué la autopista entre el cerebro y el cuerpo está congestionada a menudo.

Por ejemplo, siguen surgiendo investigaciones sobre la fuerte conexión entre la salud intestinal y cerebral. Con más de cien billones de bacterias presentes en nuestro cuerpo, gran parte de ellas en el tracto intestinal, estamos descubriendo que nuestra salud intestinal afecta a nuestras vías neurológicas, endocrinas e inmunitarias, también conocidas como el eje intestino-cerebro.[18] Dado que nuestras bacterias intestinales son las que componen los cientos de sustancias neuroquímicas que el cerebro utiliza para asuntos como regular nuestro estado de ánimo y ayudar a nuestra memoria, seríamos unos ignorantes si no tuviéramos en cuenta esta conexión. En concreto, el intestino constituye el 95 % de nuestro suministro de serotonina, que afecta no solo a nuestro estado de ánimo, sino también a nuestro tracto gastrointestinal.[19] No parece casualidad que el 60 % de los clientes con ansiedad o depresión hayan informado de trastornos gastrointestinales, como el síndrome del intestino irritable.[20]

Aunque son microscópicos, los cambios en el microbioma intestinal pueden ser significativos para nuestra salud cerebral. Por ejemplo, cuando sentimos estrés, pueden producirse cambios en nuestras bacterias intestinales, que se reflejan en el eje hipotálamo-hipófisis-adrenal (HHA) del cerebro. Esto provoca que el factor liberador de corticotropina (CRF) en el cerebro cambie nuestra permeabilidad intestinal.[21] En palabras más sencillas: cuando experimentamos estrés, es posible que se produzcan cambios en nuestras bacterias intestinales, que envían una señal al cerebro de que estamos bajo presión, lo que provoca a su vez una liberación de cortisol, que hace que nuestros estómagos sean más sensibles y, como resultado, induce sentimientos de ansiedad. El cortisol se va acumulando a medida que el cuerpo sigue detectando la experiencia continua de estrés.

La buena noticia es que nuestras bacterias intestinales también pueden aliviar la ansiedad y la depresión. Por ejemplo, los investigadores han descubierto que distintas cepas de bacterias, como *Lactobacillus* y *Bifidobacterium* (suenan como los hechizos de Harry Potter), son capaces de reducir la cantidad de cortisol que circula cuando estamos estresados. De hecho, se ha demostrado que estas cepas de bacterias invierten el patrón del eje HPA que induce la ansiedad.[22] Es importante señalar que esta investigación se realizó con ratones, pero es muy probable que estos hallazgos también se correspondan con lo que ocurre en nuestros cuerpos humanos. El mismo estudio descubrió que los antidepresivos pueden prevenir la cantidad de cortisol liberado, que también afecta al intestino. Esto tiene sentido, dada la frecuencia con la que los clientes comparten que sus náuseas y su malestar gastrointestinal subsisten después de tomar un antidepresivo.

Ahora bien, ¿cómo puedes curar tu microbioma intestinal si sospechas que ha sido atacado? El yogur con cultivos activos (sin calentar) y los alimentos fermentados (piensa en el chucrut, el miso, el *kimchi,* la *kombucha* y el *tempeh*) son formas estupendas de poner en marcha tu salud intestinal. Si eres como yo, muy tiquismiquis con la comida, los alimentos ricos en prebióticos, como las manzanas crudas, los espárragos, los frijoles, los plátanos, las alcachofas, el ajo y las cebollas, pueden ayudarte a empezar a recorrer el camino hacia una buena salud intestinal.[23] También es importante trabajar con un profesional que pueda recomendarte el tipo adecuado de probióticos en función de tus síntomas, y que te dará instrucciones sobre cómo tomarlos.

Para que tengas un marco de referencia rápido, a continuación se incluye una lista de alimentos que pueden ayudar a aliviar tu ansiedad, o a empeorarla. Por supuesto, estos alimentos no son la receta para una correlación automática, pero ciertamente pueden contribuir o disminuir tu ansiedad. ¿Por qué? Algunos productos alimenticios pueden aumentar la inflamación en nuestro organismo, lo que provoca estrés oxidativo y lleva al cerebro a interpretar señales de socorro que pueden corresponderse con ansiedad y depresión.[24]

Y esa es la cuestión: los alimentos que introducimos en nuestro cuerpo pueden ser medicinas para el cerebro o, en el peor de los casos, veneno. Puede sonar muy dramático, y desde luego no es algo con lo que tengamos que obsesionarnos (créeme, es raro que yo pase un día sin comer algo de azúcar). Sin embargo, dado que introducimos alimentos en nuestro cuerpo varias veces al día, debemos tener en cuenta su impacto en nuestra salud general y, en especial, en la salud de nuestro cerebro. Podría escribirse un libro entero sobre este tema, y hay muchos. *Lo que la comida le hace a tu cerebro*, de la doctora Uma Naidoo, es mi favorito, pero aquí tienes una breve lista que te ayudará a empezar.[25]

ALIMENTOS QUE PUEDEN MEJORAR LA ANSIEDAD	ALIMENTOS QUE PUEDEN CONTRIBUIR A LA ANSIEDAD
Espinacas y otras verduras de hoja verde (el folato ayuda a producir dopamina).	Azúcar (los picos repentinos de azúcar en sangre pueden hacer que sientas inquietud, nerviosismo e irritación, a la vez que aumentan la inflamación).
Nueces de la India (llenos de zinc, que puede ayudar a reducir el estrés) y nueces de Brasil (ricas en selenio, que puede mejorar el estado de ánimo al reducir la inflamación).	Edulcorantes artificiales, como el aspartamo, la sucralosa y la sacarina (se ha demostrado que contribuyen a los problemas neuropsiquiátricos).
Salmón (repleto de proteínas y ácidos grasos omega 3 que contrarrestan las hormonas del estrés) y ostras (una fuente de zinc).	Frituras, especialmente cuando se utiliza aceite de maíz y de soja, como ocurre a menudo con la comida rápida (aumentan la inflamación).
Pavo (contiene el aminoácido triptófano, que puede ayudar a producir serotonina).	Alcohol (provoca picos de azúcar en sangre, afecta a la calidad del sueño, interfiere con la serotonina y agota las vitaminas del grupo B).
Aguacate (toneladas de vitaminas del grupo B).	Cafeína (como estimulante, puede intensificar la ansiedad e inducir ataques de pánico, además de interferir en el sueño).
Chocolate negro (ayuda a suprimir el cortisol, la hormona del estrés).	Comidas envasadas y precocinadas (pueden aumentar la inflamación y tener un impacto negativo en el microbioma intestinal).
Kimchi, miso y otros alimentos fermentados (contienen una gran cantidad de probióticos, que ayudan a la salud intestinal), además del yogur.	Gluten (especialmente a las personas con intolerancia, puede exacerbar la ansiedad y los síntomas depresivos).

ALIMENTOS QUE PUEDEN MEJORAR LA ANSIEDAD	ALIMENTOS QUE PUEDEN CONTRIBUIR A LA ANSIEDAD
Cúrcuma (contiene curcumina, que potencia la serotonina y la dopamina): ¡úsala con pimienta negra para activarla!	Lácteos (sí, está en ambos lados; pueden ser inflamatorios, aumentar la adrenalina y disminuir el magnesio).
Manzanilla (se ha demostrado que induce la sensación de relajación), té de menta (puede ayudar a relajar los músculos cuando están tensos) y té verde (contiene teanina, un aminoácido que puede ayudar a mantener el estrés a raya).	Bebidas azucaradas y refrescos bajos en calorías y normales (los picos de azúcar en sangre pueden amplificar los síntomas de ansiedad, y estas bebidas carecen de fibra).
Huevos (gran fuente de vitamina D y proteínas).	Alimentos ricos en grasas trans o aceites hidrogenados, como glaseados, pasteles, galletas, etcétera (contribuyen a aumentar la inflamación).
Bayas (la vitamina C ayuda a reparar el daño causado por el estrés en nuestras paredes celulares) y plátanos (ricos en vitamina B, incluyendo folato y B6, que ayudan a producir serotonina).	Alimentos en latas y envases de plástico (pueden contener bisfenol A [BPA], que afecta al estado de ánimo y a la presión arterial, además de tener un gran impacto en la fertilidad).
Hojuelas de avena (un gran refuerzo para la producción de serotonina y un carbohidrato complejo, que calma el hambre).	Algunos aditivos y colorantes alimentarios (se ha demostrado que están relacionados con la ansiedad, la depresión, la fatiga y la niebla cerebral).

No es necesario que cambies tu dieta de forma radical, pero si empiezas a hacer algunos pequeños cambios, es muy probable que comiences a ver algunas diferencias notables en tus niveles de ansiedad. Un desayuno repleto de proteínas, por ejemplo, puede ser una forma de estabilizar el nivel de azúcar en sangre por la mañana y, al mismo tiempo, ayudar a mejorar el funcionamiento de los neurotransmisores cerebrales.[26]

¿Y qué ocurre con métodos como el ayuno intermitente? ¿Es útil? Si tienes ansiedad, yo no lo recomendaría. Como puede reducir el nivel de azúcar en sangre, algunas personas notan un aumento de la ansiedad, irritabilidad, dolores de cabeza y dificultad para concentrarse, así como fatiga e interferencias en el sueño (es decir, básicamente la mayoría de los síntomas que vemos en alguien que presenta ansiedad).[27] Por no mencionar que este tipo de alimentación suele provocar o exacerbar los trastornos alimentarios. Antes de iniciar cualquier cambio importante en tu dieta, lo recomendable es que consultes a un médico o nutricionista para asegurarte de que ingieres los nutrientes suficientes para alimentarte a lo largo del día.

En definitiva, centrarse en ingerir alimentos saludables (preferiblemente ecológicos) y no procesados es una forma estupenda y natural de combatir la ansiedad. No es una solución infalible, pero desde luego no empeorará tu nivel de ansiedad. Entiendo que es mucho más fácil decirlo que hacerlo. La posibilidad de comer alimentos saludables es un privilegio. Los alimentos frescos, orgánicos y no envasados son caros. Al final, es mejor meter algo de comida en el cuerpo que nada. Si puedes elegir alimentos verdes en lugar de envasados en plástico, o crudos o al vapor en lugar de fritos, estupendo. Y si no puedes, tampoco pasa nada: arréglatelas con lo que tienes y haz lo que puedas, cuando puedas. En lo que respecta a la forma en que alimentas a tu cuerpo, es mejor ser amable contigo que machacarte mentalmente si no lo haces «a la perfección». Eso no existe.

No subestimes tampoco la importancia de mantener una buena hidratación. Lo creas o no, la cantidad de agua que bebes puede influir en tu nivel de ansiedad y depresión. Un estudio realizó un seguimiento a tres mil participantes y descubrió que los que bebían más agua tenían menos probabilidades de sufrir ansiedad e incluso de sufrir depresión.[28] Otro estudio observó que las personas deshidratadas estaban menos tranquilas y más tensas en comparación con las que bebían más, que manifestaban mayores sentimientos de felicidad y satisfacción.[29] Por no mencionar que mantener una buena hidratación ayuda a la digestión, sobre todo a que el cuerpo absorba los nutrientes de los alimentos que se ingieren (lo que favorece aún más la salud del eje intestino-cerebro).[30]

Parte del plan de tratamiento de Suma incluía revisar su dieta. A menudo hago un historial alimentario de veinticuatro horas del cliente para tener una idea exacta de lo que ha comido en el último día. En el caso de Suma, nos dimos cuenta de que había algunas áreas de su dieta en las que podíamos hacer algunos cambios. Por ejemplo, no desayunaba y se tomaba dos tazas de café con el estómago vacío (como Mikaela). Para almorzar, tomaba comida rápida en el trabajo y añadía una galleta de chocolate de postre. Por la tarde, tomaba una bebida energética para animarse. Para cenar, comía salmón con ejotes y patatas (una comida estupenda con omega 3 y verduras). Suma estaba dispuesta a hacer algunos cambios, sobre todo en el consumo de cafeína, en el desayuno y en la preparación de las comidas. Al poco tiempo, empezó a notar que se sentía menos nerviosa, sobre todo por las mañanas, cuando cambió al té negro (al principio, pasar del café al té verde era un salto demasiado grande) con un desayuno rico en proteínas para ayudarla con el azúcar en sangre. Añadió más colores a su arcoíris, y pasó a tomar tres frutas y verduras al día (zanahorias, fresas y espinacas), por lo que empezó a sentirse con más energía a lo largo del día. También comenzó a tener tentempiés a mano, como un yogur o un paquete de frutos secos, para no marearse por tener demasiada hambre. En cuestión de semanas, vio cómo la comida cambiaba su estado de ánimo, y las diferencias eran tan notables que sintió que valía la pena seguir comiendo de forma diferente.

MIENTRAS REFLEXIONAS, TE INVITO A QUE ECHES UN VISTAZO A TU DIETA PERSONAL. EMPECEMOS CON UN REGISTRO DE ALIMENTOS DIARIO. ¿QUÉ HAS COMIDO EN LAS ÚLTIMAS VEINTICUATRO HORAS?

TENIENDO ESTOS DATOS EN CUENTA, ¿QUÉ OPINAS DE TU ALIMENTACIÓN? ¿DIRÍAS QUE PUEDE ESTAR AYUDANDO, PERJUDICANDO, O QUIZÁ AMBAS COSAS, A TU SALUD CEREBRAL?

____

____

____

____

____

¿QUÉ POSIBLES CAMBIOS TE GUSTARÍA HACER PARA SABER SI MODIFICAN TU EXPERIENCIA CON LA ANSIEDAD? POR EJEMPLO, REDUCIR EL CONSUMO DE CAFEÍNA Y ALCOHOL, CONSUMIR MÁS PESCADO Y VERDURAS DE HOJA VERDE, O TOMAR UN DESAYUNO CARGADO DE PROTEÍNAS. HAZ UNA LISTA DE LO QUE QUERRÍAS PROBAR EN LAS PRÓXIMAS DOS SEMANAS:

1. ______________________________
2. ______________________________
3. ______________________________
4. ______________________________
5. ______________________________

VUELVE DENTRO DE DOS SEMANAS. ¿HAS NOTADO ALGUNA DIFERENCIA EN TU ESTADO DE ÁNIMO AL HACER ESTOS CAMBIOS EN TU ALIMENTACIÓN?

____

____

____

____

____

____

NO SUBESTIMES EL PODER DEL SUEÑO

No se trata solo de lo que comes. Dado que pasamos aproximadamente el 33 % de nuestras vidas durmiendo, y si tenemos en cuenta que los problemas de sueño afectan a más del 50 % de las personas que padecen un trastorno de ansiedad generalizada, merece la pena hablar de la higiene del sueño y de los beneficios de descansar lo suficiente.[31] El insomnio y la ansiedad son un poco como el huevo y la gallina: es posible que cuando sentimos ansiedad tengamos problemas para conciliar el sueño y mantenernos dormidos, y que cuando nos falta sueño sintamos todavía más ansiedad. Es el peor tipo de bucle de biorretroalimentación.

Una de las mejores cosas que puedes hacer si luchas contra el insomnio es practicar su aceptación. Lo sé, es totalmente contraintuitivo. Pero lo que sucede a menudo es que nos ponemos tan nerviosos porque no dormimos que, en el proceso, nos agitamos aún más, lo que hace más difícil conciliar el sueño. Si aceptamos que nos cuesta conciliar el sueño, y no sentimos que eso sea una amenaza, a menudo podremos relajarnos lo suficiente como para conciliar el sueño.

La inquietud que sentimos por no poder dormir está relacionada muchas veces con el miedo a sufrir al día siguiente. Conoces esa sensación: cuando apenas puedes mantener los ojos abiertos y te duele estar despierto. No es un paseo por el parque. Y, sin embargo, se puede sobrevivir. Si recordamos que el dolor es temporal y que podemos soportar las molestias, el insomnio no tiene por qué ser tan amenazador. Recuerda todas las veces que has sido capaz de superar días duros, incluso durmiendo poco. No es lo ideal, pero es factible. Y en el peor de los casos, si tienes que pedir una baja por enfermedad o cancelar una reunión para echarte una siesta, ¡hazlo! Si hay una oportunidad de aliviar algo el dolor que estás sufriendo, no seas un mártir de la causa. Tómate un descanso. La cuestión es que no hay que temer el dolor del agotamiento: recuerda tu capacidad de recuperación. Y que cuando te acuestas y descansas (aunque no estés durmiendo), ¡el cuerpo se recupera! Esto es reconstituyente en sí mismo. Si te machacas mentalmente por no dormir lo suficiente, aquí tienes algunos ejemplos de pensamientos reencuadrados que utilicé con Suma cuando luchaba contra el insomnio al principio:

PENSAMIENTO INICIAL CUANDO SIENTES FRUSTRACIÓN POR EL INSOMNIO	PENSAMIENTO REENCUADRADO
«¡Me da tanta rabia no poder dormir! ¡¿Qué me pasa?!».	«No me puedo dormir en este momento. Quizá me resulte desagradable, pero no pasa nada por estar despierto».
«Mañana voy a sentirme fatal. De seguro repruebo el examen por esto».	«Quizá mañana no me sienta bien, pero es solo un día. Ya he superado días difíciles con cansancio y aun así me ha ido bien. Además, puedo echarme una siesta después del examen si lo necesito».
«Estoy perdiendo el tiempo en la cama. Estar despierto no me ayuda en nada».	«Aunque no esté durmiendo, ahora mismo mi cuerpo está descansando mientras estoy tumbado».

Si eres como Suma y la ansiedad rompe tus hábitos de sueño, aquí tienes algunos consejos de higiene del sueño.[32] Algunos pueden parecer sencillos, pero pregúntate cuántos de ellos cumples realmente.

- Pon el celular a cargar en otra habitación: si te parece demasiado difícil, como mínimo déjalo en silencio y boca abajo, para que no te salten avisos y luces azules a las dos de la mañana.
- Escucha historias para dormir en la aplicación Sleep (¿quién no querría dormirse escuchando un cuento?).
- No te conectes a aparatos electrónicos al menos treinta minutos antes de acostarte.
- Intenta acostarte y levantarte a la misma hora todos los días, incluidos los fines de semana. Te ayudará a equilibrar el ritmo circadiano.

- Mantén tu dormitorio tranquilo, oscuro y frío (entre dieciséis y veinte grados es lo ideal).[33]
- No tengas ni televisión ni computadora en tu dormitorio.
- No tengas comidas copiosas antes de acostarte (hola, ardor de estómago), ni tampoco alcohol (que interfiere en el ciclo de sueño REM incluso varias noches después de tomar una copa).[34]
- Deja de tomar cafeína al menos seis horas antes de acostarse.[35]
- Haz algo de ejercicio, pero no una o dos horas antes de acostarte, porque te puede mantener en vela.[36]
- Si no puedes conciliar el sueño después de veinte minutos, sal de la cama y realiza una actividad tranquila, como leer, con una exposición mínima a la luz. No saques el teléfono.
- Utiliza la cama solo para dormir y para tener sexo.
- Reduce la ingesta de líquidos antes de acostarte para tener menos probabilidades de ir al baño en mitad de la noche.
- Habla con tu médico para ver si la melatonina u otro somnífero pueden resultarte útiles.
- Utiliza tapones para los oídos o un antifaz para evitar el ruido y la luz.
- Si necesitas una siesta, que sea corta, no más de veinte minutos. Te ayudará a aumentar el estado de alerta sin caer en un sueño profundo.[37]

Aunque esperamos dormir entre siete y nueve horas por noche, al igual que con los alimentos que ingerimos, debemos ser compasivos con nuestras circunstancias.[38] Castigarse mentalmente por no dormir lo suficiente no te va a ayudar. Si te sigue costando después de probar estas estrategias, te recomiendo que trabajes con un profesional especializado en terapia cognitivo-conductual para el insomnio (TCC-I). También vale la pena hacer una evaluación médica, incluyendo un estudio del sueño, para descartar cualquier diagnóstico potencial, como apnea del sueño, trastorno de pesadillas y narcolepsia. Si has estado sufriendo durante un largo periodo de tiempo —por ejemplo, durante más de un mes— y te das cuenta de que la falta de sueño o la sensación de agotamiento interfieren regularmente en tus horas de vigilia, puede indicar que necesitas ayuda adicional. No tienes por qué seguir aguantando.[39]

SIGUE NADANDO... CUANDO PUEDAS

Cuando estamos ansiosos o deprimidos, a menudo queremos acurrucarnos y mover el cuerpo lo menos posible (aunque luego añadimos el insomnio). Cuando estamos inmóviles en casa, esto puede formar parte de un estado de congelación prolongado que puede evolucionar hacia una disociación. También se puede sentir como un profundo letargo físico que nos consume por completo. Aunque quizá resulte reconfortante temporalmente mantenerse lo más agazapado posible, existen numerosos estudios que abogan por hacer exactamente lo contrario. Mover el cuerpo (y no, no tiene por qué ser algo vigoroso como entrenar para una maratón) puede ser increíblemente útil para la salud mental. Ya sea una práctica suave de yoga, caminar durante veinte minutos o nadar, sabemos que hacer algo de ejercicio puede marcar una diferencia fundamental en la experiencia de la ansiedad.

¿Por qué? *Harvard Health Publishing* informa de que cuando se eleva el ritmo cardiaco, cambia la química del cerebro, incluida la disponibilidad de neuroquímicos ansiolíticos, como la serotonina, el ácido gamma-aminobutírico (GABA), el factor neurotrófico derivado del cerebro (BDNF) y los endocannabinoides. Estos actúan como analgésicos naturales y mejoran la capacidad de conciliar el sueño. Además, el ejercicio activa la corteza frontal del cerebro, lo que ayuda a minimizar esa amígdala excesivamente activa que tanta gente tiene. El ejercicio tiene, además, un impacto musculoesquelético y alivia la tensión muscular que se observa con demasiada frecuencia en la ansiedad. Por último, el ejercicio suele distraernos de lo que nos produce ansiedad. No se puede subestimar el poder de la distracción, especialmente a través del ejercicio.[40]

Dado que a menudo tememos los síntomas físicos que la ansiedad provoca en nuestro cuerpo, hacer ejercicio puede ayudarnos a sentir una mayor comodidad ante las sensaciones de aceleración del corazón, sudoración y falta de aliento, que no difieren demasiado de cómo se siente el cuerpo durante un ataque de pánico. Seremos capaces de reducir nuestra sensibilidad a la ansiedad a través del ejercicio a medida que comprobamos lo superables que son realmente estas sensaciones. Mientras que la ansiedad puede hacernos sentir débiles, tanto física como mentalmente, el ejercicio regular nos ayuda a ver lo fuertes que somos.[41] De forma casi inevitable, aumenta nuestra confianza y la comodidad con nuestro cuerpo. De hecho, aunque no es cierto para todo el mundo, se ha demostrado que el ejercicio puede ser tan eficaz como tomar un antidepresivo.[42]

He visto el poder de esto en mi propia vida. Como mi ansiedad suele manifestarse físicamente, suelo ser la primera en sentarme en casa en el sofá y convertirme en una pequeña momia. Sin embargo, al leer el libro de Michael Easter *The Comfort Crisis* [*La crisis del confort*] en uno de mis estados momificados, aprendí sobre el poder de un *misogi*.[43] La idea del *misogi* procede de la práctica sintoísta japonesa de purificación ritual que consiste en permanecer bajo una cascada helada. Representa la noción de que el cuerpo es capaz de soportar la incomodidad con el fin de aprovechar lo que realmente somos capaces de hacer. Es un ejercicio físico y psicológico con el que aprendemos la magnitud de nuestra fuerza, de la que la ansiedad a menudo nos hace dudar.

Fue entonces cuando me pregunté cuál sería mi *misogi*. No soy capaz de correr más de tres kilómetros, así que pensé que correr un medio maratón era prácticamente imposible, pero posiblemente factible. Para algunas de las personas que me leen será pan comido. Para otras, demasiado. No se trata de compararse con nadie, sino de fijarse un reto físico específico.

Así que, cansada de convertirme en un cadáver en el sofá, busqué literalmente en Pinterest «entrenamiento de medio maratón para principiantes». Y he aquí que empecé a correr, sumando kilómetros poco a poco a lo largo de los tres meses de entrenamiento. No fue fácil. Era la corredora más lenta del barrio, pero le dediqué tiempo. Al final, el esfuerzo dio sus frutos. Nunca olvidaré la sensación cuando crucé la línea de meta tras correr veintiún kilómetros (con algunas caminatas entre los kilómetros dieciséis y diecisiete, seamos realistas). Recuerdo que me sorprendió lo que mi cuerpo era capaz de hacer. Todos esos años en los que me subestimé y dije que «no era una corredora» eran simplemente falsos. Mi cuerpo era más fuerte de lo que nunca había imaginado. ¿Y lo mejor? Nunca había tenido menos ansiedad que durante ese tiempo de entrenamiento. El tiempo que pasaba haciendo ejercicio no solo era una práctica meditativa a su manera (me encantaba escuchar música mientras corría), sino que mi cuerpo se sentía más equilibrado de lo que había estado en años. Aunque antes era escéptica sobre si el ejercicio podía ayudarme realmente a combatir la ansiedad, esta experiencia me ha convertido en una creyente.

Quizá mi historia te inspire para encontrar tu propio *misogi*. O puedes intentar hacer los treinta minutos de ejercicio recomendados, de tres a cinco días a la semana, para reducir los síntomas depresivos y de la ansiedad. Si tienes poco tiempo, incluso diez o quince minutos pueden marcar la diferencia.[44]

Si tuvieras que crear un *misogi*, ¿cuál sería el tuyo?

TÚ TE HACES

Cuando conocí a Suma, me dijo que se sentía muy presionada para hacer terapia o tomar alguna medicación. Dudaba mucho en lo de tomar medicación. Respeté totalmente su decisión y le recordé que, aunque mi trabajo es dar a conocer a los clientes todas las opciones de tratamiento que tienen a su disposición, también es importante que elijan las estrategias de autocuidado y curación que les funcionen. En este punto la incorporación de prácticas de medicina complementaria y alternativa puede ser útil. Muchos de estos tratamientos tienen una larga tradición. Por ejemplo, China desarrolló su medicina tradicional en el año 200 a. C. Corea, Japón, la India y Vietnam también tienen sus propios tratamientos tradicionales desde hace mucho tiempo. Aunque algunos se muestren escépticos ante estas formas de atención, mi opinión es que si se toma una decisión con pleno conocimiento y se cree que el tratamiento ayudará y no perjudicará, puede ser un complemento útil de la medicina convencional.

Aunque algunos diagnósticos requieren medicación como parte del tratamiento más eficaz, como en el caso de la esquizofrenia y del trastorno bipolar, por ejemplo, hay muchas ayudas complementarias adicionales que pueden beneficiar a cualquiera. Tenemos que ampliar nuestra visión de lo que funciona. Al igual que la investigación ha demostrado que la terapia es más eficaz cuando la relación entre el cliente y el terapeuta es sólida, independientemente de la orientación terapéutica y las intervenciones, las estrategias de autocuidado más eficaces son probablemente las que resultan más congruentes con el cliente.[45] Dado que más del 38 % de los estadounidenses utilizan tratamientos de medicina complementaria y alternativa, y que la satisfacción con los tratamientos se sitúa en torno al 71 %,* es importante que incluyamos toda una serie de opciones curativas.[46]

Por supuesto, cabe mencionar que existe la posibilidad de que estos tratamientos adicionales no sean eficaces en tu caso. Como mínimo, nunca deberían perjudicarte ni empeorar tus síntomas. También hemos de señalar que muchos de estos trata-

* Las estimaciones del uso de las medicinas alternativas son muy dispares en función del país y del diseño de los estudios que las valoran. Una revisión de la Unión Europea obtuvo una prevalencia de entre el 0,3 y el 86 %, situándose la media en España entre el 15 y el 47%. En general, acuden a ella personas en la edad adulta, especialmente mujeres de clase social media-alta. Véase <https://www.analesdepediatria.org/es-utilizacion-medicina-complementaria-alternativa-poblacion-articulo-S1695403318305241>. *[N. de la e.].*

mientos no están cubiertos por el seguro, un dato importante antes de plantearse las distintas opciones. Además, dado que algunos de estos tratamientos pueden no tener tanto apoyo empírico, existe la posibilidad de que no se vea la esperada mejoría. Sin embargo, puede que descubras que algunas de estas estrategias ofrecen sus propias formas de curación transformadora. Tanto si deseas procesar un trauma como reducir la experiencia física de la ansiedad, quizá merezca la pena probar algunas de estas fuentes de apoyo adicionales si estás abierto a ello. Aquí tienes una lista con algunas ideas para incorporar a tu propio tratamiento si así lo deseas.

Esta lista no es en absoluto exhaustiva. Una vez más, ten en cuenta que no todas estas modalidades cuentan con una amplia investigación que demuestre su eficacia; de hecho, algunas han mostrado un apoyo limitado a la mejora de los síntomas cuando se han probado clínicamente. Sin embargo, si un elemento concreto que se suma al tratamiento funciona bien en tu caso y mejora tu bienestar general, entonces bien por ti. Al revisar esta lista, marca con un círculo lo que te ha ayudado en el pasado y lo que estás dispuesto a probar. Fíjate si tienes algún prejuicio o sientes escepticismo al considerar estas opciones. Puede significar que esa opción concreta no sea la más útil para ti, aunque pueda ser eficaz para otra persona.

Acuaterapia
Acupresión
Acupuntura
Aromaterapia
Artes marciales
Arteterapia
Astrología
Ayurveda
Baño caliente
Baño helado
Baños en el bosque
Beber té
Biorretroalimentación
Caminar
Cannabis/CBD
Cantar
Correr
Coser/tejer
Culto
Curación de los chakras
Curación del aura
Danza
Desensibilización y reprocesamiento por movimientos oculares (EMDR)
Desintoxicación
Eneagrama
Envolturas corporales
Escribir un diario

Estimulación magnética transcraneal (EMT)
Estirar/rodar con gomaespuma
Feng shui
Grupos de apoyo
Homeopatía
Iluminación infrarroja
Improvisación/teatro
Interpretación de los sueños
Jardinería
Lectura
Levantamiento de pesas
Ludoterapia
Manta pesada
Masaje
Masaje linfático
MDMA
Medicina tradicional china
Mindfulness
Musicoterapia
Naturopatía
Nutrición
Oración
Pilates
Poesía
Práctica de la gratitud
Práctica religiosa
Privación sensorial
Psilocibina
Qigong
Quiropraxia
Reflexología
Reiki
Relajación muscular progresiva (PMR)
Retiro de ayahuasca
Reunión con un líder espiritual
Reunión con un médium
Risoterapia
Salir a la naturaleza
Sauna/sala de vapor
Senderismo
Suplementos
Taichí
Tantra
Tarot
Técnicas de libertad emocional (*tapping*)
Terapia con cristales
Terapia con animales
Terapia con arena
Terapia con ventosas
Terapia de afirmaciones positivas
Terapia de flotación
Terapia equina
Terapia familiar
Terapia intravenosa
Terapia sexual
Trabajo de respiración
Viajar
Visualización guiada
Yoga

Cuando Suma se dio cuenta de que su curación podía incluir mucho más que la terapia de conversación tradicional, su perspectiva de recuperación se amplió enormemente. Empezó a hacer yoga y le encantaba añadir un poco de aromaterapia con té de menta cuando sentía pánico. También recibir un masaje mensual de tejido profundo le resultaba reconstituyente, así como dedicar tiempo a conectar más profundamente con su fe hindú. Vio que su curación era multidimensional. Era una práctica diaria que requería esfuerzo y tiempo. Cuando se vio a sí misma convertida en un ser humano con los pies en la tierra, me dijo que el autocuidado merecía la pena. Por primera vez, se comprometió a seguir un plan de acción regular y vio la diferencia. Fue innegable para las dos.

A menudo queremos soluciones rápidas para nuestro dolor, pero invertir en un tratamiento que te funcione es un proceso que dará sus frutos gradualmente, no después de la primera sesión. Tu propio plan de curación llevará tiempo. Pero ¿qué ocurre cuando el cuerpo toma el control y parece que ninguna de las estrategias de afrontamiento funciona? Sigue leyendo.

CUANDO UNA OLA TE DEJA FUERA

Si tiendes a sentir pánico, no eres la única persona. De hecho, el 11 % de la población estadounidense sufre un ataque de pánico al menos una vez en su vida.[47] Una de las razones por las que podemos sentir pánico se debe a que el nervio vago, el nervio craneal más largo del cuerpo, se puede desregular y empezar a desencadenar toda una serie de síntomas desagradables en el organismo, como el síndrome del intestino irritable, ardor de estómago, mareos, taquicardia, convulsiones y migrañas.[48] El nervio vago tiene un poder tremendo en nuestro cuerpo, ya que alterna entre el modo de lucha-huida y el modo parasimpático, cuando sentimos más tranquilidad. Sentir ansiedad puede ser un indicador de que el nervio vago no está cooperando como debe. Por suerte, hay algunas formas rápidas de empezar a regularlo. Marca esta página como referencia urgente para la próxima vez que sientas pánico:

- Utiliza agua fría: colocarte una bebida fría en la frente o darte una ducha fría de treinta segundos pueden desencadenar sensaciones de relajación.[49]

- Canta con música: cantar no solo fortalece los músculos de la respiración y aumenta la inmunoglobulina A, que mejora el sistema inmunitario, sino que el acto físico de cantar o tararear estimula el nervio vago al exhalar.[50]
- Recibe un abrazo de veinte segundos: libera la hormona del abrazo, la oxitocina, en nuestro cuerpo y puede aportar una sensación de paz y cercanía, al tiempo que aumenta la variabilidad de nuestro ritmo cardiaco.[51]
- Trabaja la respiración: al practicar la respiración diafragmática (con la que se siente cómo se expande el vientre), se activa el nervio vago y mejora la saturación de oxígeno.[52] Si te sientes confundido o no tienes claro cómo practicar la respiración abdominal, túmbate en el suelo y ponte unos libros sobre el estómago. Te ayudará a sentir que el estómago se llena de aire, en lugar del pecho. Hay muchas aplicaciones que te pueden ayudar a trabajar la respiración, como Calm, Headspace, Insight Timer y muchas más.

Tanto si estás luchando contra ataques de pánico, contra el insomnio o si quieres ser más consciente de la comida con la que alimentas tu cuerpo, espero que este capítulo te sirva de inspiración. Espero que dediques tiempo a comprender lo que ocurre bajo la superficie (¡empieza por hacerte un análisis de sangre!) y que luego des los pasos necesarios para curarte. No es una decisión que se toma una sola vez. Se trata de elecciones diarias, de un estilo de vida. Vivir desde el bienestar requiere dedicación. A veces es mucho más fácil acudir a una cita que hacer el trabajo pendiente. Sin embargo, cuando te preocupas por ti, estás enviando a tu cerebro y a tu cuerpo un poderoso mensaje. Estás diciendo explícitamente que vales la pena, que mereces que te cuiden.

Como Suma llegó a ver, las cosas pueden mejorar cuando se actúa. Las olas de ansiedad irán y vendrán, pero puedes aprender a controlarlas. No renuncies a ti ni a tu cuerpo. Date tiempo y regálate opciones. Tu enfoque de los cuidados puede ser creativo. Puede que te hayas sentido prisionero de tu ansiedad, pero no olvides que tú también tienes las llaves que pueden liberarte del dolor. Ahora es el momento de tomarlas y ver cuáles funcionan.

UNA OLA SOBRE LA QUE SURFEAR

¿Qué pasos te gustaría dar hacia tu bienestar, para crecer mental, física y emocionalmente, esta próxima semana? Si realizas un esfuerzo continuo, ¿cómo crees que te sentirás dentro de un mes, de seis meses o de un año?

CAPÍTULO 10

CUANDO SE TE ROMPE LA TABLA

Todo comenzó de un modo bastante rutinario con Sam. Quería hablar de la reciente ruptura con su pareja. Como persona *queer*, no binaria, blanca y atea, ya había ido a terapia antes y tenía una idea positiva de ella. La consideraba una «puesta a punto» para procesar su nueva situación sentimental. Aunque sentía cierta decepción porque la relación no había funcionado, no sentía angustia. Simplemente se estaba dando espacio para reflexionar y sentir. Así se hace, Glen Coco.

Pero entonces, las cosas cambiaron. De la noche a la mañana. Sam llegó a la sesión llorando. Ya le había visto otras veces con mucha angustia, pero le pasaba algo más.

—Sam, ¿qué está pasando? Está claro que algo va mal —le pregunté.

—No me lo puedo creer todavía..., pero la casa de mi familia se quemó la semana pasada.

—¿Qué?

Me quedé de piedra.

—Sí. Un incendio arrasó la ciudad muy rápido. Los vientos eran una locura. En un momento nos dijeron que evacuáramos y al siguiente estábamos conduciendo. Aún pudimos ver nuestra casa hecha cenizas. No me lo puedo creer.

—Sam, es realmente horrible. Lo siento muchísimo.

Nos sentamos juntos mientras lloraba. En ese momento, no existía otro lugar. Sam finalmente dijo:

—No puede haber pasado de verdad. Tengo tantos recuerdos de esa casa. Cenas de Nochebuena. Fiestas de cumpleaños. Tener un cachorro y jugar con él en el patio. Saber que todo eso ha desaparecido es devastador. No puedo aceptarlo.

Sentí que el corazón se me partía por Sam. Aunque no había vivido su dolor directamente, había sentido algo cercano. Como psicóloga californiana, muchos de mis clientes han sufrido el trauma de incendios devastadores, y casi pierdo el hogar de mi infancia. Mientras que nuestra casa familiar se salvó por los pelos del incendio Thomas en 2017, mi mejor amiga, también llamada Lauren, perdió la casa de su familia ese día, el día de su cumpleaños. Nunca olvidaré oírla decirme, mientras yo estaba sentada en un avión: «Ha desaparecido todo, Lauren. Mi casa ha desaparecido». Todos los recuerdos de nuestra infancia pasaron ante mis ojos: construir fuertes en el patio trasero, jugar con muñecas Barbie en su cuarto de juegos y disfrazarnos para Halloween en julio (siempre planeábamos nuestros disfraces con antelación, y aún hoy lo hacemos). Cuando me dio la noticia, me puse a llorar inmediatamente. No me importaba que la gente lo viera. Su hogar había desaparecido y no había forma de recuperarlo. Aunque guardo los recuerdos que allí sucedieron, me atormenta saber que el lugar donde todos tuvieron lugar ya no está aquí. Por eso, cuando Sam me dio la noticia de lo que había pasado con su casa, tuve una sensación de malestar por la conmoción que se sentía. Era una muerte en toda regla.

Cuando ocurre una tragedia como esta, la gente suele venir con algunas frases tóxicas de positividad. «Al menos no ha muerto nadie» o «Son solo cosas, las cosas se pueden reemplazar». Claro, todo eso es verdad. Pero es traumático que tu hogar, ese posible refugio que has conocido y amado durante años, quede arrasado en cuestión de horas. Es una sensación horrible conducir por tu barrio y no saber si tu casa seguirá en pie. Ciertamente, no iba a minimizar el dolor de Sam. Era un hito irremplazable de su vida que se había desintegrado en una sola noche.

Tengo un nombre para tragedias como esta: *palomitas malignas*. Lo aplico cuando, sin ton ni son, unos se salvan y otros no. Son estas palomitas malignas las que nos mantienen en vela por la noche: nunca sabemos cuándo puede estallar ese grano. Es suficiente para hacernos entrar en pánico si lo permitimos.

A Sam le habían golpeado unas palomitas malignas cuando su casa se quemó. Tal vez a ti también te han golpeado. A veces, simplemente se trata de estar en el lugar equivocado en el momento equivocado y que ocurra el peor escenario. Otras veces, sabemos que el dolor será inevitable. A veces lo ves venir y a veces no. Pero te quema la lengua de todas maneras.

El dolor puede ser inevitable, puede ser imprevisible. ¿Y qué hacemos con eso? Este libro, hasta ahora, ha tratado de enseñarte a surfear sobre las olas más grandes, pero, carajo, a veces la ola es demasiado grande. A veces nos rompe. Para eso es este capítulo: para cuando sentimos que la vida nos parte por la mitad. Cuando nos ha mordido un tiburón y parece que hemos perdido una pierna (o quizá realmente la hayamos perdido), ¿cómo nos curamos?

Por aquí es por donde hay que empezar: sal del agua. Deja de obligarte a nadar. Me encanta Dory, de *Buscando a Nemo*, pero en esto se equivocó. No «sigas nadando». No. Necesitas tomarte un descanso. Me sorprende cuántos clientes (y aquellos que no son clientes, a quienes les parece que no necesitan terapia) se obligan a seguir trabajando hasta el agotamiento para no tener que enfrentarse a la realidad de su dolor. Cuando hay ansiedad de por medio, puede resultar prácticamente imposible bajar el ritmo y dejar espacio para nuestra tristeza. Haremos cualquier cosa para evitar mirar cara a cara a nuestro dolor. Pero sorpresa: no importa lo rápido o lo mucho que intentes alejarte de tu dolor, sigue ahí, esperándote. Es mejor que reconozcas su presencia antes de que te obligue a hacerlo. Así que date un respiro y sal de ahí. No eres fuerte porque sigas forzándote a nadar; eres fuerte porque eres lo bastante valiente para llegar a tierra firme cuando lo necesitas.

Marca este capítulo entre tus favoritos si estás sufriendo en este momento. O guárdalo para un día lluvioso en el que recibas esa llamada que nunca quieres recibir. No es necesario que lo sigas en un orden determinado. Lo único que te recomiendo es que, a medida que puedas, te acomodes a tu dolor. En lugar de apartar la mirada, fíjate en la herida. Mira el dolor y lo que representa. Es difícil saber cómo curarse si no te enfrentas a él. Después de todo, ¿querrías que un médico te pusiera puntos si no estuviera dispuesto a ver el corte? Tenemos que reconocer nuestro dolor para darnos a nosotros mismos lo que necesitamos para recuperarnos.

DALE A TU CUERPO LO QUE NECESITA

Una de las formas más importantes de asimilar nuestro dolor es permitir que nuestro cuerpo procese físicamente lo que hemos perdido. Tanto si lloramos, temblamos, gritamos o incluso si vomitamos, debemos dejar que nuestro cuerpo haga lo que tiene que hacer. Puede que el cerebro piense que lo mejor es anular cualquier manifestación física de emoción, pero el cuerpo sabe exactamente cómo curarse si se le da permiso.

Esto puede ser tremendamente difícil si luchas contra la ansiedad. Cuando tenemos miedo, queremos ejercer el control, especialmente sobre nuestro cuerpo. Cuando una situación ya nos parece fuera de control, puede ser aún más angustioso sentir que también estamos a merced de nuestro cuerpo. Muchos intentamos cualquier cosa para evitar que nuestro dolor aparezca, hasta el punto de sufrir un ataque de pánico para sustituirlo. Cuanto más intentamos reprimir las lágrimas, la ira o la parte física de nuestros síntomas, más pueden estallar de la misma forma que intentábamos evitar. En cambio, si nos permitimos sentir plenamente nuestras emociones, tenderemos a notar más seguridad. Cambiar tu perspectiva sobre lo que hace tu cuerpo en el proceso de duelo es restaurador. No intenta hacerte daño. Al expresarse físicamente, está intentando curarte. No tendríamos que temer a nuestro cuerpo si supiéramos esto, porque recordaríamos que trabaja para nosotros, no contra nosotros. Tu cuerpo puede ser tu amigo, no tu enemigo.

En cambio, muchas personas luchamos contra nosotras mismas con uñas y dientes. Algunas incluso parecemos tener una habilidad mágica para aspirar nuestras lágrimas y que vuelvan a nuestros ojos. He visto a muchos clientes hacer eso mismo; cualquier cosa antes que llorar (cambiar de tema, reírse, beber agua, evitar el contacto visual, etcétera). Incluso en terapia, un lugar donde se invita a llorar, nos impedimos derramar una lágrima si podemos evitarlo. Y, sin embargo, llorar es increíblemente curativo para nuestro cuerpo. Cuando lloramos, no solo eliminamos las hormonas del estrés y otras toxinas, sino que también recibimos un chute de oxitocina y endorfinas. Esto ayuda a aliviar tanto el dolor físico como el emocional.[1] Por eso, cuando la gente dice que «solo necesita una buena llorera», lo dice en serio.

Te invito a dar la bienvenida a las lágrimas. Si te sientes capaz de llorar en un momento dado, permítelo para expresar tus emociones. No tienes por qué avergonzarte por sentir angustia.[2] Pero si te resulta difícil dar rienda suelta a las lágrimas, como les ocurre a muchas personas con ansiedad, que se han acostumbrado a aislarse de su cuerpo, prueba algunas de estas herramientas.

- Escucha música que te provoque tristeza, ira o cualquier otro sentimiento que quieras evocar.
- Visiona una película emotiva con cuya historia te sientas identificado (*Marley y yo*, *Un paseo para recordar* y *El diario de Noa* a mí me sirven).
- Escribe un diario mientras miras una foto de algo que te recuerde lo que te preocupa o lo que has perdido (mientras escuchas música, para añadir una capa adicional).

- Siéntate en el coche o conduce para dar una vuelta a solas: ese espacio tiene algo especial, sobre todo si, una vez más, estás escuchando música.
- Olvídate de las conversaciones triviales. Di algo que sientas de corazón y profundiza hablando con alguien. Deja las bromas a un lado durante un rato y comparte la verdad de lo que sientes.

Soy consciente de que puede sonar un poco masoquista a estas alturas, pero, de verdad, tomarse tiempo para procesar emocionalmente la pérdida es primordial. Ya tienes esos sentimientos dentro de ti, y necesitas dejarlos salir. Si no lo haces, es probable que sientas que la tristeza se manifiesta en forma de malestar físico. El cuerpo quiere equilibrarse cuando sentimos dolor. En esto no estamos muy lejos de nuestros congéneres los animales. La respuesta de lucha-huida-congelación está arraigada en cada persona, y cuando experimentamos un factor estresante o una pérdida, el cuerpo quiere reaccionar físicamente para buscar de nuevo la homeostasis. Negarnos esta necesidad instintiva es una forma de tortura personal. No es necesario que te hagas esto.

El doctor Peter Levine ha realizado investigaciones increíbles sobre cómo procesa nuestro cuerpo el estrés, incluido el trauma.[3] Su trabajo comenzó cuando observó que los animales mostraban espasmos físicos y se agitaban para completar el ciclo de lucha-huida, sobre todo después de quedar atrapados en estado de congelación.[4] Por ejemplo, cuando un oso polar ha pasado por un estado de *shock*, se sacude y jadea. Al hacerlo, descarga las hormonas del estrés que, de otro modo, quedarían atrapadas en su cuerpo. Es un proceso completamente normal que regula el estado del animal después de haber sentido miedo. No juzgamos al oso polar por hacer lo que tiene que hacer.

Ahora, veamos nuestra respuesta humana. Aunque también queramos sacudirnos, temblar, llorar y reaccionar físicamente, lo bloqueamos cuando nos sentimos alterados. Aprendemos desde pequeños que somos «críos» o que estamos «locos» si expresamos nuestra angustia. Nos dicen que tenemos que ser «valientes» y, a medida que crecemos, pensamos que estamos «siendo fuertes» al bloquear cualquier respuesta física que pueda indicarnos a nosotros o a los demás que sentimos miedo o que algo nos conmociona. El problema es que, cuando hacemos esto, las hormonas del estrés que se liberan, independientemente de nuestra reacción externa, quedan atrapadas en nuestro cuerpo como una pelota de pimpón. Incapaces de procesarlas, empezamos a tener dolores de cabeza, molestias gastrointestinales, niebla cerebral, dolores corporales y agotamiento. A veces sentimos una cierta disociación, y nos movemos por la vida como en una nebulosa. Aprendemos a sentir resentimiento contra nuestro cuerpo, a pesar de que siempre ha intentado ayudarnos. Al poco tiempo, nos sentimos totalmente aislados de él, y solo le prestamos atención cuando nos produce dolores que no podemos ignorar, como un ataque de pánico o una enfermedad tan grave que nos mantiene en cama. De hecho, hay estudios que demuestran que el estrés prolongado (por ejemplo, por ignorar el dolor) puede aumentar el riesgo de desarrollar trastornos autoinmunes y enfermedades infecciosas graves, lo que justifica la importancia de prestar atención al cuerpo.[5]

Y aquí entra en juego el método de Levine. En lugar de endurecer el cuerpo o ignorarlo por completo, nos invita a acoger las sensaciones corporales, lo que él denomina *experiencia somática*.[6] Esto puede incluir permitir que el cuerpo se sacuda, tiemble y se autorregule según lo necesite.[7] Si te parece extraño, vas por buen camino. Nos han socializado para pensar que perder el control de nuestro cuerpo es «raro». De hecho, la única forma en que este tipo de movimientos se han considerado medianamente apropiados socialmente es al bailar (pero incluso entonces, muchas veces es producto de que la gente se «suelta» con alcohol y, aun así, nos encanta juzgarnos unos a otros desde la barrera).

El hecho de aceptar tu cuerpo en todo su descontrol suena desconcertante si no tienes esa costumbre. De hecho, es probable que te hayan educado para sentir aversión hacia él, pensando que algo va «mal» si tu cuerpo no hace exactamente lo que le ordenas. Suena contraintuitivo aceptar o incluso invocar la sensación de que el cuerpo está fuera de control. La ansiedad nos dice que «estamos perdiendo la cabeza» si no controlamos nuestras sensaciones físicas. Que el cielo nos libre de que alguien nos vea temblar, llorar o mostrar miedo con la voz entrecortada, la boca pastosa o sudando. Pero como demuestran los vómitos para liberar el cuerpo de toxinas cuando estamos enfermos o los temblores durante el parto, nuestro cuerpo tiene una sabiduría innata sobre lo que necesitamos. Si mostramos la disposición necesaria para rendirnos a lo que nos dice, podemos atravesar nuestro dolor y nuestro proceso de una forma mucho más orgánica. Eso no significa que no siga doliendo. Simplemente no tendremos el miedo añadido o el agotamiento de intentar evitar la curación natural (y reparadora) del cuerpo.

El problema es que pensamos que sabemos más que nuestra biología. No confiamos en nuestro cuerpo. Como resultado, sentimos una desconexión o un miedo constante respecto a lo que nuestro cuerpo pueda hacernos.

¿Qué pasaría, sin embargo, si las reacciones de tu cuerpo no justificaran la vergüenza? ¿Qué pasaría si tu cuerpo pudiera hacer lo que tiene que hacer sin que tú lo juzgaras, o sin el miedo de que alguien más lo hiciera?

Sé que, en lo que se refiere a mi propia fobia, mi miedo se debe enteramente a perder el control de mi cuerpo y, lo que es peor, a que otras personas se sientan asqueadas por ello. Se reduce a un miedo primario a la vergüenza. Tengo que recordarme a mí misma que los demás pueden tener compasión si me pongo enferma (aunque yo pueda carecer de ella por mí misma y por los demás, tristemente). Mi cuerpo solo intenta cuidarme.

Del mismo modo, muchas personas tenemos un miedo profundamente arraigado a sufrir una humillación y, en última instancia, un rechazo, ya sea social, emocional o físico. Por eso nos disculpamos cuando lloramos delante de los demás. Por eso no bailamos en público ni vamos a una clase de gimnasia en la que otras personas puedan vernos mover el cuerpo. Dejamos que nuestros hijos muevan el cuerpo exactamente como quieren, pero por alguna razón, cuando nos hacemos mayores, no se nos permite jugar de la misma manera. ¿Y qué pasa cuando alguien tiene un movimiento incontrolable? Los temblores son para nosotros un signo de malestar. Intentamos ocultárselos a los demás, aunque sean un indicador de que el cuerpo está intentando restablecer el equilibrio.

Si te avergüenzas de tu cuerpo o te preocupa que los demás piensen que tu respuesta a una angustia dolorosa es «excesiva» si tienes una reacción física, la toxicidad del trauma o la pérdida seguirán atrapadas en tu interior. *Tu cuerpo también necesita trabajar la pérdida, no solo tu cerebro.* Como hemos dicho antes, todo está interconectado. Tu cerebro no solo necesita hablarlo, tu cuerpo necesita sentirlo. He aquí algunas formas útiles de experimentar sensaciones somáticas. Por supuesto, fíjate en lo que te resulte cómodo y factible. Ve a un ritmo que funcione para tu cuerpo: respeta lo que necesitas y lo que puedes hacer.

- Practica algunos ejercicios que permitan que el cuerpo se sacuda (una clase de barra de *ballet* es estupenda para esto, así como los ejercicios de liberación de tensión y trauma).[8]
- Literalmente, *shake it off* («quítatelo de encima») con baile, como recomienda Taylor Swift.
- Haz ejercicios de *tapping* (técnica de liberación emocional o EFT, por sus siglas en inglés).[9]
- Date un masaje o haz una sesión de estiramientos.
- Siéntate en una mecedora, balancéate hacia delante y hacia atrás. Igual que a los bebés los tranquiliza mecerse, ¡a la gente adulta también!
- Acude a una clase de yoga, pilates u otro movimiento corporal.
- Sal a correr o a pasear, y observa cómo trabajan juntas la respiración y todas las partes de tu cuerpo.

Tu cuerpo tiene una sabiduría innata. En nuestra sociedad occidental, llegamos a estar muy aislados de esa sabiduría. Me sorprende que en todos mis años de formación clínica hayamos recibido mucha información sobre intervenciones cognitivas y, sin embargo, rara vez hayamos tratado el trabajo corporal. El otro día, cuando le hablé a una colega psicóloga del poder de la terapia somática, me respondió: «¿Qué es eso?». Esto demuestra lo poco que nos han enseñado en nuestro campo a apreciar el poder del cuerpo.

Lo cierto es que la experiencia somática no se ha estudiado tanto como la terapia cognitivo-conductual. Pero ¿significa eso que debamos ignorarla, si está curando a la gente? Nuestros cuerpos pueden decirnos tanto como nuestros cerebros, si tenemos la disposición necesaria para escuchar. Así que, de la forma más amable, a lo mejor quieres empezar a prestar atención y a sentir curiosidad por los mensajes que tu cuerpo intenta decirte. Ve con calma y conoce al amigo —no al enemigo— que es tu cuerpo. Tu cuerpo sabe cómo superar tus penas, si se lo permites.[10]

CUANDO NECESITAS QUEDARTE EN TIERRA FIRME

Como he dicho antes, hay momentos en los que necesitas salir del agua por completo. Quizá sea cuando muere tu mascota, cuando tienes un aborto espontáneo o cuando te diagnostican una enfermedad. Se nos anima mucho a seguir adelante con nuestro dolor y, a veces, no tenemos elección. Pero en este punto me gustaría sugerir que, si tienes espacio para tomarte un respiro, lo hagas. A menudo nos sentimos débiles si necesitamos un descanso. Volvemos a trabajar una semana después de que finalice nuestro divorcio o nos quedamos en la universidad cuando estamos lidiando con las secuelas del fallecimiento de uno de nuestros padres. Pero escúchame bien: no tienes por qué aguantar. Si necesitas salir del agua, hazlo.

Ya te estoy oyendo: «Pero mantenerme haciendo algo me permite olvidar el dolor. Me ayuda a sobrellevarlo». Pero ¿es así de verdad? Aunque quizá mantengas cierto ajetreo, al final tienes que enfrentarte al fantasma del dolor que acecha en tu sombra. Nunca es buen momento para el dolor. No conozco a nadie que diga: «Sí, ahora sería un buen momento para que se muriera mi hermana. Estoy preparado». Exacto, no lo ha dicho nadie nunca. Puedes intentar posponer tu dolor, pero créeme, seguirá esperándote. Pero hay más...

Probablemente te suene raro, pero en cierto modo, el duelo puede llegar a sentar bien. Cuando honramos lo que hemos perdido, estamos reconociendo la importancia que ha tenido en nuestras vidas. Es difícil llorar por algo si no te importa. Y no quiero decir que debas sentirte culpable si no te sientes mal por una pérdida reciente, pero hay una diferencia entre ignorar un dolor que está claramente ahí y forzar sentimientos que no estaban ahí para empezar (lo cual también es algo perfectamente normal, por cierto). En última instancia, honrar nuestro dolor es una forma de honrarnos a nosotros mismos. Es una forma de autocuidado. Cuando reconocemos que nuestro proceso de curación es más importante que los plazos de la universidad, el trabajo o la comodidad de nuestros amigos, nos estamos dando un poderoso mensaje de amor propio.

Esto fue algo que tuve que recordarle a Sam. Se disponía a ponerse manos a la obra con todo lo que había que hacer después de que su casa se quemara. Estaba enmascarando su agotamiento emocional procurando agotarse físicamente con una lista interminable de cosas por hacer. No dejaba que aflorara ninguna emoción porque se había centrado en sus tareas. Su cuerpo comenzó a deteriorarse. Dejó de dormir bien, de comer bien, de hacer ejercicio, y se quedó simplemente soportando su tristeza, lo que le provocó una profunda fatiga. Le dolían el estómago y la cabeza, y la piel se le quedó pálida. Tenía un aspecto desolador, y así se sentía, pero tenía la sensación de que debía volcarse en su trabajo como única forma de sobrellevarlo.

Un día se lo dije en una sesión.

—Sam, me preocupa que no te estés cuidando. Me doy cuenta de que tu cuerpo está sufriendo. Creo que intenta decirte algo.

Titubeó.

—Pero ¿qué pasará si lo hago todo con más tranquilidad? ¿No me sentiré peor?

—Puede que al principio sí. Puede que sientas por completo toda la tristeza y el dolor. Pero ya no desperdiciarás tanta energía intentando combatirlo. ¿Qué crees que está tratando de decirte tu cuerpo?

Me di cuenta de que Sam lo sabía.

—Que necesito hablar con él. Que necesito escucharlo.

—¿Qué te impide hacerlo?

En el caso de Sam, no se trataba de que tuviera miedo de la reacción de su cuerpo. Solo le preocupaba que nadie estuviera allí para recogerlo si se desmoronaba. Aunque había gente que se ofrecía a ayudarlo, Sam rechazaba ese apoyo siempre.

Quizá te estés dando cuenta de que a ti también te pasa esto. Tal vez no dejas que los demás te ayuden cuando sufres, porque eso significaría que tendrías tiempo para frenar y guardar cierto reposo. Tendrías tiempo para percibir tus sentimientos, y esa idea te asusta. Pero quizá podamos empezar a permitirnos aceptar la ayuda de los demás cuando nos la ofrezcan o, mejor aún, podemos pedirla. No pasa nada por pedir ayuda; no eres una carga ni un inconveniente si lo haces. Si los demás no tienen la capacidad necesaria para ayudarte, son ellos quienes tienen que poner los límites. Pero no hace falta que levantes ese muro de antemano.

Muchos hemos aprendido a odiar la idea de descansar y mirar en nuestro interior porque tenemos miedo de lo que podemos encontrar. A menudo huimos de nuestros sentimientos porque tenemos miedo de su poder y de lo que puedan llegar a ser. Muchos de nosotros aceptamos un estado de ansiedad bien localizada y omnipresente porque amortigua la tristeza, la ira y la decepción que podrían estar cociéndose a fuego lento en nuestro interior. Incluso si el dolor es tan fuerte que tenemos que prestarle atención, sentimos que tenemos que superarlo lo antes posible. Intentamos marcar un tiempo a nuestro dolor. Nos decimos que debemos «volver a la normalidad» lo antes posible. No vaya a ser que molestemos a alguien o hagamos que otra persona se sienta incómoda por culpa de nuestro dolor.

Cuando te encuentras en un periodo de tristeza es justo cuando más necesitas cuidarte. Lo de poner un reloj con la cuenta atrás sobre cuánto tiempo tienes para descansar no te va a ayudar. Tómate el tiempo que necesites. Cuando empiezas a ponerte límites diciéndote cosas como «ya debería haberlo superado» o «no tendría que seguir tan triste por esto», solo estás avergonzándote aún más. Te sientes como te sientes. Y no pasa nada. Después de todo, si un amigo estuviera sufriendo, ¿le dirías «ya han pasado seis meses, se te acabó el tiempo: sigue adelante». Probablemente no. Entonces ¿por qué te pones estos parámetros tan duros? No vas a ser impresionante porque superes tu duelo antes. Siento decírtelo, pero no hay ningún trofeo para quien supere el duelo con mayor rapidez. Es un récord que no quieres tener.

Todos hemos sufrido colectivamente a nuestra manera en los últimos años. Tanto si hemos perdido a seres queridos a causa de la COVID-19, como si no hemos podido asistir a nuestra ceremonia de graduación o hemos tenido que dejar nuestro trabajo para quedarnos en casa y cuidar de nuestra familia, todo el mundo ha sufrido sus propias pérdidas. No sé cuántas veces he oído a mis clientes minimizar su propio dolor. Decían: «No debería estar triste. Otra gente lo tiene mucho peor que yo». Claro, siempre hay alguien que lo tiene «peor» que tú. Pero ¿estás triste? ¿Sientes decepción? Eso es todo lo que se necesita para conseguir un boleto dorado a las puertas del dolor. Nadie quiere ir allí, pero no hay pases vip que garanticen a qué atracciones puedes subir. No necesitas comparar tu dolor con el de las demás personas. Lo que es, es. Nadie pueda arrebatarte cómo te sientes, y eso incluye cómo te tratas a ti mismo.

Intento dar ejemplo a mis clientes. Nunca ocultaré por lo que estoy pasando si va a afectar potencialmente a cómo me presento en la sesión. Para mí es importante que mis clientes sepan que soy un ser humano real, igual que ellos. Espero que puedan establecer límites si necesitan un descanso, así que quiero mostrarles que yo también lo hago. Me acuerdo de la ocasión en la que tuve que tomarme un tiempo libre cuando casi pierdo a Mochi. Aún no había cumplido los cinco años y llevaba meses perdiendo peso de forma gradual e inexplicable. Las cosas dieron un giro a peor cuando salió de la anestesia después de hacerle una ecografía. Descubrimos que Mochi tenía septicemia y en la clínica veterinaria me dijeron que tenía un 50 % de posibilidades de sobrevivir, y que nos llamarían durante la noche si no sobrevivía. Nunca había tenido tanto miedo a que sonara el teléfono.

Por suerte, el teléfono no sonó esa noche, pero Mochi pasó unas semanas angustiosas hasta que se recuperó (incluso le pusieron una sonda de alimentación). Sinceramente, no me había sentido tan triste en mi vida. Recuerdo que estuve sollozando durante días. Incluso pedí un gato siamés de peluche por Amazon para tener algo que abrazar. Guardé los mechones de pelo que dejaba por la casa (sí, así de angustiada estaba). Si bien no murió, seguí conmocionada y angustiada por haber estado a punto de perderlo. Durante ese tiempo, no pude atender a mis clientes. Podría haber intentado pasar por alto el sufrimiento e ignorar el dolor, pero les habría hecho daño a ellos y a mí misma. Durante ese tiempo, tuve dos prioridades: ayudar a Mochi a curarse y dejar espacio para mi propio dolor emocional. Gracias a Dios (y a un increíble equipo veterinario con medicina moderna), Mochi se recuperó. Siempre recordaré cómo, cuando por fin pudimos llevárnoslo a casa, levantó la cabeza y empezó a ronronear como nunca le habíamos oído hacer. Estaba tan contento como nosotros de poder volver a casa.

Escribo esto en el aniversario de aquella terrible experiencia y soy muy consciente de lo traumática que fue para mí. Mochi es casi como un hijo y haría cualquier cosa por él. Nunca había estado tan angustiada, y el peso de mi angustia me tomó por sorpresa. Podría haberme avergonzado a mí misma en el proceso de duelo, diciéndome que lo superara de una vez. Habrá quien piense: «Bueno, Lauren, a ver. Que solo es un gato». Podría haberme vuelto una amargada: jurarme a mí misma que tener un gato fue un error porque la idea de perderlo me dolía mucho y que, por lo tanto, nunca volvería a tener uno. Podría haberme resentido por lo mucho que costaron todas sus facturas médicas. Podría haber intentado tragarme las lágrimas y mantener la compostura.

Pero yo veo el dolor de otra manera. Lo veo como un reflejo de lo profundamente que amas a algo o a alguien. Cuando las lágrimas brotaron sin control, lo que hicieron simplemente fue decirme lo mucho que amaba a ese pequeño ser, con todo mi corazón. Claro que es un gato. Pero es mi gato y me ha dado más amor y consuelo que cualquier otro ser vivo (lo siento, Greg, aunque tú también eres genial). Sé que esto también es así para mucha gente que tiene mascotas. Os dan un cuidado y una compañía como nadie más. Esa relación es indescriptible. Cuando los perdemos (o casi), está bien sentir su magnitud. No es insignificante.

Así que sea lo que sea por lo que estés pasando o vayas a pasar en algún momento, tómate el tiempo que necesites. Ya hayas perdido una mascota, un trabajo, un hogar, un matrimonio, un bebé..., no lo hagas de menos de ninguna manera. Fue tuyo durante un tiempo precioso. No tenerlo más puede ser una pérdida muy profunda. Tampoco tiene sentido juzgar tu forma de llorar. Permítete honrar lo que ha sido excepcional para ti. Era muy importante que ayudara a Sam a convencerse de eso. El hogar que le era tan querido ya no sería lo que era. No habría vuelta atrás, aunque lo reconstruyeran. Se trata de un dolor que no vale la pena ignorar. Nos tomamos el tiempo necesario en nuestras sesiones para reflexionar sobre el significado de ese hogar: cómo llegó a comprender su identidad de género y a enamorarse por primera vez en esa casa. Se alejó de sus padres y volvió a acercarse a ellos en esa casa. Como en la canción de Miranda Lambert, fue una casa que construyó Sam.

Mientras procesas tu propio duelo, comprueba si puedes empezar a dejar entrar a la gente. No tienes que guardar tu dolor como un secreto vergonzoso. No tienes que sollozar en silencio ni fingir que no lloras con una de esas excusas tontas de «son las cebollas». Déjate echarte a llorar. Hazte un ovillo. Las personas que te quieren también quieren estar a tu lado. Haz lo que necesites para recuperarte, aunque eso signifique no hacer nada más que llorar, reflexionar y quedarte con tranquilidad en un sitio. No hay una forma correcta de sobrellevar un duelo. Nadie debería presionarte, ni siquiera tú, sobre cómo proceder.

DEJA QUE TE AYUDE UN SOCORRISTA

A veces sentimos que tenemos que soportar el sufrimiento a solas. No es así. Aunque es bueno tomarse un tiempo para reflexionar, no eres una carga para los demás si sufres. No es necesario que cuentes todo lo que has pasado (a menos que quieras hacerlo), ya que algunos estudios sugieren que puede no ser muy útil.[11] Lo que sí resulta efectivo es permitir que los demás te apoyen, ya sea con comidas, conversaciones o simplemente viendo juntos una película. No tienes por qué avergonzarte de tu dolor ni minimizarlo de ningún modo para que otra persona se sienta más cómoda. Eres un ser humano con un corazón que late. A veces, ese corazón sangra cuando hemos perdido algo extraordinario. No pasa nada.

No tienes que sentirte culpable por pedir lo que necesitas. A veces, las personas pueden sentirse inundadas por su propia ansiedad y retirarse cuando más las necesitas; no es porque no se preocupen por ti. Es más probable que tengan miedo de hacer o decir algo equivocado cuando ya estás en apuros. Por eso no hay que tener timidez a la hora de mostrar con claridad cómo pueden ayudar. Pídeles comida. Pídeles que te ayuden con tus hijos.

Aunque los socorristas están entrenados para buscar a personas que se están ahogando en silencio, no está de más levantar la mano y decir exactamente lo que necesitas si puedes.

Al mismo tiempo, si estás leyendo esto y quieres apoyar a alguien que está sufriendo, no tengas reparos en lanzarte. Es mejor dar un paso en falso (por ejemplo, no decir exactamente lo correcto o quedarse demasiado tiempo) que no estar presente. Lo más importante es recordar que lo que más se necesita es tu presencia. No puedes reemplazar lo que se ha perdido, pero puedes suavizar los bordes afilados del nuevo vacío.

Y por mucho que podamos ayudarnos entre la gente, a veces el socorrista al que más necesitamos dejar entrar es a nosotros. Reconoce el cambio que se ha producido en tu vida. Reflexiona sobre lo que has vivido y cómo te ha cambiado, para bien, para mal y sin juzgarte. Empieza a elaborar un relato de lo que has vivido. Es útil anotar los recuerdos de la persona que has perdido, la experiencia que has tenido o lo que el viaje ha significado para ti. Fíjate en los sentimientos que te embargan: ¿lo que sientes es sorpresa, confusión, decepción o enfado? Deja hueco para que afloren esos sentimientos sin juzgarlos. La idea de procesar tu experiencia no significa que «encuentres la razón» de por qué las cosas sucedieron como sucedieron. Como suele ocurrir con el duelo o el trauma, no hay una buena razón. Podemos aprender y crecer a través de la experiencia, pero parte del procesamiento es asumir la realidad de que a veces esas palomitas malvadas golpean tu vida y que son muy terribles.

Algo que puedes hacer mientras procesas tu pérdida es honrar lo que ha sucedido. Aunque es posible organizar un ritual público, como un funeral, el 80 % de las personas utilizan un ritual privado para reflexionar sobre lo que les ha sucedido.[12] Esto puede tener un efecto palpable si lo que estás buscando es cerrar una ruptura, un cambio de trabajo o el final de una amistad. Lo hago a menudo con mis clientes, incluso con Sam. Decidió que quería enmarcar una foto de su casa y ponerla en su nueva habitación. Era una forma de rememorar los recuerdos que encerraba el hogar familiar. No quería olvidar nada, y la foto era una forma de recordarle su importancia. No se trataba de un recuerdo que quisiera olvidar.

Tú puedes organizar tu propio ritual, ya sea algo que hagas una vez, a diario o en un aniversario. Puede ser una forma saludable de procesar el dolor, en lugar de alejarlo. Contar con un ritual también puede integrar la pérdida en la experiencia cotidiana más a menudo: no tiene por qué dar la sensación de que se trata de un recuerdo lejano que se desvanece cada vez más. He aquí algunas formas de incorporar un ritual de duelo a tu vida:

- Lleva algo que represente la pérdida (un collar, un anillo, etcétera).
- Hazte un tatuaje que simbolice la relación.
- Visita un lugar que te traiga recuerdos importantes relacionados con la pérdida.
- Coloca una foto que te recuerde la relación, ya sea en un marco, en tu teléfono o en la pantalla de tu computadora.
- Lleva contigo algo que te haga sentir más unido a tu pérdida.
- Escribe una carta a la persona o sobre la experiencia que has perdido.
- Enciende una vela mientras reflexionas o meditas sobre lo que ahora te falta.
- Escucha una canción que te recuerde lo que ha cambiado.

UNA OLA SOBRE LA QUE SURFEAR

¿Hay alguien en tu vida que esté sufriendo y a quien te gustaría apoyar? ¿Hay alguien a quien podrías dejar entrar en tu vida para que te apoye? ¿Cómo puedes honrar las pérdidas que has experimentado con más intencionalidad?

CUANDO TIENES MIEDO DE LA OLA QUE SE AVECINA

El duelo es inevitable. Una parte de lo que nos produce ansiedad a muchos de nosotros es que no siempre sabemos cuándo o de dónde vendrá. Esta imprevisibilidad es lo que nos sacude hasta la médula. Y como dudamos de nuestra capacidad para afrontarlo, nos preocupa estar a una sola ola del colapso total. He visto a muchos clientes luchar contra esta forma de ansiedad anticipatoria: les aterra la idea de perder algo que aprecian, hasta el punto de que a veces no quieren meterse en el agua. ¿Por qué tener una mascota si sabes que va a morir? ¿Por qué enamorarse sabiendo que la relación terminará algún día? ¿Por qué intentar tener un bebé cuando tantas cosas pueden salir mal? La posibilidad de sufrir un desengaño amoroso puede ser suficiente para que se nos pare el corazón. Dejamos de vivir nuestra vida al máximo porque tenemos un miedo inmenso a la grieta que podría hacer añicos nuestro vaso.

Esta ansiedad anticipatoria puede desembocar rápidamente en ansiedad por separación. La gente suele pensar que se parece a lo que siente el niño de cuatro años que se agarra a los pantalones de su madre cuando lo dejan en preescolar, pero déjenme decir que he visto a muchos adultos agarrarse metafóricamente a los pantalones de sus seres queridos. De hecho, alrededor del 6,6 % de la población adulta padece trastorno de ansiedad por separación, y el 77,5 % informa de que la aparición inicial se produjo durante la edad adulta.[13] Por lo tanto, aunque pensemos que solo los niños pequeños tienen dificultades para despedirse de mamá cuando llega la hora de ir a la escuela, en realidad muchas personas, sobre todo las que somos propensas a la ansiedad, tenemos dificultades para despedirnos (o ante la posibilidad de tener que hacerlo).

Es comprensible que temamos el día en que dejemos de tener a nuestros seres queridos a nuestro lado. Nuestra programación incluye ser criaturas sociales profundamente conectadas. No tener a nuestros seres queridos a nuestro lado es un pensamiento que desarticula a mucha gente. Pero hay una diferencia entre preocuparse de vez en cuando por el posible día en que perdamos a alguien querido y sufrir de modo agónico todo el tiempo, pensando en cuándo llegará ese día.

Antes de continuar, dediquemos un momento a evaluar lo intensa que puede llegar a ser para ti la ansiedad por separación.[14] Piensa cuántas de estas afirmaciones son ciertas en tu caso.

1. Temes despedirte de tus seres queridos y pospones separarte de ellos.
2. Evitas pelearte con tus seres queridos porque te da miedo que quizá sea la última vez que los veas.
3. Controlas a tus seres queridos a diario para asegurarte de que están bien y te sientes culpable si te olvidas de contactar con ellos. Puede que incluso vigiles su comportamiento y su salud, para asegurarte de que no se están poniendo en un posible peligro.
4. Las vacaciones pueden ser especialmente nostálgicas y agridulces; te preguntas si será la «última vez» que estén todos juntos.
5. A menudo tienes visiones o pesadillas sobre lo peor que les puede ocurrir a tus seres queridos.
6. Aunque necesites tiempo a solas, te obligas a estar con los demás porque sientes la presión de que podría ser vuestra última oportunidad de pasar tiempo de calidad juntos.
7. Sientes que nunca volverás a estar bien una vez que tu ser querido fallezca o si te deja.
8. Te cuesta salir de casa o del lugar donde viven tus seres queridos. Prefieres estar con tu gente antes que ir a algún sitio nuevo sin nadie o conocer gente nueva.
9. Sueles tener síntomas somáticos (dolores de cabeza, náuseas o síntomas de pánico) cuando se acerca o se produce una despedida.
10. Cada vez que suena el teléfono, te preocupa que haya ocurrido algo malo.

Si todo esto te resulta familiar, no eres la única persona a la que le pasa. Yo diría que en nuestra generación se ha producido un repunte de la ansiedad por separación. ¿Por qué? Porque nuestras vidas son muy impredecibles. Las cosas han cambiado de una forma drástica. Nadie se siente seguro, ningún lugar parece seguro. Mucha gente se niega a ir al cine, a centros comerciales o a conciertos por miedo a lo que pueda pasar. La cruda realidad es que nunca sabemos cuándo nos pueden arrebatar a quienes amamos.

A pesar de que ahora se considera que nuestro mundo es un lugar más seguro de lo que era incluso en la década de 1990 (que, como auténtica *millennial*, considero la época dorada de las Spice Girls y de las películas originales de Disney Channel), no confiamos en nuestra seguridad en este mundo.[15] De hecho, aunque la mitad de los estadounidenses afirman sentirse inseguros en algún momento todos los días, más del 75 % de los estadounidenses más jóvenes, de entre veinticinco y treinta y cuatro años, declaran que se sienten nerviosos por su seguridad a diario. Esto significa que solo el 25 % de los jóvenes adultos se sienten seguros cuando se desplazan. El 50 % de la gente no utiliza un servicio de transporte compartido porque lo considera peligroso. No confiamos en los demás, y ni siquiera sentimos la seguridad de encontrarnos en nuestros propios hogares. El 42 % de las personas, cuando estamos a solas en casa, sentimos cierta desprotección, yo incluida.[16]

Yo diría que el 11 de septiembre fue un acontecimiento determinante que configuró el sentido de la seguridad en el mundo para los *millennials* y la generación Z, del mismo modo que la crisis de la COVID-19 probablemente configurará el de la generación alfa. En un fatídico día de otoño, lo que comenzó como una mañana de martes aparentemente normal se convirtió en una de las tragedias más épicas de nuestro tiempo. Fuimos testigos de una terrible oleada de muerte y destrucción en nuestras pantallas de televisión mientras nos comíamos unos Cheerios. Todo cambió. De repente, ya no había ningún sitio seguro.

Cualquier lugar y cualquier persona podían ser un objetivo. Esta imprevisibilidad y esta demostración pública de trauma cambiaron para siempre nuestro sentido de la estabilidad. Y aunque es posible que la generación Z no recuerde de un modo tan consciente la experiencia, lo cierto es que ha crecido en un mundo en el que sus padres tuvieron que interiorizar un terrorismo tan brutal.

Muchos clientes me han contado que el 11-S fue un acontecimiento transformador que cambió su forma de ver el mundo. Fue la primera vez que su ansiedad se disparó. Perdimos la sensación de control (algo que, para empezar, nunca tuvimos). Incluso hoy día veo a clientes sufrir ataques de pánico cuando oyen que Kim Jong-un está probando un nuevo misil. La gente siente el caos porque Putin invade Ucrania. En Estados Unidos, es raro que pase una semana sin que oigamos hablar de algún tiroteo a gran escala; las únicas preguntas son cómo de cerca sucedió esta vez y cuántas personas murieron o resultaron heridas. La imprevisibilidad de la violencia es suficiente para inquietar a todo el mundo. Así que tiene sentido que suframos más ansiedad anticipatoria que antes: nunca sabemos si será la última vez que abracemos a nuestros seres queridos.

En lo que se refiere a una pérdida, sobre todo si es inesperada y trágica, es prácticamente imposible saber cuándo llegará ese día. Sin embargo, podemos elegir, y aquí reside tu poder. Podemos elegir luchar constantemente contra la idea de que quizá perdamos a nuestros seres queridos de forma trágica o experimentar una pérdida profunda, o podemos aceptar la realidad de que todo es posible.

Esto no significa que actuemos sin lógica. Aunque todo puede ocurrir, debemos tener en cuenta que la probabilidad de que nuestros peores temores se hagan realidad es en realidad bastante baja. Por ejemplo, es más probable morir de una sobredosis accidental de opiáceos que de un accidente de tráfico. Las probabilidades de morir por violencia armada son, de media, del 0,0045 %. ¿Y morir por ser pasajero de un avión? Según el Consejo Nacional de Seguridad, en 2020 se produjeron muy pocas muertes como para calcular siquiera las probabilidades.[17]

Al mismo tiempo, tenemos que reconocer que vivimos en un mundo con enfermedades, desastres naturales y muy distintos motivos de angustia. Una de cada seis personas morirá de una enfermedad cardiaca y una de cada siete morirá de cáncer. Una estadística que me impresionó fue saber que, en 2020, una de cada doce murió de COVID-19.[18] Además, en 2021, Emergency Events Database informó de que se produjeron 432 desastres naturales en todo el mundo, que afectaron a 101,8 millones de personas, y que murieron 10.492.[19] Y la realidad es que todo el mundo, en algún momento, perderá a un ser querido. El cien por ciento. Aunque sea inevitable, probablemente se trate de algo difícil de aceptar.

Cuando te han programado para considerar tu ansiedad como un factor de protección que podría prevenir mágicamente el dolor, inclinarse hacia esta noción de aceptación es más que contraintuitivo. En cierto modo, da la sensación de que nos rindiéramos, como si no nos importara lo suficiente si no nos preocupamos hasta la saciedad. Pero esa es la cuestión: tu ansiedad no será la gracia salvadora que te proteja de tu dolor. Ese dolor llegará (o no) independientemente de tu ansiedad. Creer que tu ansiedad te está sirviendo es una premisa falsa. Solo está exacerbando tu angustia.

Esto nos lleva a la pregunta: ¿qué pasaría si renunciaras a tu ansiedad? Sé que no es tan sencillo, ya que a menudo nos invade de forma automática e incontrolable. Pero ¿qué pasaría si dejaras de ver tu preocupación como algo que te protege? ¿Y si, en lugar de eso, creyeras que tienes la capacidad de afrontarla, que tu dolor no es algo que haya que temer, sino que hay que aceptarlo como parte de la condición humana?

Vivimos en un mundo roto. Ocurren cosas malas, pero de forma constante, por mucho que las noticias quieran hacernos creer lo contrario. Nos inundan los acontecimientos negativos y puede parecer que son la mayoría y no la minoría de nuestras experiencias. No es casualidad que, a medida que el ciclo de noticias se ha convertido en algo que dura veinticuatro horas y las pantallas de nuestros teléfonos llenas de lo mismo se han vuelto interminables, nuestra salud mental se haya deteriorado. La gente puede llegar a creer cualquier cosa en las redes sociales y a decir que es verdad. Nos suministran un algoritmo específico que sabe exactamente cómo satisfacer nuestros miedos específicos. Lo veo todo el tiempo cuando mi comunidad en TikTok me dice que mis publicaciones sobre la ansiedad por separación, el apego ansioso y la ansiedad de alto funcionamiento son temas que les tocan demasiado de cerca. Y cuando miramos los celulares, entramos fisiológicamente en cortocircuito, ya que a menudo discutimos tanto con gente que conocemos como con extraños, mientras intentamos distinguir entre realidad y ficción.

Esto no ocurría en generaciones anteriores, que se enteraban de las noticias por el periódico de la mañana y los telediarios de la noche. Ahora tenemos un chorreo constante de información, cada vez más gráfica, incendiaria y polarizada. El hecho de estar constantemente conectado es adictivo, ya que alimenta nuestra ansiedad. Nos sentimos bien empapándonos de información. Nos alivia saber que no nos estamos perdiendo nada. Sin embargo, este comportamiento de comprobación acaba intensificando nuestra ansiedad. De hecho, una encuesta realizada por Digital Third Coast descubrió que, durante la pandemia, el 68 % de las personas afirmaron que las noticias les provocaban más ansiedad, y alrededor del 66 % de quienes respondieron afirmaron sentirse abrumados y agotados por las noticias.[20]

Y aquí, una vez más, puede entrar en juego nuestro empoderamiento. El simple hecho de que las noticias estén constantemente ahí no implica que tengas que consumirlas. Que no te pases varias horas al día viendo o leyendo noticias no significa que ignores lo que ocurre en el mundo o que estés evitando la realidad. Puedes seguir siendo consciente sin empaparte de tanta toxicidad de un modo constante. Cuando has integrado la aceptación, sabes que la tragedia existe. Lo reconoces. No estás constantemente pendiente de la posibilidad de una pérdida porque sabes que es una realidad. Sin embargo, tampoco te ahogas en informaciones angustiosas porque sabes que puedes manejar el dolor y el malestar siempre y cuando sea necesario.

En lugar de dudar de tu capacidad de aguante (de ahí la necesidad de tu sempiterna ansiedad), empieza a confiar en que puedes hacer frente a lo que venga. Puedes soportar el dolor. No es agradable, ni mucho menos. Pero también confías en que puedes encontrar la manera de superarlo.

Si nunca has experimentado una pérdida, quizá te preguntes cómo se puede confiar simplemente en sobrevivir al dolor. Ese es uno de los efectos secundarios del duelo: aprendes que incluso cuando tus peores pesadillas se hacen realidad, la noche más oscura no dura para siempre.

Sam lo vio de primera mano. Me contó que solía preocuparse de que su casa se incendiara, sobre todo porque estaba en una ladera y a lo largo de los años había estado cada vez más cerca de hacerlo. Solía perder el sueño pensando en que algún día su casa ardería en llamas. Pensaba que nunca podría superarlo.

Y, entonces, un día, su peor temor se hizo realidad. Ocurrió de verdad. Aunque Sam estaba destrozado por la pérdida de su casa, también me dijo durante los meses siguientes que la realidad de su dolor no era ni mucho menos tan intensa como había imaginado. Aunque tenía el corazón destrozado, estaba aprendiendo a recomponerse. ¿Había cambiado? Por supuesto. Pero a través de su tragedia también vio lo mucho que otras personas se preocupaban por él, de una forma que nunca había conocido. Tuvo la oportunidad de evaluar lo que realmente le importaba para seguir adelante en su nuevo comienzo. Nunca hubiera deseado pasar por semejante devastación, pero, por desgracia..., allí estaba, viviendo y pasando por ello.

Y tengo que decir esto porque sé que lo estás pensando. ¿Y si no lo consigo? ¿Y si es demasiado para mí? ¿Y si me muero de dolor?

Esto va en contra de nuestro paradigma de antimuerte, pero ahí va: *que así sea*. A veces, llega la muerte. Normalmente no es lo que queremos, pero forma parte de la vida. Igual que tenemos que aceptar el dolor, tenemos que aceptar la muerte. Es muy difícil hacerlo. En un mundo en el que sobrevivir se asume como el ideal, algunas personas incluso llegamos a obligar a otras a seguir viviendo, sea o no lo que ellas quieren para sí. Incluso cuando una persona está preparada para morir, no siempre queremos permitirlo porque no queremos sentarnos con la quietud de nuestro propio dolor. Como he dicho, la ansiedad, a veces, puede convertirnos en egoístas.

Pregúntate qué te asusta tanto de la muerte. ¿Lo desconocido? ¿Que es permanente? ¿Que sea un final antes de que te sientas preparado? ¿La injusticia? Todos estos temores son plausibles. Ninguno de ellos puede impedir un desenlace que quizá simplemente es lo que es. No pretendo parecer insensible. Solo estoy hablando de la realidad que nuestra ansiedad nos murmura a mucha gente cada día. Tememos tanto a la muerte que estropeamos nuestros años de vida preocupándonos por lo que podría ser.

Me doy cuenta de que a estas alturas quizá estás pensando que soy masoquista. ¿Por qué iba a sacar todo esto a colación si ya sé que duele? Porque incluso el mero hecho de leer sobre la muerte, incluida la tuya y la de tus seres queridos, o la posibilidad de la «muerte emocional», es una forma de terapia de exposición. Es una forma de procesar y prepararse. La idea de evitar la realidad definitiva de la muerte solo aumenta nuestros miedos en torno a ella.

Y aquí se justifica la aceptación empoderada. Cuando logramos reconocer esta verdad universal sobre la muerte, podemos aprender a vivir mucho más plenamente. Ya no tenemos que hacerlo con miedo, porque hemos aceptado que la muerte no es una posibilidad, sino una realidad. Hay poder en poseer esta verdad en lugar de huir de ella.

Tu poder reside en la forma en la que eliges vivir tu vida. La muerte te estará esperando de cualquier manera, al igual que la muerte de experiencias, personas y épocas de la vida que aprecias. No dejes que las despedidas inminentes te impidan disfrutar de los saludos y de todo lo que hay entre medias. Las despedidas no importarían tanto si no nos amáramos tan profundamente. No te impidas avanzar por miedo a las consecuencias que te esperarán al otro lado.

CÓMO VOLVER MÁS FUERTE QUE NUNCA DESPUÉS DE UNA TRAGEDIA

Hay muchas cosas en la vida que se pueden quebrar durante un tiempo. Pero, como las estrellas de mar, podemos recuperarnos de nuestras heridas. Una de las mejores formas de no dejarnos vencer por la ansiedad es no permitir que nos mantenga en un estado de abatimiento. Aunque necesitamos procesar nuestro dolor, también podemos buscar justicia y recuperación después de que haya ocurrido una tragedia. De lo contrario, si solo aceptamos la situación, pero no actuamos, esas mismas tragedias pueden seguir repitiéndose. Si seguimos viendo cómo se incendian nuestras casas, como la de Sam, pero no hacemos nada contra el cambio climático, se verán afectadas más casas. Si seguimos viendo cómo la discriminación se repite una y otra vez, pero nunca tomamos medidas para detenerla, continuará, quizá volviéndose cada vez más peligrosa. No siempre vamos a estar de acuerdo en cómo debe abordarse un problema, pero la cuestión es que nos importa lo suficiente como para hacer algo al respecto. La curación puede llegar a un nivel colectivo cuando veamos que no se trata solo de remediar nuestro propio dolor. Se trata de hacer lo que podamos para evitar también el dolor innecesario de las demás personas.

La ansiedad puede hacernos sentir que tenemos que hacerlo todo ahora mismo. Creemos que, si no hacemos todo lo que está en nuestras manos para rectificar cada tragedia, estamos fracasando. No es así. Haz lo que puedas, cuando puedas. A veces, lo mejor que podemos hacer es simplemente aprender y hablar sobre estos temas, de modo que seamos conscientes de cómo mejorar nuestras comunidades. Es la evasión (cuando queremos meter la cabeza en la arena) lo que en última instancia perjudica a todo el mundo.

Vi a Sam pasar a la acción tras el incendio de su casa. Al final, le resultó tremendamente curativo. Empezó a participar en programas de concienciación sobre el cambio climático y habló en las reuniones de su comunidad para discutir cómo el Gobierno podría ayudar a prevenir los incendios de los montes en el futuro. Le fascinaron las distintas formas en que podemos proteger nuestro planeta, e incluso hizo algunas presentaciones en escuelas cercanas sobre cómo los estudiantes podían combatir el cambio climático. Sam escribió cartas a sus representantes locales y estatales. La experiencia del incendio, aunque deseaba que nunca le hubiera ocurrido, le cambió para siempre.

Un día me confió: «Nunca pensé que algo pudiera importarme tanto. Nunca le desearía esta experiencia a nadie, pero pasar por esto me ha abierto los ojos a la gravedad de nuestra situación».

Compartí con Sam lo inspiradora que era su pasión. Era contagiosa. Incluso me motivó a investigar por mi cuenta sobre el cambio climático. Empecé a comer menos carne roja y a hablar con Greg sobre cómo ahorrar más energía en casa. El caso de Sam me recordó cómo el cambio puede tener un poderoso efecto dominó que afecta a otras vidas incluso más allá de lo que somos conscientes.

Es cierto, no puedes resolver un problema si no te das cuenta de que lo es. Acepta lo que es. Afróntalo. Al fin y al cabo, no puedes surfear una ola si no sabes lo grande que es. Y entonces, una vez que tengas fuerzas para remar, súbete a la maldita tabla y surfea esa ola. Domina el agua. Tu voz tiene más poder del que crees. Con ansiedad o no, usa lo que tienes. Ayúdanos a cambiar estas mareas de tragedia en la dirección que todos necesitamos. Te necesitamos más que nunca, y me atrevería a decir que tú también nos necesitas.

CAPÍTULO 11

CÓMO VOLVER A SALIR ADELANTE DESPUÉS DE UNA CATÁSTROFE

La mayoría de los terapeutas aman u odian la terapia de pareja. A mí me encanta. Es totalmente diferente cuando hay tres personas en la sala (la pareja y el terapeuta, aunque a veces hay más si se trata de una relación poliamorosa). Normalmente, hay un miembro de la pareja que se siente más inclinado a hacer el trabajo. El otro está de paso. Aunque me encanta que las parejas vengan por razones preventivas, para beneficiar la salud general de su relación, muchas parejas esperan hasta que ya no pueden más. La terapia de pareja es su salvoconducto. En su nivel más mórbido, la terapia de pareja puede parecerse más a los cuidados de un hospicio que a un trabajo reparador. A veces se trata más de que una relación muera pacíficamente que de que termine trágicamente sin un cierre claro.

¿Por qué importa esto, dado que se trata de un libro sobre la ansiedad? Bueno, si hay un lugar en el que la ansiedad puede asomar su fea cabeza, es en una relación. Ya sea provocada por un apego ansioso, por pensamientos obsesivos sobre la relación o por una incapacidad para comprometerse, la ansiedad puede hacer tambalear cualquier tipo de relación. Y eso cuando todo va bien en general. Cuando las cosas se ponen realmente feas, nuestras relaciones pueden destrozarnos por completo. Como acabamos de terminar el capítulo sobre el duelo y lo que hay que hacer cuando nos han zarandeado en nuestras propias aguas, ahora veremos cómo puedes volver a salir a flote cuando alguien te ha roto el corazón o tu mundo se ha vuelto del revés. Aunque renuncies al amor si alguien te ha hecho daño, no puedes dejar que ese daño te impida volver a conectar con otra persona. E incluso si no estás en una relación actualmente (o no quieres estarlo), esta información sigue siendo aplicable a amistades, colegas y dinámicas familiares. A todos nos ha herido alguna vez alguien en algún momento de nuestras vidas. A todos nos han «quemado» en algún momento. Se trata de crear la historia de regreso triunfal para que no sigas quedándote al margen de tu propia vida.

Una vez hecho este prólogo, me interesó ver cómo iría todo cuando Grace y Ryan aparecieran juntos en la pantalla de Zoom. Sentía la inquietud de ella y las dudas de él antes de empezar. Grace era una mujer heterosexual, budista, china y cisgénero, que salía con Ryan, un hombre heterosexual, cristiano, blanco y cisgénero. Llevaban diez años juntos y había una pregunta vital en el aire: ¿se comprometerían? Grace quería una respuesta y Ryan se mostraba reacio a darla. Yo no estaba allí para desempatar. Mi trabajo, como con todos mis clientes, era ayudarlos a llegar a sus propias conclusiones. Al fin y al cabo, aunque estoy ahí para ayudarlos a nadar en sus aguas, no pretendo ser la socorrista que salve su relación ni ninguna otra. En última instancia, cada pareja debe quererlo para sí misma.

No es que no hubieran intentado resolver las cosas antes de llegar a mí. Se enfrentaban a grandes obstáculos y les resultaba imposible encontrar un término medio. En algunos casos, en función de la pareja, no hay mucho espacio para el compromiso. ¿Cuáles son algunos ejemplos de estos asuntos no negociables? Para empezar: los bebés. No puedes tener la mitad de uno. Ryan quería muchos y Grace no quería ni uno. Y luego está el matrimonio. Te casas o no te casas. Grace quería el anillo y Ryan dudaba en arrodillarse. Por último: dónde vivir. No puedes vivir en Boise y en Los Ángeles. Normalmente, tienes que elegir uno. Ryan quería estar en una ciudad y Grace quería una zona rural. Al final, alguien gana y alguien pierde. Lo mejor que tenían a su favor era que los dos querían que la relación funcionara. Se amaban profundamente y habían invertido diez años en una relación que les importaba mucho a ambos. Sin embargo, quizá eso fuera parte del problema. El amor que sentían (además de una gran vida sexual) estaba complicando algunos desacuerdos evidentes que no daban señales de resolverse.

Por eso voy a decirte ahora mismo que esta no es una historia sobre cómo sus sueños se hicieron realidad, como en un cuento de hadas. Hubo un final feliz, pero tal vez no el que esperarías.

Trabajé con Grace y Ryan durante bastante tiempo. Ambos fueron brutalmente sinceros sobre lo que querían para su futuro. Hicimos una extensa inmersión en sus valores para que cada cual pudiera tomar una decisión informada sobre cómo la relación encajaba en sus vidas y sus futuros. Ryan tenía claro que quería una familia por encima de todo. Se imaginaba un hogar bullicioso que dejaría pequeña a la familia de *Doce en casa*. Grace era todo lo contrario. Como persona introvertida, esperaba una vida tranquila con Ryan, viajando cuando pudieran y trabajando juntos en la reparación de casas. Ella no veía una manada de chiquillos como parte de su vida. Quería que Ryan fuera suyo y que él se comprometiera con esa relación. No le veía sentido a continuar si el matrimonio no formaba parte de la ecuación.

Entonces vi a Grace tomar el control de su situación. Se sintió empoderada al aceptar la realidad de la relación. Y prepárate, probablemente tendrás una fuerte reacción a lo que pasó: ella le dio un ultimátum. Sí, has leído bien. Grace dijo desde el principio que le daría seis meses a la terapia. Si Ryan todavía no estaba seguro de casarse con ella en ese momento, se marcharía. Para entonces, él lo tendría claro, o no, lo que de cualquier manera era una respuesta.

Y ahora quizá alguien esté diciendo: «Pero si lo quieres de verdad, esperarás para siempre», «¿Por qué necesitas un anillo para demostrar que tu pareja te ama?», «Si todavía no está listo, entonces nunca funcionará. De todos modos, eres muy tonta si te quedas tanto tiempo en una relación», «¿Y si solo se declara porque no quiere perderte y luego te guarda rencor en secreto?». O mi favorito: «Todo esto suena demasiado difícil. Las relaciones que están destinadas a funcionar deberían ser más fáciles».

Bueno, si alguna vez has vivido con una pareja con ansiedad o tú has sufrido ansiedad, entonces sabes que pocas cosas son tan fáciles. Está en la naturaleza del cerebro ansioso dar vueltas, dudar y ser indeciso. Siempre necesitamos un poco más de tiempo. No es que no queramos a la persona con la que estamos. A algunas de las personas que padecemos ansiedad nos puede resultar muy difícil dar el siguiente paso hacia lo desconocido. Nos da miedo tirarnos a la piscina, aunque sepamos que queremos estar en el agua. Ahí habían estado sentados Grace y Ryan durante años. Cada uno esperaba que el otro diera el salto adelante. Ryan esperaba que Grace cambiara de opinión sobre tener hijos. Grace esperaba que Ryan la amara lo suficiente como para estar dispuesto a renunciar a tener una familia. Ambos estaban demasiado cargados de ansiedad antes de la terapia para abordar plenamente la situación.

En esta clase de situaciones puede ser realmente útil un ultimátum temporal. En pocas palabras, un ultimátum no es más que establecer unos límites claros. Si dices con sinceridad lo que quieres y cuáles son tus valores, no tienes por qué disculparte ni sentirte culpable. A menudo avergonzamos a la gente, especialmente a las mujeres, por dar un ultimátum (ejem, poner límites), cuando en realidad solo están diciendo exactamente lo que quieren y cuándo. Un ultimátum consiste en respetar tu tiempo y el tiempo de la persona con la que estás. En lugar de generar resentimiento si tus deseos no se cumplen, un ultimátum evita las sorpresas en caso de que tengas que marcharte para buscar otra forma de satisfacer tus valores. Cuando das un ultimátum (límites, una vez más, para los que te juzgan), proporcionas al otro muchas oportunidades de trabajar contigo o de decidir no hacerlo. El hecho de que pidas algo a alguien no significa que tenga que dártelo. De hecho, puede tomar su propia decisión y rechazar la oferta. Todo el mundo da su consentimiento informado en el proceso.

Los plazos pueden ser increíblemente eficaces para ayudarte a evaluar si debes quedarte o irte en casi cualquier situación. Al fin y al cabo, puede ser difícil saber si se trata de un breve periodo de insatisfacción o si se trata de un problema de larga duración. Por ejemplo, si pasan seis meses y sigues sintiéndote mal en tu trabajo, es una pista de que puede haber llegado el momento de ser valiente y buscar una nueva oportunidad. Si has tenido un conflicto con un familiar y le has dado tu opinión sobre cómo te gustaría que se resolviera la situación, y no acepta hacer esos cambios, eso es un dato importante. Si quieres ver a tu pareja sobria y seis meses después sigue emborrachándose o drogándose, ya tienes algunas respuestas, solo tienes que darte cuenta. Por supuesto, puedes seguir esperando y esperando, tienes derecho. Pero si le has dicho a alguien cuáles son tus expectativas y sigue sin ajustarse en beneficio de la salud de la relación, y tú sigues a su lado, la única persona a la que puedes estar decepcionando es a ti.

Lo bueno de un ultimátum es que te dará las respuestas que estabas esperando. Lo que pasa es que quizá no te guste la respuesta. Obtendrás datos a través del proceso, una información que es irrefutable. Y esa es la cuestión, los datos son los datos: no se puede luchar contra ellos ni pasarlos por alto. Puedes seguir haciendo concesiones, pero en algún momento tienes que enfrentarte a la verdad de lo que te han dado.

Ryan le dio datos a Grace cuando se cumplieron los seis meses. Aún no le había propuesto matrimonio ni había expresado interés en hacerlo. Grace supo en ese momento lo que tenía que hacer. Empezó:

—He estado pensando mucho.

Nos quedamos a la espera. No hizo falta que la incitáramos. Continuó.

—Aunque me duela decirlo, creo que deberíamos terminar con esto.

Ryan se sobresaltó. Aunque percibía su distanciamiento, escuchar cómo lo decía en voz alta era algo distinto. Finalmente preguntó:

—¿Estás segura? ¿No podemos esperar un poco más?

Grace respondió con un suspiro resignado.

—Ya hemos esperado bastante, Ryan. Sabes que te quiero mucho. Pero la realidad es que queremos cosas diferentes. Sé cuánto deseas tener un hijo. Tengo que ser sincera conmigo misma y saber que no es lo que quiero. Y tenemos que ser sinceros el uno con el otro: no vamos a llegar a un acuerdo.

—Pero no puedo perderte, Grace. Lo eres todo para mí. ¿Realmente vas a dejar pasar esto?

—Sé que es muy doloroso, Ryan —respondió Grace—. Créeme, me está rompiendo el corazón tanto como a ti. Pero de verdad creo que algún día me lo agradecerás. Te mereces estar con alguien que piense lo mismo que tú. Y yo también me lo merezco.

Vi que Grace estaba temblando. Acababa de pronunciar las palabras más duras que probablemente jamás tendría que decir. Estaba cortando una relación que amaba por el bien de sus propios valores, que aún estaban por cumplirse. Era honorable, pero brutal.

Me sentí muy orgullosa de ella por ser dueña de su verdad y no seguir esperando a que Ryan se decidiera. Ya había esperado bastante y fue fiel al ultimátum que había establecido. Aunque Grace estaba destrozada en ese momento, todos sabíamos que lo hacía por respeto a sí misma y a Ryan. No fue una decisión fácil, sino valiente.

Ambos entraron en una etapa de duelo en ese momento. Continuamos trabajando juntos para procesar lo que había sucedido en los diez años anteriores a este momento y cómo podrían separarse pacíficamente para seguir adelante. Exploramos cómo la ansiedad había sido la piedra angular de su relación. Lo hicimos con el apego ansioso de Grace, que temía no encontrar otra pareja jamás y que esperaba que Ryan cambiara de opinión. Se había dicho injustamente a sí misma que si ella era «suficiente», él renunciaría a sus valores, en particular a tener hijos, porque ella «lo valdría». Como aprendimos a través de nuestras conversaciones, no era que ella no fuera increíble. Era que la devoción de Ryan por su sueño de ser padre era demasiado grande. En última instancia, Grace no podía culparlo por ello. Tampoco podía mentirse a sí misma ni a él sobre tener hijos. Por mucho que él los quisiera, ella no. Al hablar de ello, se sintió aliviada de poder asumir esta verdad. Ya no tenía que aplacarlo con la esperanza de hacer avanzar la relación.

También aprendimos que la ansiedad de Ryan se interponía en su camino. Como le gustaba complacer a la gente, tenía mucho miedo de disgustar a Grace si le expresaba lo mucho que deseaba ser padre. Lo había dejado pasar durante años, con la esperanza de que en algún momento Grace cambiara de opinión sobre ser madre. Temía el conflicto que podría surgir si realmente hablaban de las razones por las que aún no se habían prometido. Sin embargo, todo cambió cuando se puso en marcha el cronómetro de los seis meses. Por fin, todo pudo salir a la superficie. Se estaban haciendo responsables de la relación y de sí mismos.

Por desgracia, a ninguno de los dos le gustó lo que salió a la luz. Cada uno tuvo que admitir ante el otro que su futuro no incluía al otro. Se debían demasiado a sí mismos como para sacrificar sus deseos más profundos por otra persona. No es que no se quisieran, es que amaban más sus valores personales. No fue una elección egoísta, sino un acto de autenticidad que les evitó años de dolor. Creo que lo único que lamentaron fue que les costara diez años de ansiedad descubrirlo. Cada uno de ellos había esperado y esperado a que se produjera un cambio. Al final vieron, como ocurre cuando se trata de ser coherentes con los propios valores, que nunca llegó.

Quizá la historia de Grace y Ryan te despierte la curiosidad por cosas de tu propia vida. ¿Qué estás esperando... ahora mismo? ¿Hay algo que esperas desesperadamente que cambie, pero, al mismo tiempo, no haces gran cosa al respecto? Tal vez te puede ser útil tu propio ultimátum. Ponte una fecha límite. Vamos a jugar a hacerlo:

¿CUÁL ES EL CAMBIO O PASO QUE NECESITAS DAR Y QUE HAS ESTADO POSPONIENDO?

SI TUVIERAS QUE DAR UN PLAZO PARA REALIZAR ESE CAMBIO, ¿QUÉ FECHA PONDRÍAS? (¿DOS SEMANAS, TRES MESES, SEIS MESES, UN AÑO?)

Ahora puedes mostrar con total sinceridad lo que piensas. Aquí tienes algunos ejemplos:

- «Si dentro de tres meses sigo odiando mi trabajo, empezaré a buscar otro».
- «Si todavía no muestra disposición a que vivamos juntos cuando termine mi contrato de alquiler, es hora de que termine esta relación».
- «Si dentro de seis meses sigo teniendo ganas de mudarme a otra ciudad, tomaré medidas para cambiar de lugar».
- «Si sigo sintiéndome sin ganas de estudiar en esta universidad al final del semestre, voy a enviar solicitudes a otras universidades».

¿CUÁL ES EL ULTIMÁTUM (LÍMITE) QUE TIENES QUE MARCARTE? («SI ESTO NO CAMBIA PARA [*FECHA X*], ENTONCES VOY A [*INSERTA AQUÍ LA ACCIÓN*]»).

____

____

____

La clave es que comuniques claramente tus expectativas a los demás. Si no te satisface el estado actual de una relación o situación, debes expresar lo que esperas que cambie. Avisa a tu familia, si te está apoyando con los estudios, que es posible que te traslades. Dile a tu *roomie* que estás pensando en cambiar de vivienda una semana antes de irte. La gente no te puede leer la mente. Es injusto establecer parámetros sin explicárselos primero a las personas de tu vida que más se verán afectadas.

En última instancia, no tienes por qué seguir esperando simplemente a que tu vida «te suceda». Tampoco necesitas permanecer en una situación en la que sientas una absoluta frustración. Aunque la ansiedad quiera que te sientas débil y condescendiente, ese no es un guion al que tengas que ceñirte. Puedes escribir tu propio guion y crear la conclusión que más te convenga. Eso no es egoísmo ni desconsideración. Estás mostrando sinceridad, a ti y a todos los que te rodean, sobre lo que realmente te importa. No necesitas disculparte.

CUANDO LLEGA EL MOMENTO DE VOLVER AL AGUA

Este capítulo no trata del choque inicial del desamor. Trata de cómo podemos volver a levantarnos, incluso cuando sentimos hastío y resentimiento tras una pérdida. Si no tenemos cuidado, la ansiedad de que nos vuelvan a herir puede hacernos sentir que no queremos volver a intentarlo.

Todo el mundo ha visto que esto sucedía en su vida de diversas maneras. Renunciamos a las citas después de que alguien nos engañe y sentimos que no podemos volver a confiar en nadie. Nos negamos a tener otro perro porque la muerte de nuestra mascota nos destrozó el corazón. Prometemos que nunca nos acercaremos a otro amigo porque podría abandonarnos, apuñalarnos por la espalda o dejarnos tirados como lo hizo otro. Cuanto más descartamos a los demás, más nos alejamos de permitirnos conectar de forma vulnerable.

A veces, necesitamos sentarnos en la orilla durante un rato. Necesitamos reflexionar sobre lo que nos ha ocurrido antes de que volvamos a saltar al agua. Aunque no hay un plazo fijo para tomarse las cosas con calma, recuerda escuchar las señales de tu cuerpo. Si cuando conoces a alguien nuevo te pones a llorar en la primera cita o quieres hablar todo el rato de lo mal que te trataron, puede ser una señal de que necesitas más tiempo. Grace y Ryan estuvieron juntos durante dos meses en terapia de pareja después de romper. Después de haber estado juntos durante diez años, tenían la sensación de que no podían separarse de la noche a la mañana. La ruptura ya había sido bastante dura. Se sostuvieron mutuamente durante ese dolor antes de separarse de forma gradual y completa.

Sin embargo, llega un momento en el que te sientes con el valor suficiente para volver a meterte en el agua. Puede que necesites darte un empujoncito; al fin y al cabo, a veces es difícil sentirse totalmente preparado para dejarse querer después de una pérdida. Tenemos que recordarnos que no solo la ansiedad coincide con un nuevo comienzo. También puede haber pasión y emoción. Si nos hemos estado conteniendo durante demasiado tiempo, podemos olvidar lo que se siente al conectar profundamente con otra persona, criatura o experiencia. Olvidamos lo que se siente cuando nos besan, cuando una mascota nos saluda en la puerta o cuando visitamos un país nuevo por primera vez.

Olvidamos cómo perdernos en el juego y el asombro. Nuestra curiosidad se apaga cuando descartamos el valor de nuestra vulnerabilidad en los nuevos comienzos. Nos perdemos cuando no estamos preparados para perdernos en las posibilidades.

Diría que una de las mayores tragedias de la vida ocurre cuando una persona ha rendido su alma por la seguridad que viene en forma de ansiedad. Es una de las mentiras que a nuestro miedo le encantaría que creyéramos: es mejor no exponerse nunca para no correr el riesgo de salir herido. Pero entonces tampoco te arriesgas a enamorarte apasionadamente o a conectar profundamente de nuevo.

Merece la pena que te preguntes dónde te encuentras ahora mismo. ¿Estás sentado en tu propia orilla, viendo pasar las olas de tu vida? ¿O estás en el agua, dejándote llevar por los altibajos de cada ola? ¿Te estás dando la oportunidad de sentirlo todo, aunque a veces te dé miedo? ¿O te pones excusas para justificar que no es un buen momento para nadar?

Esto es un secreto a voces: nunca es buen momento (como tampoco lo era para Jacob cuando canceló su boda). Nunca es un buen momento para una pérdida y, a menudo, tampoco lo es para un nuevo comienzo. Cuando se tiene ansiedad, un nuevo comienzo puede ser de lo más aterrador. Lo que se desconoce (aunque podría ser realmente grandioso) puede ser más intimidante que una realidad mediocre.

Para mí, la ansiedad es un falso salvavidas que te hace creer que te cubre las espaldas. Te hará creer que el océano solo está destinado a personas que ya saben cómo manejar las corrientes. Te dice que los novatos con curiosidad por meter un dedo en el agua no están admitidos, y eso te incluye a ti. Interiorizas que tu ansiedad debe preocuparse mucho por ti para protegerte del dolor de esta manera. Sin embargo, lo curioso es que, si todo el mundo se quedara sentado en la orilla y evitara hacer su propia vida, como a la ansiedad le gustaría que hiciéramos, ni siquiera necesitaríamos socorristas, porque en realidad nadie se metería nunca en el agua. No dejes que la ansiedad te manipule haciéndote creer que no eres digno o que no estás preparado para tu vida.

Te mereces disfrutar del viaje tanto como los demás. Puede que mientras lees esto estés intentando convencerte de que no quieres empezar de nuevo. Nos convencemos de que no estamos preparados para un romance ahora mismo, de que no es el momento de cambiar de profesión o de tener un hijo, o de que es mejor posponer esa mudanza para el año que viene. Eso es lo que Ryan y Grace habían estado haciendo durante ocho de los diez años que llevaban juntos, cuando se decían que no era el momento adecuado para comprometerse... o para romper. Al final, algo tuvo que cambiar porque el dolor de aquel purgatorio se hizo demasiado grande.

Si no ha quedado claro a estas alturas, permíteme que lo repita. *Puedes soportar el dolor*. Puedes soportar el aguijón de un cambio de trabajo. Puedes soportar el mordisco de una relación rota. Puedes vivir con la pérdida de lo que más aprecias si eso va a dirigirte hacia algo que encaja mejor. Grace y Ryan aceptaron el dolor y al final les benefició enormemente. Cuando fueron lo suficientemente valientes como para aceptar el dolor, encontraron la paz, y me atrevería a decir el alivio, al otro lado.

Pero no se trata solo de saber que eres capaz de soportar el dolor. También tienes que saber que eres capaz de soportar la alegría. Muchas personas nos privamos de vivir una vida plena porque creemos que no merecemos ser felices o porque tenemos demasiado miedo de descubrir qué es lo que realmente nos da sentido. O pensamos que, aunque encontremos la felicidad, nunca durará, así que ¿para qué intentarlo? Nos decimos que nos conformemos con lo que tenemos porque es «lo mejor que hay». Sentimos que es más seguro mantener el *statu quo*, así que continuamos afanándonos en nuestro descontento porque es lo que conocemos mejor. Para mucha gente, la alegría es una caja que esconde lo desconocido, a lo que tememos demasiado como para abrirla.

No digo que hagas un cambio en tu vida porque sí. Y tampoco estoy diciendo que esperes ser feliz todo el tiempo. Si caes en la narrativa de que la alegría significa estar bien el cien por ciento del tiempo, estarás constantemente abandonando relaciones y trabajos en cuanto termine la fase de luna de miel. Te largarás en cuanto haya conflicto, aburrimiento o insatisfacción. No es a eso a lo que me refiero cuando hablo de esta búsqueda de la alegría sin problemas. A lo que me refiero es a lo alineado que estás actualmente. ¿Estás viviendo los valores que te importan? ¿Estás con alguien que ve un camino similar por delante, o esperas y rezas para que algún día tengas suerte y cambie de opinión sobre algo innegociable, como Grace y Ryan? ¿Te sientes absolutamente infeliz con el trabajo que haces, y lo has estado durante años, pero te dices que así es como tiene que ser? No tienes por qué conformarte. Y no tienes que seguir esperando.

Si tienes el poder de cambiar tu situación, aunque solo sea un 1 %, y eso te acerca mucho más a los valores que quieres en tu vida, hazlo. Que intentes darte una oportunidad para encontrar la felicidad casi siempre valdrá más que el arrepentimiento de no haber esperado nunca algo mejor. Cuando abandonas tus valores por una vida complaciente, eso no es aceptación, es apatía. Hay una diferencia.

UNA OLA SOBRE LA QUE SURFEAR

PREGÚNTATE QUÉ TIENES QUE CAMBIAR (SI ES QUE TIENES QUE CAMBIAR ALGO) PARA SENTIR UNA MAYOR SATISFACCIÓN CON TU VIDA

____

____

____

____

____

¿CÓMO TE DICE TU ANSIEDAD QUE NO ES BUENA IDEA HACER UN CAMBIO, O QUE NO ESTÁS PREPARADO, O QUE NO MERECE LA PENA?

____

____

____

SI TIENES EN CUENTA TODOS ESTOS DATOS, ¿QUÉ DECIDES HACER PARA SEGUIR ADELANTE?

____

____

____

Vamos a dejarlo claro, porque sé que te estarás preguntando cómo diferenciar cuándo necesitas hacer un cambio y cuándo no. Hay una diferencia entre el aburrimiento y sentirse activamente infeliz y desalineado. Es normal que todas las relaciones y estaciones de la vida den a veces la sensación de estar estancadas. No pasa nada. No todo en la vida tiene que ser fascinante. Nos hemos acostumbrado tanto a un ritmo frenético que hemos olvidado lo que es no estar constantemente estimulados. La quietud no es mala. Pero la quietud no es lo mismo que el sacrificio perpetuo. Si estás renunciando continuamente a los valores que consideras más preciados en tu vida, y crees que te arrepentirás si no vives alineado con esos valores, esa es la señal de que puede ser necesario un cambio.

Esa es la cuestión: de hecho, creo que Grace y Ryan podrían haber estado muy bien juntos si sus valores hubieran coincidido a la hora de tener hijos. Eran muy compatibles y les encantaba estar en compañía del otro. El problema final no era su ansiedad en la relación; creo que podrían haberla superado y haber tenido una vida estupenda juntos. El problema era que había una situación intransigente sobre la mesa que ninguno de los dos podía sacrificar; en este caso, no podían ponerse de acuerdo sobre la idea de tener hijos. Admiré a los dos por asumir esa verdad al final. Al aceptar el dolor a corto plazo que suponía poner fin a la relación, se sintieron capacitados para elegir otra relación que, en última instancia, se ajustara mejor a sus planes para toda la vida. Tengo la sensación de que ambos encontrarán a las personas dispuestas a caminar a su lado cuando llegue el momento.

ESTÁS SON TUS AGUAS, ASÍ QUE DOMÍNALAS

Al repasar lo sucedido, no hubiera sido raro que Grace y Ryan se resintieran de su situación. Podrían haber dicho que sus diez años juntos habían sido una pérdida de tiempo. Sin embargo, nunca oí a ninguno de los dos pronunciar esas palabras. Ambos aprendieron mucho a través de esa relación y, de no haber sido por ella, ninguno de los dos se habría dado cuenta de lo conmovedores que eran en realidad sus valores.

Cada persona puede elegir. Podemos elegir resentirnos, tener miedo, o aceptar donde nos encontramos. Hay tantos elementos en nuestras vidas que están totalmente fuera de nuestro control: nuestra edad, nuestra etnia, nuestros padres, nuestra capacidad, dónde hemos nacido y, hasta cierto punto, nuestro aspecto. Incluso nuestra experiencia con la ansiedad puede parecer fuera de nuestro control cuando nuestro cuerpo decide causar estragos.

Puedes odiar la suerte que te ha tocado. Puedes maldecir a los dioses y envidiar a los que te rodean, que parecen tenerlo más fácil. Esto no aliviará tu dolor, sino que lo agravará. También puedes elegir vivir con un miedo perpetuo a tu situación, o con la preocupación de que tan solo sea cuestión de tiempo que todo el mundo te abandone, lo pierdas todo y tu vida se desmorone, o puedes esperar minuto a minuto a que aparezca cualquier signo de desmoronamiento. Cuando ocurre, nadas mentalmente con angustia en las aguas de tu vida, sin confiar en lo que podría ocurrir si simplemente te tumbaras y flotaras.

O puedes aceptar la realidad de tu situación. Puedes reconocer lo que es y lo que podría ser. Puedes afrontar las posibilidades con los hechos que tienes delante. Puedes mantener juntos tanto el dolor como la alegría de tu vida, porque ninguno de los dos existe sin el otro en muchas facetas. Poner fin a una relación permite que comience una nueva. Dejar ir una experiencia deja espacio para que comience otra mejor. El dolor del adiós permite la alegría vulnerable que viene con cada hola.

¿Dónde te encuentras ahora mismo? ¿Sientes enfado por la situación en la que te encuentras? ¿Sientes miedo constantemente por tu situación? ¿O adoptas una perspectiva de aceptación empoderada? Debes decirte la verdad al considerar estos ejemplos y cómo pueden encajar en tu propia vida:

LA SITUACIÓN	RESENTIMIENTO	TEMOR	ACEPTACIÓN EMPODERADA
Estás saliendo con alguien y la relación no progresa, a pesar de que llevan dos años juntos.	Odias en secreto que tu pareja no esté preparada para que se vayan a vivir juntos, pero no estás dispuesto a hablar de ello.	Temes decir lo que sientes porque te preocupa asustar a tu pareja.	Comentas lo que quieres para avanzar. Te das un plazo para progresar y, si la relación no lo hace en ese tiempo, consideras otras opciones. Se lo explicas todo con claridad a tu pareja.
No estás contento con tu sueldo en el trabajo.	Sientes rabia en tu fuero interno y te quejas todos los días a quien quiera escucharte de lo mucho que odias tu trabajo.	Te da pánico pedir un aumento de sueldo a tu jefe porque te preocupa parecer desagradecido. No quieres meterte en problemas por tener la esperanza de ganar más.	Hablas con tu jefe sobre lo que crees que sería una compensación justa. Si no te ofrece una cantidad razonable con la que estés de acuerdo, decides buscar otras oportunidades.

LA SITUACIÓN	RESENTIMIENTO	TEMOR	ACEPTACIÓN EMPODERADA
Sientes que tu amigo se está aprovechando de su relación.	Hablas constantemente mal de tu amigo con otras personas, pero en realidad nunca compartes tus frustraciones con la persona que te está molestando.	Tienes miedo de romper la amistad, así que no te quejas. Al fin y al cabo, no quieres que te rechacen si hablas claro.	Compartes tus preocupaciones con tu amigo y le dices cómo te hace sentir. Si no está dispuesto a reconocer tu punto de vista o a hacer cambios, empiezas a pasar más tiempo con otras relaciones.
Tu padre o tu madre te molesta con frecuencia haciendo comentarios crueles y pasivo-agresivos sobre ti.	Crees que tu situación nunca mejorará y, con el tiempo, te das cuenta de que odias a tu progenitor. Incluso cuando pasa algo bueno con él o ella, eres incapaz de verlo.	Aunque te hace daño, tienes miedo de compartir cómo te hacen sentir los comentarios de tu progenitor. Tu padre o tu madre tiene el poder en la relación, y no quieres faltarle al respeto.	Mantienes una conversación con tu progenitor para hacerle saber cómo te está afectando su comportamiento. Si no está dispuesto a escucharte y a cambiar su forma de tratarte, aprendes a establecer los límites adecuados para proteger tu bienestar.

Tu perspectiva es tu poder. En todas estas situaciones (y en muchas otras) no siempre puedes controlar la dinámica en la que te encuentras. No puedes hacer que la gente se comporte de determinada manera y, ciertamente, hay decisiones más amplias y acontecimientos mundiales que van mucho más allá de nuestro alcance (ejem, te estoy mirando a ti, COVID-19). Pero sí puedes decidir cómo responder. Puedes detestar algo. Puedes quejarte. Probablemente no te hará sentir mejor. Puedes vivir paralizado, esperando la posibilidad de un colapso todavía mayor. O puedes activar la aceptación empoderada. Puedes ver la situación tal y como es, y decidir cómo vas a responder. Es difícil que la ansiedad siga rebotando en tu vida cuando eres tú quien, en última instancia, decide lo que haces para avanzar.

A veces, lo único que tenemos es nuestra mentalidad. A veces nos pueden arrebatar todo lo demás y llegamos a sentir que nos imponen nuestro futuro. Hay efectos reales y tangibles de los maremotos incontrolables que azotan cada una de nuestras costas. Y aunque tenemos que lamentarnos cuando estas tormentas llegan, tampoco tenemos que dejar que esas olas nos impidan seguir viviendo nuestras vidas con un sentido de valentía para el futuro.

Esto no significa que dejemos de lado el dolor y el miedo que sentimos. Podemos apoyarnos plenamente en nuestras emociones y dejar espacio para lo bueno que sigue ocurriendo en nuestras vidas. Podemos dejar espacio para la esperanza. Es el pensamiento dialéctico. Podemos contener nuestro dolor con nuestro sobrecogimiento. Como hizo Sam, podemos llorar la pérdida de un hogar y ver lo fuerte que es la comunidad que viene a reunirse a nuestro alrededor. En el caso de Grace, estaba destrozada por la pérdida de una relación increíble y vio que le esperaba algo mejor una vez que se despidiera de Ryan.

Nuestra generación ha aprendido a vivir en un perpetuo estado de miedo e ira. Sentimos enfado por lo que vemos que ocurre en el mundo y nos da tanto miedo que pensamos que correremos la misma suerte o que esto no hará más que continuar. Nuestra respuesta ha sido aislarnos, replegarnos y resentirnos por la situación en la que nos encontramos. Esto no resuelve nada. En lugar de eso, es mejor reconocer nuestra situación tal y como es, y optar por dar pasos adelante que estén en consonancia con los valores que apreciamos. Puede que esto no cambie el mundo de la noche a la mañana, pero cambiará cómo nos sentimos con nosotros mismos y con nuestro futuro.

No te has roto si tienes miedo. Todo el mundo lo tiene a veces. Si sabes lo que realmente tiene valor para ti y te comprometes a vivir de acuerdo con esos valores, la poderosa urgencia del miedo ya no tiene por qué frenarte. La realidad es que nunca será un buen momento para dar ese gran salto de fe. Siempre habrá una excusa. Pero ¿quieres que tu vida esté dictada por excusas y aplazamientos, o por un propósito desordenado? Tu vida no tiene por qué ser un compendio de perfección. Al contrario de lo que Pinterest e Instagram quieren que creas, la vida es increíblemente complicada y nadie sabe todo el tiempo lo que está haciendo exactamente. Lo vamos descubriendo sobre la marcha.

Yo también intento meterme en el agua, aunque a veces tenga miedo (¡ja!, más bien todos los días). Me he dado todas las excusas posibles durante este proceso de escritura para explicarme por qué ahora no es el momento adecuado para intentar tener un bebé. Algunos dirán que publicar un libro y «publicar» un ser humano al mismo tiempo no pueden ir de la mano. Hay mucha imprevisibilidad cuando se trata de ser padres. Puedes quedarte embarazada la primera vez que lo intentas o tardar mucho tiempo. Puedes tener un aborto espontáneo, o varios. Puedes tener un bebé que necesite más tiempo y recursos de los que habías previsto. Y así nos adentramos en lo desconocido. Como alguien que ha intentado planificar su vida prácticamente al minuto, mentiría si dijera que no ha sido desconcertante entrar en esta etapa de mi vida.

Sin embargo, antes de convencerme a mí misma de que no lo haga y regatear otro mes para posponer mis planes, vuelvo a mi propia aceptación empoderada. Sé lo que valoro. Quiero formar una familia, especialmente con Greg. Sé que será un padre increíble y estoy deseando verlo. Si siguiera retrasándolo, estaría renunciando a un amor que sé que me importa inmensamente, todo por el alivio temporal de un horario potencialmente incómodo. No todo en la vida es buscar la comodidad o evitar el malestar. Lo repito una y otra vez: *se trata de vivir con valores, no de reducir el dolor.*

No tengo por qué tragarme el cuento de que las mujeres no pueden tener carreras increíbles y ser madres al mismo tiempo. Ambas cosas pueden coexistir perfectamente. Si me lo permitiera, siempre habría una excusa para explicar por qué «ahora» no es un buen momento. Eso es ansiedad, complacer a la gente y perfeccionismo. Sé lo que quiero, y lo recuerdo profundamente en mis huesos: de algún modo, de alguna manera, todo irá bien. Valdrá la pena, de un modo u otro. La ansiedad me acompañará en el camino, pero soy yo la que está decidida a ser madre.

Entiendo el miedo que provoca adentrarse en lo desconocido. Es más seguro sentarse en las orillas de nuestras vidas y decirnos «quizá algún día». Conseguiremos un nuevo trabajo el año que viene. En algún momento nos mudaremos. Pero lo que he aprendido es que nunca es un buen momento. El momento nunca será perfecto. Solo tienes que ir por ello y vivir en la imprevisibilidad. Es mucho pedir si has vivido con ansiedad, como yo y muchos de mis clientes. Pero es una tarea que estás preparado para cumplir. Si aún no confías en ti, espero que confíes en mí cuando te digo que puedes hacerlo. Sé de lo que hablo: he visto a un cliente tras otro buscar sus valores antes de estar preparados, cuando resultaba increíblemente incómodo. Nadie se ha arrepentido de haber tomado esa valiente decisión.

Cuando des un paso adelante, quiero que sepas que eres más que tu ansiedad. No tiene por qué definir tu vida. No eres una «persona angustiada». Eres una persona que siente ansiedad. No es tu identidad. Tu ansiedad no tiene por qué impedirte abrazar tu vida plenamente. Pregúntate qué harías contigo mismo si el miedo no formara parte de la ecuación. *¡Ahora hazlo!* La ansiedad ya no tiene por qué ser la excusa.

No importa lo que tu ansiedad quiera que hagas, ya sea huir, quedarte inmóvil o posponer algo: proponte tener una respuesta opuesta. No puedes controlar cuándo brota la ansiedad, pero sí puedes decidir qué haces con ella. Quizá haya llegado el momento de ver tu miedo simplemente como un dato y no como el único determinante de los resultados de tu vida.

Así pues, entra en tus aguas. Sé que algo se ha agitado en ti mientras leías este libro. Sabes lo que tienes que hacer. Sabes qué conversación debes tener, qué decisión debes tomar. Así que hazlo. Nunca vas a sentir que tienes una preparación absoluta para cada situación, como tampoco lo sintió Grace cuando decidió poner un ultimátum y cuando más tarde le dijo a Ryan que la relación tenía que terminar. Acepta la situación tal y como es, incluido el miedo que la rodea. No necesitas cambiarla ni hacer que el miedo desaparezca. Lo único que tienes que hacer es dar un paso adelante. Esta es tu acción empoderada. Ahí es donde reside tu poder y, no por casualidad, también tu alegría, tu propósito y tus valores. Creo que te lo debes. Nunca se sabe lo que puede esperar al otro lado. ¿No crees que es hora de descubrirlo?

CONCLUSIÓN

YA LO ESTÁS HACIENDO

Si hay algo que he aprendido en lo que respecta a la ansiedad, es esto: nunca sentimos el orgullo justo por superarla. Por mucho que la gente se burle de los «quejosos» o «lastimeros» del mundo, la ansiedad, sin importar por qué la tengas, es bastante dura. Es una batalla mental agotadora que tenemos que librar cada día. Sería mucho más fácil huir y, sin embargo, a nuestra propia manera, seguimos haciéndole frente. Incluso con la ansiedad derribando la puerta y tratando de arrastrarnos con ella, hemos encontrado un modo de llegar hasta aquí. Puede que no lo parezca, pero hemos recorrido un largo camino.

¿Sabes todo lo que has hecho para llegar hasta aquí? ¿Te has parado un momento para reconocer lo asombroso que es que estés haciendo lo que estás haciendo? Si aún no te lo has dicho, te lo digo yo: eres mi inspiración. A veces me cuesta superar el día, y veo cuánto te esfuerzas por llegar hasta aquí. Espero que puedas ver lo valiente que eres.

Es posible que te subestimes mientras lees esto. «¿Me estás diciendo que esté orgulloso de mí hoy por haberme peinado y por haber hecho la compra por internet? ¿Estás diciendo que lo estoy haciendo bien porque fui a trabajar cada día de esta semana, a pesar de que tengo un trabajo que me hace sentir que soy un perdedor, comparado con todos los demás con los que fui al colegio?».

Sí, así es. No se trata de comparar tu progreso con el de otra persona. Vives tu vida a tu propia manera. La valentía no se mide por la magnitud del hecho: está ahí, no importa si hiciste algo grande o pequeño, si hablaste ante una multitud de dos mil personas o con un desconocido en el autobús. Las dos cosas muestran una clara valentía. Cualquier persona que intente medir la valentía tiene mucha inseguridad.

Sé que probablemente nos sentiríamos mejor si la valentía no fuese lo que deberíamos sentir para empezar. Si la vida fuera tan fácil y pudiéramos ser esa persona feliz y despreocupada con la que a menudo nos comparamos. Si fuéramos más molones. Pero tú no eres así. Yo tampoco. La ansiedad puede ser nuestro problema personal, pero no lo olvides: esa persona de la que sientes envidia tiene sus propias cruces que cargar. Todo el mundo tiene que hacer acopio de valentía de vez en cuando, solo que es diferente para cada una de las personas.

Mientras escribo estas palabras de despedida, recuerdo el continuo ir y venir de la ansiedad en mi propia vida. Algunos días, las olas están tranquilas; otros, son un torrente de maremotos. Cuando comencé este libro, los mares de mi vida estaban bastante tranquilos. Tenía la ansiedad bajo control y la llevaba bastante bien. Hacía dos años que no tenía un ataque de pánico.

Y de pronto..., como suele suceder en la vida, la mayor ola de mi vida hasta ahora me golpeó sin piedad.

Descubrí que estaba embarazada.

Y antes de darme cuenta, las costas vacías se llenaron de profundas olas de preocupación que no había visto antes. Y sí, tenía las preocupaciones «típicas» de muchas futuras mamás. ¿Estará bien el bebé? ¿Seré una «buena» madre? ¿Seré capaz de hacer que todo vaya bien?

Pero mi cerebro cargado de ansiedad, el cerebro del que nadie parece hablar públicamente, se volvió loco. Con mi fobia al vómito siempre presente, cada día era una oleada de miedos. ¿Vomitaría mientras daba un discurso de apertura? ¿Y si me mareo durante una sesión con un cliente? ¿Me juzgaría la gente? ¿Y si me pongo en evidencia? No me siento orgullosa de admitir que estos pensamientos me inundaban la mente. Pero así es la ansiedad. Te atrapa como una corriente de resaca del mar, y por mucho que intentes nadar, te envuelve de todos modos.

Y fue entonces cuando mi marido me recordó, mientras tenía una crisis durante una conferencia de FaceTime:

—Lauren, solo quiero que sepas que estás siendo muy valiente.

—¡No, no lo soy! ¿Y si no puedo con todo esto? ¿Y si no puedo hacerlo? —le respondí rápidamente.

A lo que Greg me contestó:

—Pero si ya lo estás haciendo. Te estás enfrentando a ello. Eres aún más valiente por lo difícil que es esto para ti.

Me quedé quieta. Tenía razón. Estaba siendo muy valiente.

Me atrevería a decir que estaba siendo una vencedora. No iba a dejar que la ansiedad ganara.

Aunque sabía que sería aterrador e incómodo, yo elegí esto.

A pesar de todos los ataques de pánico, temblores, reflexiones incesantes y control de conductas, lo estaba consiguiendo. Todavía seguía aquí, superando cada día. Puede que no haya sido fácil y podría avergonzarme por no manejar «mejor» mi ansiedad. Pero el hecho es este: me estoy enfrentando a mi miedo. Tengo que hacerlo, y esa es la elección que valientemente hago. Si eso no funciona con la ansiedad, no sé qué lo hará.

Y efectivamente, cuando tuve náuseas y demás, pude ver cómo sobrevivía a todo ello. No fue fácil, y no tengo prisa por hacerlo de nuevo, pero quedó claro que mi miedo a la posibilidad de vomitar era mucho peor que la verdadera realidad. Terapia de exposición en su máxima expresión.

No sé qué me deparará el futuro. Ahora mismo, mientras escribo esto, solo estoy de nueve semanas, y sé que aún me quedan muchas olas que surfear. Algunas pueden dejarme sin aliento. Pero aun así seguiré mirando hacia adelante. Ola tras ola, elijo la valentía.

Espero que tú también elijas la valentía. Algunos días puede que te moleste necesitar ser valiente y otros días puede que te preguntes en qué pequeña rendija de tu interior guardarás tus últimas reservas de energía. Pero tu valentía está ahí, tanto como, si no más, la ansiedad que también reside en tu interior. Ambas coexisten. A medida que enfrentamos nuestros miedos, podemos ver nuestra máxima fortaleza.

Y si te parece que no has optado por la valentía, yo lo reconsideraría.

Decir «no» a los planes, tomarse un tiempo para descansar cuando nos presionan para hacer siempre más y pasar desapercibidos también puede ser valiente. Estar lo suficientemente inmóvil como para parar y pensar, en lugar de dejarte llevar por las ocupaciones, es valiente. En mi caso, si hubiera elegido no tener un hijo, también habría sido una decisión valiente. Cuando dices que no, no significa que estés tomando esa decisión por miedo. Abstenerse puede tener el mismo o más poder.

Sin embargo, a veces nuestro miedo gana. Todas las personas hemos lidiado con la ansiedad y, cuando eso sucede, lo mejor que podemos hacer es armarnos de valentía, aunque al mismo tiempo nos sintamos frustrados con nosotros mismos. Cuando sientas que te has fallado, decide tenerte compasión en lugar de vergüenza. Si te has estado escondiendo de ti, ahora es el momento de ser mejor. No vas a encontrar tu valentía maltratándote mentalmente. Tal vez hoy has conseguido escapar, pero eso no significa que mañana, dentro de una hora o de un minuto, no pueda suceder algo diferente. El hecho de que hayas vivido con miedo no significa que estés destinado a vivir siempre a la sombra de tu dolor.

Cada vez que quieres hacer algo, conscientemente o no, estás viviendo tu valentía. Cuando eres tú quien toma la decisión, y no tu ansiedad, tú surfeas la ola en lugar de que la ola te arrastre. Y mientras lo haces, puedes notar que tu ansiedad aumenta de una manera completamente nueva, tal como yo lo estoy experimentando. Pero al mismo tiempo, también verás cómo tu valentía crece. Y no importa que la valentía parezca forzada o automática. Utiliza lo que tienes. Para empezar, es un honor que apareciera.

Mientras esa valentía te mantiene a flote, recuerda que todo lo que necesitas está dentro de ti. Espero que tengas a un Greg en tu vida para recordarte tu valentía cuando no puedas verla. Pero ya haya alguien ahí para susurrarte al oído o no, debes saber esto: *eres fuerte.* Eres valiente. Puedes nadar. Puedes pisar fuerte. Vaya, es que hasta puedes chapotear como un perro si es necesario. Puedes hacerle frente a esa ola que viene hacia ti. Si te atreves a confiar en ti, descubrirás que puedes tumbarte y disfrutar del agua que te rodea. Inspira profundamente, levanta las piernas y deja que tu valentía sea el aliento que te lleve a la superficie.

LA MEJOR MANERA DE SENTIRSE MEJOR

Si existe un antídoto para la ansiedad, es preocuparse por algo más grande que uno mismo. Todos tenemos el poder de crear algo que se convierta en un cambio duradero. Es posible que no puedas defender todas las causas, pero pregúntate: ¿dónde ves injusticias en el mundo? ¿Qué es lo que no te deja dormir por la noche? ¿Qué te rompe el corazón al ver las noticias? Y esto: ¿qué cosas estás presenciando actualmente en nuestro mundo que, si no se modifican, temes que solo empeoren? Estas son tus señales.

Necesitamos ir más allá de nuestras propias vidas. Nuestra ansiedad nos mantiene empequeñecidos, nos hace sentir que solo tenemos la capacidad de atención necesaria para seguir vivos. Pero te sorprendería lo que puede suceder en tu vida cuando te vuelves lo suficientemente valiente como para mirar a tu alrededor. Una vez que tenemos la disposición necesaria para soportar el dolor de nuestras amistades y de las personas que no conocemos, pero por las que aún sentimos empatía, nos damos cuenta del impacto que tenemos unas personas en otras. Es posible que no logremos resolver las tragedias de los demás, y, por supuesto, no podemos prevenir todos los golpes, pero el simple hecho de saber que nosotros, y los demás, estamos tratando de hacer del mundo un lugar mejor es el bálsamo que todo el mundo necesita. Después de todo, ¿no sería bueno saber que alguien se preocupa por ti? Que le importas a alguien, que la gente quiere lo mejor para ti. Va en ambos sentidos. Cuando seas lo suficientemente valiente como para acercarte y amar a los demás, el mundo se abrirá para ti de un modo completamente nuevo. Encontrarás una comunidad de personas que te desafían a actuar, que te consuelan y que te animan. En un momento en el que sentimos más soledad que nunca, necesitamos esa sanación colectiva con la que demostramos que nos importa algo más que nosotros mismos.

Devolverle algo a alguien es una de las mejores maneras de experimentar la mayor de las alegrías en tu vida. De hecho, un estudio del último año descubrió que el 93 % de las personas que realizaron algún tipo de voluntariado se sintieron más felices a consecuencia de ello. Pero eso no es todo. El 89 % tenía una visión ampliada del mundo, el 88 % había aumentado su autoestima, el 85 % desarrolló amistades a través del voluntariado, el 79 % tenía menos estrés, el 78 % sentía un mayor control sobre su salud y bienestar, y el 75 % se sentía físicamente más saludable.[1] Está bien ser parte de algo que es más grande que uno mismo. Ninguna de las veces que he sido voluntaria he oído a alguien decir: «Bueno, esto ha sido una pérdida de tiempo». Nunca. Ni una sola vez. Sé que probablemente tengas muchas cosas que hacer, pero si hay algo que poner en tu plato de la balanza del cuidado personal, es el servicio a los demás, especialmente en una causa que te importa. Tu falta de ansiedad te lo agradecerá.

Está demostrado que tienes un 42 % más de probabilidades de conseguir tus objetivos si los escribes, por eso me gustaría que anotases, en primer lugar, todo aquello que te importa, y en segundo, lo que puedes hacer al respecto.[2] ¿Cómo puedes ponerlo en práctica en el próximo año?

¿QUÉ COSAS TE PREOCUPAN? SI ESTÁS CONFUSO, ¿QUÉ TE MOLESTA O QUÉ DESEARÍAS CAMBIAR EN EL MUNDO?	¿CÓMO PUEDES PONERLO EN PRÁCTICA? ¿A QUÉ ORGANIZACIÓN (U ORGANIZACIONES) PODRÍAS APOYAR O CÓMO PODRÍAS SERVIR A ESA CAUSA?

MI DESEO PARA LAS GENERACIONES VENIDERAS

Mientras me preparo para empezar mi propia tarea de criar a un pequeño humano este año (¡a quien estoy deseando conocer!), estoy preocupada por lo que depara el futuro a esta próxima generación. Soy plenamente consciente de toda la ansiedad que hemos heredado y de lo fácil que sería transmitírsela a los que vienen después de nosotros. No creo que ningún niño necesite mucha educación para ver lo difícil que puede ser la experiencia humana. Después de todo, nadie elige nacer y, sin embargo, tenemos que llevar esa carga todos los días.

Mi único deseo es que todo este duro trabajo que elegimos hacer cada día, lo hagamos un poco (o mucho) más ligero para los demás. En un mundo sumido en el dolor y la tragedia, quiero ser intencionadamente esa madre, esa persona, que hace reír, ofrece un abrazo y está dispuesta simplemente a sentarse a su lado. En lugar de enseñar a nuestros hijos a triunfar y tener éxito, espero que enviemos el mensaje de amarnos los unos a los otros por las personas que somos, no por lo que hacemos.

No importa la edad que tengamos, espero que recordemos que toda persona necesita apoyo emocional (tanto de sí misma como de los demás). En lugar de huir cuando las cosas se ponen difíciles, debemos consolarnos unos a otros cuando nuestro día se ve sacudido por otra dosis de noticias alarmantes. Aunque puede ser tan fácil mirar al abismo de nuestro propio dolor (como le gustaría a nuestra ansiedad que hiciéramos), creo que cada persona puede tomar una decisión diferente, la de volcar nuestra compasión hacia los demás, no solo hacia nosotros mismos. Cuanto más dispuestos estemos a conectarnos, más podremos sanar colectivamente.

Con cada generación, veo cada vez más cerca que nos convirtamos en las personas cariñosas y empáticas que estamos destinadas a ser. Estamos construidos socialmente, no estamos hechos para soportar esta vida en soledad. A medida que crece nuestro cuidado mutuo, nuestra ansiedad y nuestro interés propio mueren. Esto no significa que estemos dejando de lado lo que somos, sino que estamos ampliando nuestra definición de lo que es posible.

Vuelvo a un concepto que aprendí de una de mis autoras favoritas, la doctora Jacqui Lewis, en su libro *Fierce Love* [Amor feroz]. En este libro escribe sobre el término zulú *ubuntu*, que significa «soy por lo que todos somos». Cuando pienso en ello, no veo la hora de observar cómo las personas que rodearán a mi hijo lo moldearán y, a su vez, cómo moldeará él sus vidas. Mientras lo veo reír, jugar y llorar sin juzgarse a sí mismo, y observo cómo le responden los demás, quiero alentarlo a que siga comprometiéndose del mismo modo durante el resto de su vida. Espero que nunca deje de hacerlo. Más que nada, espero que su ansiedad nunca le diga que deje de ser la persona en la que quiere convertirse. Y, de todo corazón, espero lo mismo para ti.

Ojalá nunca perdamos nuestra capacidad infantil de sonreírle a alguien, aunque sea un extraño. Ojalá no olvidemos cómo entablar una conversación y conectarnos de verdad. Por supuesto, no escondamos nuestras lágrimas solo porque se nos ha enseñado como adultos que llorar es vergonzoso. En el fondo, todos somos niños con ganas de reír, llorar y conectar en nuestro camino por la vida. En pocas palabras: nos necesitamos los unos a los otros.

Puede que hayamos sido, o puede que ahora seamos, la generación a la que no le da la vida. Pero este no es un destino predeterminado para nuestro futuro. Veo otro camino por delante. El mundo seguirá entregándonos sus desafíos, pero mientras los enfrentamos, elijamos algo diferente. Puede que tengamos un camino difícil por delante, pero me consuela saber que al menos podemos ser una *generación unida*.

AGRADECIMIENTOS

La tarea de escribir *No me da la vida* ha sido un sueño hecho realidad y aún sigo sin creer que este libro esté en las estanterías de las librerías. Me siento profundamente agradecida con las personas que creyeron en la visión de este libro desde el principio, empezando por Leigh, mi extraordinario agente. Viste lo que podría ser este libro y tu fe en este trabajo me apoyó en cada paso del camino. No hay nadie más con quien quisiera vivir esta aventura. Tengamos una cita de SusieCakes pronto, ¿vale?

Mi editora, Soyolmaa... Has sido la persona perfecta con la que asociarse. Confío completamente en ti, y tu corazón y tu mente abierta han sido exactamente lo que este libro necesitaba. No creo que muchas cosas en esta vida estén destinadas a suceder, pero, sin duda alguna, conocerte, lo fue.

Nunca podría haber hecho nada de esto sola. A la mejor asistente, con el espíritu más alegre que conozco, Jen, gracias por tu luz inquebrantable. Kelly, mi publicista, gracias por creer en mi mensaje y ser una apasionada defensora de la salud mental. Estoy muy agradecida de que Rachel nos pusiera en contacto. Mi diseñadora web, Sara, eres una de las mujeres más dedicadas (¡y divertidas!) que conozco. Qué suerte tengo de que Upwork uniera nuestros caminos. Tiffany, gracias por cuidarme siempre con colaboraciones de marcas. Es un placer trabajar contigo en cada paso del camino. Madyn, gracias por hacer posible TikTok. No estaría aquí sin tus consejos... y *hashtags*.

Realmente, amo lo que hago como psicóloga y en parte es porque aprendo cada día. Gracias a mis clientes, que me han abierto sus corazones y sus mentes de la manera más hermosa. Me inspira a diario su coraje para hacerle frente a la vida. Me enseñaron a vivir con valentía y porque «los conocí, he cambiado para siempre». Y, oye, ¿qué sería de una sección de agradecimientos sin una pequeña referencia a Broadway de esta niña a la que de pequeña le encantaba el teatro?

También me han animado los terapeutas que me han acompañado a lo largo de los años. Desde la Universidad del Sur de California (USC), el doctor Greg Henderson (a quien siempre echaremos de menos), gracias por ser el primer maestro en la escuela de posgrado que nos enseñó a ser «antes que nada, personas». La doctora Mary Andres, la doctora Ginger Clark, la doctora Sandy Smith, el doctor Michael Morris, la doctora Ilene Rosenstein y todo el equipo docente de Rossier: ¡qué regalo tan indescriptible poder aprender de cada uno de vosotros! Gracias a mi primera supervisora, Joanne Weidman, por darme la oportunidad de ver a mi primer cliente y por guiarme con paciencia mientras aprendía que no sabía nada de nada. Esos sí que fueron buenos tiempos.

De la Universidad Pepperdine, el doctor Cohen, el doctor Woo, el doctor Brunn, el doctor Bryant-Davis, el doctor Keatinge y muchos otros, gracias por proporcionar el mejor campo de entrenamiento para la salud mental que jamás haya existido. Nos enseñaron a seguir siempre la ciencia, pero, aun así, volver al corazón. A mi familia de la Universidad de San Diego (USD), gracias por el año de preparación más increíble de mi vida (¡en el soleado San Diego, nada menos!). Al doctor Thackray y al doctor Franklin, gracias por su excelente supervisión. A mis compañeras de residencia, Carly y Hana, doy las gracias por cada día que pasamos juntas. Espero que nuestra amistad dure toda la vida.

A mi familia de Campuspeak, fueron los primeros en creer en mí como oradora. David Stollman, gracias por esta increíble oportunidad que me ha abierto tantas puertas. Gracias a la mejor agente, Monica, y a David Stetter por su amistad y dedicación. A mi familia de oradores, Brittany, Rachel, Saul, Jess, Tim, Tom, Sara, la doctora Stacey, Talia, Tianna, Alex y la doctora Christina, entre tantos otros, estoy muy agradecida de haber podido aprender de cada uno de vosotros. Todos son realmente extraordinarios.

Y ahora, a las personas que ocupan mi corazón. A mi abuela Joan, gracias por enseñarme desde pequeña que «esto también pasará» y por recordarme que la familia lo es todo. Gracias a ti he aprendido a saborear las cosas buenas de la vida. La forma en que te volcaste en mi infancia con cada *bagel* y cono de helado, cada viernes, es un regalo que atesoraré para siempre. A mi tía Nette, gracias por ser mi confidente y apoyo incondicional. Siempre me has apoyado y siempre eres la primera persona a la que llamo.

A mi mejor amiga, Lauren: me alegro mucho de que nuestros padres nos llevaran a esas clases de natación cuando éramos bebés. Eres mi hermana del alma y nuestra relación es una de las más preciadas de mi vida. Estoy deseando que nuestros hijos se conviertan en mejores amigos... #sinpresiones. A mis cercanas y queridas Abbie, Hannah, Kelly, Paige, Ailis, Lacey, Amanda, Rory, Allison, Sarah y Amy, gracias por vuestra hermosa amistad. Me encantan las conmovedoras conversaciones que tengo con cada una de ustedes. Siempre serán muy especiales para mí.

A mis suegros, Russ y Debbie, gracias por animarme en cada paso del camino y por creer en mí. Tengo muchísima suerte de poder llamarlos «mi familia».

A mis padres, las palabras no pueden describir lo agradecida que estoy de ser su hija. A mi padre, en especial, gracias por ser la persona más divertida que conozco y por enseñarme siempre a aprovechar al máximo cada día y ¡divertirme, divertirme, divertirme! Gracias a ti, será un gran día. A mi madre, gracias por ser la guerrera de oración más poderosa que haya existido jamás. Tu amor, por Dios, por la familia, por las celebraciones y por los sándwiches de la fiesta del té, es muy inspirador. Traes alegría a todos los que te conocen, pero sobre todo a mí.

A mi marido, Greg. Podría escribir un libro entero sobre lo mucho que te quiero y me quedaría corta. Cuando te conocí el día que cumplí diecinueve años, supe al ver tu sonrisa que eras alguien especial. Trece años después, estoy muy contenta de poder seguir compartiendo mi vida contigo. No hay nadie como tú y mi corazón es enteramente tuyo. Como te dije el día de nuestra boda, «conocerte es quererte... y yo no soy una excepción».

A Mochi, mi pequeño gato siamés. Nadie me brinda más paz y felicidad que tú. No hay nada como una chica y su gato, y creo que formamos un dúo perfecto. Siempre serás mi primer bebé.

A mi hijo, Derek, es una locura estar escribiendo estas palabras. Mientras escribo esto, contigo en mi vientre, a las veinticinco semanas de embarazo, nunca he estado más emocionada por conocer a una persona en toda mi vida. No puedo creer que vaya a ser tu madre, y sé que vas a cambiar mi corazón de maneras que ni siquiera puedo imaginar. Algo me dice que esta será mi mejor aventura hasta el momento. Nos vemos pronto por aquí, mi amor.

NOTAS

Introducción. Si sientes que te ahogas, no eres la única persona

1. Nota al margen: en caso de que seas del equipo de James Cameron y estés a punto de decir que el marco de la puerta no era lo suficientemente grande para los dos, me enorgullece/avergüenza admitir cuánto tiempo he pasado investigando este mismo argumento. Resulta que Jamie Hyneman y Adam Savage de *Cazadores de mitos* pusieron a prueba esa famosa escena que ahora se ha vuelto bastante discutida. Lo que descubrieron fue que si Rose hubiera colocado su chaleco salvavidas bajo el marco de la puerta, habría flotado lo suficiente como para sostenerse a sí misma y a Jack. Pero, sinceramente, ¿a quién se le ocurriría hacer eso cuando está sufriendo una hipotermia y tras una experiencia traumática?
2. «Suicide Statistics», American Foundation for Suicide Prevention, <https://afsp.org/suicide-statistics/>.
3. «Opioid Facts and Statistics», U.S. Department of Health and Human Services, 16 de diciembre de 2022, <https://www.hhs.gov/opioids/statistics/index.html>.
4. «Marriage and Divorce», Centers for Disease Control and Prevention, 25 de marzo de 2022, <https://www.cdc.gov/nchs/fastats/marriage-divorce.htm>.

1. Enfrentarte a tu océano

1. H. H. Lai, A. Rawal, B. Shen y J. Vetter, «The Relationship Between Anxiety and Overactive Bladder or Urinary Incontinence Symptoms in the Clinical Population», *Urology*, 98, julio de 2016, págs. 50-57, <https://doi.org/10.1016/j.urology.2016.07.013>.
2. «How Much of the Ocean Have We Explored?», National Ocean Service, 26 de febrero de 2021, <https://oceanservice.noaa.gov/facts/exploration.html#:~:text=Throughout&20history&2C&20the&20ocean&20has,unmapped&2C&20unobserved&2C&20and&20unexplored>.
3. «Ocean», *National Geographic*, 19 de mayo de 2022, <https://education.nationalgeographic.org/resource/ocean>.
4. M. F. Glasser y D. C. Van Essen, «Mapping Human Cortical Areas In Vivo Based on Myelin Content as Revealed by T1-and T2-Weighted MRI», *Journal of Neuroscience*, 31(32), 2011, págs. 11597-11616, <https://doi.org/10.1523/JNEUROSCI.2180-11.2011>.
5. R. C. Kessler, N. A. Sampson, P. Berglund, M. J. Gruber, A. Al-Hamzawi, L. Andrade y M. A. Wilcox., «Anxious and Non-anxious Major Depressive Disorder in the World Health Organization World Mental Health Surveys», *Epidemiology and Psychiatric Sciences*, 24(3), 2015,págs.210-226,<https://doi.org/10.1017/S2045796015000189>.
6. Daniel J. Siegel y Tina Payne Bryson, *The Whole-Brain Child: 12 Revolutionary Strategies to Nurture Your Child's Developing Mind*, Nueva York, Bantam, 2012 (trad. cast.: *El cerebro del niño: doce estrategias revolucionarias para cultivar la mente en desarrollo de tu hijo*, Barcelona, Alba, 2020).
7. C. M. Schumann, M. D. Bauman y D. G. Amaral, «Abnormal Structure or Function of the Amygdala Is a Common Component of Neurodevelopmental Disorders», *Neuropsychologia*, 49(4), 2011, págs. 745-759, <https://doi.org/10.1016/j.neuropsychologia.2010.09.028>.
8. R. J. R. Blair, «Considering Anger from a Cognitive Neuroscience Perspective», *Wiley Interdisciplinary Reviews: Cognitive Science*, 3(1), 2012, págs. 65-74, <https://doi.org/10.1002/wcs.154>.
9. J. B. Nitschke, W. Heller, P. A. Palmieri y G. A. Miller, «Contrasting Patterns of Brain Activity in Anxious Apprehension and Anxious Arousal», *Psychophysiology*, 36(5), 1999, págs. 628-637, <https://doi.org/10.1111/1469-8986.3650628>.
10. A. S. Engels, W. Heller, A. Mohanty, J. D. Herrington, M. T. Banich, A. G. Webb y G. A. Miller, «Specificity of Regional Brain Activity in Anxiety

Types During Emotion Processing», *Psychophysiology*, 44(3), 2007, págs. 352-363, <https://doi.org/10.1111/j.1469-8986.2007.00518.x>.

11. «Cyclic Vomiting Syndrome», Mayo Clinic, <https://www.mayoclinic.org/diseases-conditions/cyclic-vomiting-syndrome/symptoms-causes/syc-20352161>.
12. D. J. Powell y W. Schlotz, «Daily Life Stress and the Cortisol Awakening Response: Testing the Anticipation Hypothesis», *PLoS One*, 7(12), 2012, <https://doi.org/10.1371/journal.pone.0052067>.
13. G. L. Engel, «The Need for a New Medical Model: A Challenge for Biomedicine», *Science*, 196(4286), 1977, págs. 129-136, <https://doi.org/10.1126/science.847460>; F. Borrell-Carrió, A. L. Suchman y R. M. Epstein, «The Biopsychosocial Model 25 Years Later: Principles, Practice, and Scientific Inquiry», *The Annals of Family Medicine*, 2(6), 2004, págs. 576-582, <https://doi.org/10.1370/afm.245>.
14. K. Sweeny y M. D. Dooley, «The Surprising Upsides of Worry», *Social and Personality Psychology Compass*, 11(4), 2017, <https://doi.org/10.1111/spc3.12311>.
15. Melanie Greenberg, *The Stress-Proof Brain: Master Your Emotional Response to Stress Using Mindfulness and Neuroplasticity*, Oakland, CA, New Harbinger Publications, 2017.

2. Cuando las aguas de la ansiedad te rodean

1. I. Ghosh, «Timeline: Key Events in U.S. History That Defined Generations», *Visual Capitalist*, 7 de mayo de 2021, <https://www.visualcapitalist.com/timeline-of-us-events-that-defined-generations/>.
2. S. Bethune, «Gen Z More Likely to Report Mental Health Concerns», *Monitor on Psychology*, 50(1), 2019, <https://www.apa.org/monitor/2019/01/gen-z>.
3. J. E. Goldstick, R. M. Cunningham y P. M. Carter, «Current Causes of Death in Children and Adolescents in the United States», *New England Journal of Medicine*, 386(20), 2022, págs. 1955-1956, <https://doi.org/10.1056/NEJMc2201761>.
4. T. Luhby, «Many Millennials Are Worse Off Than Their Parents – A First in American History», CNN, 11 de enero de 2020, <https://www.cnn.com/2020/01/11/politics/millennials-income-stalled-upward-mobility-us/index.html>.

5. K. Mathiesen, «Greta Thunberg Doesn't Want You to Talk About Her Anymore», *Politico*, 28 de abril de 2022, <https://www.politico.eu/article/greta-thunberg-climate-change-activism-fridays-for-future-profile-doesnt-want-you-to-talk-about-her-anymore-2022/>.

3. Da la bienvenida a las olas

1. H. R. Arkes y C. Blumer, «The Psychology of Sunk Cost», *Organizational Behavior and Human Decision Processes*, 35(1), 1985, págs. 124-140, <https://doi.org/10.1016/0749-5978(85)90049-4>.
2. «What Are Dissociative Disorders?», American Psychiatric Association, 2018, <https://psychiatry.org/patients-families/dissociative-disorders/what-are-dissociative-disorders>.
3. J. Tseng y J. Poppenk, «Brain Meta-State Transitions Demarcate Thoughts Across Task Contexts Exposing the Mental Noise of Trait Neuroticism», *Nature Communications*, 11(1), 2020, págs. 1-12.
4. T. V. Maia, R. E. Cooney y B.S. Peterson, «The Neural Bases of Obsessive-Compulsive Disorder in Children and Adults», *Development and Psychopathology*, 20(4), 2008, págs. 1251-1283, <https://doi.org/10.1017/S0954579408000606>.
5. «The U.S. Mental Health Market: $225.1 Billion in Spending in 2019: An Open Minds Market Intelligence Report», Open Minds, 6 de mayo 2020, <https://openminds.com/intelligence-report/the-u-s-mental-health-market-225-1-billion-in-spending-in-2019-an-open-minds-market-intelligence-report/>.

4. Aceptar el viaje incluso cuando el océano es frío y aterrador

1. «Dissociative Disorders», en *Diagnostic and Statistical Manual of Mental Disorders*, 5.ª ed., Arlington, VA, American Psychiatric Association, 2013 (trad. cast.: *Manual diagnóstico y estadístico de los trastornos mentales*, Buenos Aires/Bogotá/Caracas/Madrid/México, Panamericana, 2014).
2. «Who Gets OCD?», International OCD Foundation, <https://iocdf.org/about-ocd/who-gets/#note-63-1>.
3. P. Carey, «Common Types of OCD: Subtypes, Their Symptoms and the Best Treatment», *NOCD*, 6 de julio de 2021, <https://www.treatmyocd.com/education/different-types-of-ocd>.

4. F. Catapano, F. Perris, M. Fabrazzo, V. Cioffi, D. Giacco, V. De Santis y M. Maj, «Obsessive-Compulsive Disorder with Poor Insight: A Three-Year Prospective Study», *Progress in Neuro-Psychopharmacology and Biological Psychiatry*, 34(2), 2010, págs. 323-330, <https://doi.org/10.1016/j.pnpbp.2009.12.007>.
5. S. Sauer-Zavala, J. G. Wilner, C. Cassiello-Robbins, P. Saraff y D. Pagan, «Isolating the Effect of Opposite Action in Borderline Personality Disorder: A Laboratory-Based Alternating Treatment Design», *Behaviour Research and Therapy*, 117, 2019, págs. 79-86, <https://doi.org/10.1016/j.brat.2018.10.006>.
6. «Exposure and Response Prevention (ERP)», International OCD Foundation, <https://iocdf.org/about-ocd/ocd-treatment/erp/>.
7. M. M. Linehan y C. R. Wilks, «The Course and Evolution of Dialectical Behavior Therapy», *American Journal of Psychotherapy*, 69(2), 2015, págs. 97-110, <https://doi.org/10.1176/appi.psychotherapy.2015.69.2.97>.
8. M. Katerelos, L. L. Hawley, M. M. Antony y R. E. McCabe, «The Exposure Hierarchy as a Measure of Progress and Efficacy in the Treatment of Social Anxiety Disorder», *Behavior Modification*, 32(4), 2008, págs. 504-518, <https://doi.org/10.1177/0145445507309302>.
9. C. L. Benjamin, K. A. O'Neil, S. A. Crawley, R. S. Beidas, M. Coles y P. C. Kendall, «Patterns and Predictors of Subjective Units of Distress in Anxious Youth», *Behavioural and Cognitive Psychotherapy*, 38(4), 2010, págs. 497-504, <https://doi.org/10.1017/S1352465810000287>.
10. «Get the Facts About Listeria», U.S. Food and Drug Administration, 3 de agosto de 2020, <https://www.fda.gov/animal-veterinary/animal-health-literacy/get-facts-about-listeria>.
11. A. E. Fruzzetti, «Dialectical Thinking», *Cognitive and Behavioral Practice*, 29(3), 2022, págs. 567-570, <https://doi.org/10.1016/j.cbpra.2022.02.011>.

5. Lo que hay bajo la superficie

1. Información más adelante.
2. «Borderline Personality Disorder», National Alliance on Mental Illness, diciembre de 2017, <https://www.nami.org/About-Mental-Illness/Mental-Health-Conditions/Borderline-Personality-Disorder>.

3. M. Slade, S. Rennick-Egglestone, L. Blackie, J. Llewellyn-Beardsley, D. Franklin, A. Hui y E. Deakin, «Post-traumatic Growth in Mental Health Recovery: Qualitative Study of Narratives», *BMJ Open*, 9(6), 2019, <https://doi.org/10.1136/bmjopen-2019-029342>.
4. D. Kwon, «Borderline Personality Disorder May Be Rooted in Trauma», *Scientific American*, 1 de enero de 2022, <https://www.scientificamerican.com/article/borderline-personality-disorder-may-be-rooted-in-trauma/#:~:text=Studies&20show&20that&20anywhere&20between,report&20past&20trauma&2Drelated&20experiences>.
5. «Dissociative Disorders», en *Diagnostic and Statistical Manual of Mental Disorders*, *op. cit.*
6. C. Benjet, E. Bromet, E. G. Karam, R. C. Kessler, K. A. McLaughlin, A. M. Ruscio y K. C. Koenen, «The Epidemiology of Traumatic Event Exposure Worldwide: Results from the World Mental Health Survey Consortium», *Psychological Medicine*, 46(2), 2016, págs. 327-343, <https://doi.org/10.1017/S0033291715001981>.
7. Francine Shapiro, *Eye Movement Desensitization and Reprocessing (EMDR) Therapy: Basic Principles, Protocols, and Procedures*, Nueva York, Guilford Press, 1995; S. L. A. Straussner, «Micro-traumas» (charla en la conferencia *Trauma Through the Life Cycle from a Strengths Perspective: An International Dialogue*, Hebrew University, Jerusalén, 8 de enero de 2012.
8. Judith Lewis Herman, *Trauma and Recovery: The Aftermath of Violence from Domestic Abuse to Political Terror*, Nueva York, Basic Books, 1997; S. L. A. Straussner y A. J. Calnan, «Trauma Through the Life Cycle: A Review of Current Literature», *Clinical Social Work Journal*, 42(4), 2014, págs. 323-335.
9. Sandra D. Wilson, *Hurt People Hurt People*, Grand Rapids, MI, Our Daily Bread, 2015.
10. V. Rakoff, «A Long Term Effect of the Concentration Camp Experience», *Viewpoints*, 1, 1966, págs. 17-22.
11. R. Yehuda y A. Lehrner, «Intergenerational Transmission of Trauma Effects: Putative Role of Epigenetic Mechanisms», *World Psychiatry*, 17(3), 2018, págs. 243-257, <https://doi.org/10.1002/wps.20568>.
12. J. D. Clifton y P. Meindl, «Parents Think – Incorrectly – That Teaching Their Children That the World Is a Bad Place Is Likely Best for Them», *Journal of Positive Psychology*, 17(2), 2022, págs. 182-197, <https://doi.org/10.1080/17439760.2021.2016907>.

13. G. N. Pandian y H. Sugiyama, «Strategies to Modulate Heritable Epigenetic Defects in Cellular Machinery: Lessons from Nature», *Pharmaceuticals*, 6(1), 2012, págs. 1-24, <https://doi.org/10.3390/ph6010001>.
14. R. F. Afonso, I. Kraft, M. A. Aratanha y E. H. Kozasa, «Neural Correlates of Meditation: A Review of Structural and Functional MRI Studies», *Frontiers in Bioscience-Scholar*, 12(1), 2020, págs. 92-115, <https://doi.org/10.2741/S542>.
15. C. Lassale, G. D. Batty, A. Baghdadli, F. Jacka, A. Sánchez-Villegas, M. Kivimäki y T. Akbaraly, «Healthy Dietary Indices and Risk of Depressive Outcomes: A Systematic Review and Meta-analysis of Observational Studies», *Molecular Psychiatry*, 24(7), 2019, págs. 965-986, <https://doi.org/10.1038/s41380-018-0237-8>; L. R. LaChance y D. Ramsey, «Antidepressant Foods: An Evidence-Based Nutrient Profiling System for Depression», *World Journal of Psychiatry*, 8(3), 2018, pág. 97, <https://doi.org/10.5498/wjp.v8.i3.97>. Si buscas un libro excepcional que te ayude a comprender mejor cómo influye la alimentación en nuestra salud mental, te recomiendo encarecidamente que leas el libro de la doctora Uma Naidoo *This Is Your Brain on Food*, Nueva York, Little Brown, 2020 (trad. cast.: *Lo que la comida hace a tu cerebro*, Barcelona, Grijalbo, 2022).
16. C. A. Greene, L. Haisley, C. Wallace y J. D. Ford, «Intergenerational Effects of Childhood Maltreatment: A Systematic Review of the Parenting Practices of Adult Survivors of Childhood Abuse, Neglect, and Violence», *Clinical Psychology Review*, 80(2101891), 2020, <https://doi.org/10.1016/j.cpr.2020.101891>; «Childhood Maltreatment Statistics», American Society for the Positive Care of Children, <https://americanspcc.org/child-maltreatment-statistics/>.
17. R. G. Tedeschi y L. G. Calhoun, «The Posttraumatic Growth Inventory: Measuring the Positive Legacy of Trauma», *Journal of Traumatic Stress*, 9(3), 1996, págs. 455-471, <https://doi.org/10.1007/BF02103658>.
18. R. G. Tedeschi y L. G. Calhoun, «Posttraumatic Growth: Conceptual Foundations and Empirical Evidence», *Psychological Inquiry*, 15(1), 2004, págs. 1-18, <https://doi.org/10.1207/s15327965pli1501_01>.
19. R. A. Emmons y R. Stern, «Gratitude as a Psychotherapeutic Intervention», *Journal of Clinical Psychology*, 69(8), 2013, págs. 846-855, <https://doi.org/10.1002/jclp.22020>.

20. J. M. Kilner y R. N. Lemon, «What We Know Currently About Mirror Neurons», *Current Biology*, 23(23), 2013, <https://doi.org/10.1016/j.cub.2013.10.051>.
21. A. Bjoroy, S. Madigan y D. Nylund, «The Practice of Therapeutic Letter Writing in Narrative Therapy», *The Handbook of Counselling Psychology*, 2015, págs. 332-348.
22. P. Kinderman, M. Schwannauer, E. Pontin y S. Tai, «Psychological Processes Mediate the Impact of Familial Risk, Social Circumstances and Life Events on Mental Health», *PLoS ONE*, 8(10), 2013, <https://doi.org/10.1371/journal.pone.0076564>.
23. K. Bluth y K. D. Neff, «New Frontiers in Understanding the Benefits of Self Compassion», *Self and Identity*, 17(6), 2018, págs. 605-608, <https://doi.org/10.1080/15298868.2018.1508494>.
24. Kristin Neff, *Self-Compassion: The Proven Power of Being Kind to Yourself*, Nueva York, William Morrow, 2015 (trad. cast.: *Sé amable contigo mismo: el arte de la compasión hacia uno mismo*, Barcelona, Paidós, 2016).

6. Para cuando estás en aguas infestadas de tiburones

1. C. Flückiger, A. C. del Re, B. E. Wampold y A. O. Horvath, «The Alliance in Adult Psychotherapy: A Meta-analytic Synthesis», *Psychotherapy*, 55(4), 2018, pág. 316, <https://doi.org/10.1037/pst0000172>.
2. C. Raypole y T. J. Legg, «How to Stop People-Pleasing (and Still Be Nice)», *Healthline*, 4 de diciembre de 2019, <https://www.healthline.com/health/people-pleaser#signs>; S. Martin, «Signs You're a People-Pleaser», *Psychology Today*, 4 de enero de 2021, <https://www.psychologytoday.com/us/blog/conquering-codependency/202101/15-signs-youre-people-pleaser>.
3. W. Feigelman, J. Cerel, J. L. McIntosh, D. Brent y N. Gutin, «Suicide Exposures and Bereavement Among American Adults: Evidence from the 2016 General Social Survey», *Journal of Affective Disorders*, 227, 2018, págs. 1-6, <https://doi.org/10.1016/j.jad.2017.09.056>; «Facts and Statistics», American Association of Suicidology, 2019, <https://suicidology.org/facts-and-statistics/>.
4. Información más adelante.
5. S. N. Talamas, K. I. Mavor y D. I. Perrett, «Blinded by Beauty: Attractiveness Bias and Accurate Perceptions of Academic Performance»,

PLoS ONE, 11(2), 2016, <https://doi.org/10.1371/journal.pone.0148284>.

6. John Friel y Linda Friel, *Adult Children: The Secrets of Dysfunctional Families*, Deerfield Beach, FL, Healthcare Communications, 2010 (trad. cast.: *Niños adultos: los secretos de las familias disfuncionales*, Lancashire, Friel Associates, 2023).

7. Reconoce quiénes son tus socorristas y dónde están

1. Aunque la ortorexia no es un diagnóstico oficial en el *DSM-5*, muchas personas luchan con este trastorno, que consiste en la obsesión por comer alimentos «sanos».

2. A. Kaur, A. Kaur y G. Singla, «Rising Dysmorphia Among Adolescents: A Cause for Concern», *Journal of Family Medicine and Primary Care*, 9(2), 2020, págs. 567-570, <https://doi.org/10.4103/jfmpc.jfmpc_738_19>.
3. J. L. Marks y A. Young, «What Is Bulimia? Symptoms, Causes, Diagnosis, Treatment, and Prevention», *Everyday Health*, 13 de octubre de 2020, <https://www.everydayhealth.com/bulimia-nervosa/guide/>.
4. J. Arcelus, A. J. Mitchell, J. Wales y S. Nielsen, «Mortality Rates in Patients with Anorexia Nervosa and Other Eating Disorders: A Meta-analysis of 36 Studies», *Archives of General Psychiatry*, 68(7), 2011, págs. 724-731, <https://doi.org/10.1001/archgenpsychiatry.2011.74>.
5. STRIPED, «Social and Economic Cost of Eating Disorders in the United States», junio de 2020, <https://www.hsph.harvard.edu/striped/report-economic-costs-of-eating-disorders/>.
6. A. E. Becker, D. L. Franko, A. Speck y D. B. Herzog, «Ethnicity and Differential Access to Care for Eating Disorder Symptoms», *International Journal of Eating Disorders*, 33(2), 2003, págs. 205-212, <https://doi.org/10.1002/eat.10129>.
7. «Eating Disorders in LGBTQ+ Populations», National Eating Disorders Association, <https://www.nationaleatingdisorders.org/learn/general-information/lgbtq>; L. Mulheim y S. Gans, «Eating Disorders in Transgender People», *VeryWell Mind*, 11 de octubre de 2021, <https://www.verywellmind.com/eating-disorders-in-transgender-people-4582520>.
8. M. F. Flament, K. Henderson, A. Buchholz, N. Obeid, H. N. Nguyen, M. Birmingham y G. Goldfield, «Weight Status and DSM-5 Diagno-

ses of Eating Disorders in Adolescents from the Community», *Journal of the American Academy of Child & Adolescent Psychiatry*, 54(5), 2015, págs. 403-411, <https://doi.org/10.1016/j.jaac.2015.01.020>. Un agradecimiento especial a la National Association of Anorexia Nervosa and Associated Disorders por proporcionar tantas de estas estadísticas en un solo lugar. Si quieres conseguir más información, te recomiendo encarecidamente que visites su sitio web en <https://anad.org/>.

9. S. Ulfvebrand, A. Birgegård, C. Norring, L. Högdahl e Y. von Hausswolff-Juhlin, «Psychiatric Comorbidity in Women and Men with Eating Disorders Results from a Large Clinical Database», *Psychiatry Research*, 230(2), 2015, págs. 294-299, <https://doi.org/10.1016/j.psychres.2015.09.008>.
10. A. Mckay, S. Moore y W. Kubik, «Western Beauty Pressures and Their Impact on Young University Women», *International Journal of Gender and Women's Studies*, 6(2), 2018, págs. 1-11, <https://doi.org/10.15640/ijgws.v6n2a1>.
11. E. Bruess y M. Ali, «3 Reasons why BMI Is Not an Accurate Measure of Your Health or Body Weight – And What to Use Instead», *Insider*, 21 de enero de 2021, <https://www.insider.com/guides/health/is-bmi-accurate#:~:text=BMI&20is&20not&20an&20accurate&20predictor&20of&20health&20because&20it,data&20from&20only&20white&20Europeans>.
12. R. P. Wildman, P. Muntner, K. Reynolds, A. P. McGinn, S. Rajpathak, J. Wylie-Rosett y M. R. Sowers, «The Obese Without Cardiometabolic Risk Factor Clustering and the Normal Weight with Cardiometabolic Risk Factor Clustering: Prevalence and Correlates of 2 Phenotypes Among the US Population (NHANES 1999-2004)», *Archives of Internal Medicine*, 168(15), 2008, págs. 1617-1624, <https://doi.org/10.1001/archinte.168.15.1617>.
13. R. Puhl y K. D. Brownell, «Bias, Discrimination, and Obesity», *Obesity Research*, 9(12), 2001, págs. 788-805, <https://doi.org/10.1038/oby.2001.108>.
14. R. M. Puhl, T. Andreyeva y K. D. Brownell, «Perceptions of Weight Discrimination: Prevalence and Comparison to Race and Gender Discrimination in America», *International Journal of Obesity*, 32(6), 2008, págs. 992-1000, <https://doi.org/10.1038/ijo.2008.22>.
15. T. Osborn, «From New York to Instagram: The History of the Body Positivity Movement», BBC, <https://www.bbc.co.uk/bitesize/arti

cles/z2w7dp3#:~:text=Body&20Positivity&20begins&20with&20the,ways&20fat&20people&20were&20treated>.

16. Anuschka Rees, *Beyond Beautiful: A Practical Guide to Being Happy, Confident, and You in a Looks-Obsessed World*, Nueva York, Ten Speed Press, 2019 (trad. cast.: *Más allá de la belleza: olvídate de la obsesión por la imagen y siéntete bien contigo misma*, Barcelona, Grijalbo, 2019).
17. Naomi Wolf, *The Beauty Myth: How Images of Female Beauty Are Used Against Women*, Nueva York, William Morrow, 1991 (trad. cast.: *El mito de la belleza*, Madrid, Continta Me Tienes, 2020).
18. E. Aronson, B. Willerman y J. Floyd, «The Effect of a Pratfall on Increasing Interpersonal Attractiveness», *Psychonomic Science*, 4(6), 1966, págs. 227-228, <https://doi.org/10.3758/BF03342263>.

8. Cómo apoyar a tus compañeros surfistas desde lejos

1. Para que quede claro, estos estereotipos son muy exagerados. Una persona con una enfermedad mental grave tiene más probabilidades de ser víctima de un delito que de cometerlo. Los factores clave para predecir la violencia son ser joven, identificarse como varón y tener un nivel socioeconómico bajo. De hecho, es más probable que te apuñale alguien que está robando en tu casa que alguien con psicosis. H. Stuart, «Violence and Mental Illness: An Overview», *World Psychiatry*, 2(2), 2003, pág. 121; P. M. Marzuk, «Violence, Crime, and Mental Illness: How Strong a Link?», *Archives of General Psychiatry*, 53(6), 1996, págs. 481-486, <https://doi.org/10.1001/archpsyc.1996.01830060021003>.
2. A. Peterson, «Why Stereotypes About Psychosis Are Harmful», National Alliance on Mental Illness, 8 de octubre de 2020, <https://www.nami.org/Blogs/NAMI-Blog/October-2020/Why-Stereotypes-About-Psychosis-Are-Harmful>.
3. Larry Davidson, Janis Tondora, Martha Staeheli Lawless, Maria J. O'Connell y Michael Rowe, *A Practical Guide to Recovery-Oriented Practice: Tools for Transforming Mental Health Care*, Nueva York, Oxford University Press, 2009.
4. E. Ferenchick y D. Rosenthal, «Identified Patient in Family Systems Theory», en Jay Lebow, Douglas C. Breunlin, Anthony Chambers (comps.), *Encyclopedia of Couple and Family Therapy*, Cham, Sprin-

ger, 2019, págs. 1431-1433, <https://doi.org/10 .1007/978-3-319-49425-8_282>.

5. J. N. Ranieris, «Why Are Addiction Relapse Rates So High in Early Recovery?», Discovery Institute, 15 de julio de 2022, <https://www.discoverynj.org/addiction-relapse-rates-high-early-recovery/>.
6. T. Berends, B. van Meijel, W. Nugteren, M. Deen, U. N. Danner, H. W. Hoek y A. A. van Elburg, «Rate, Timing and Predictors of Relapse in Patients with Anorexia Nervosa Following a Relapse Prevention Program: A Cohort Study», *BMC Psychiatry*, 16(1), 2016, págs. 1-7, <https://doi.org/10.1186/s12888-016-1019-y>.
7. C. M. Jones, R. K. Noonan y W. M. Compton, «Prevalence and Correlates of Ever Having a Substance Use Problem and Substance Use Recovery Status Among Adults in the United States, 2018», *Drug and Alcohol Dependence*, 214(108169), 2020, <https://doi.org/10.1016/j.drugalcdep.2020.108169>.
8. J. F. Kelly, B. G. Bergman, B. B. Hoeppner, C. L. Vilsaint y W. L. White, «Prevalence and Pathways of Recovery from Drug and Alcohol Problems in the United States Population: Implications for Practice, Research, and Policy», *Drug and Alcohol Dependence*, 181 (Sup. C), 2017, págs. 162-169, <https://doi.org/10.1016/j.drugalcdep.2017.09.028>.
9. D. Owens, J. Horrocks y A. House, «Fatal and Non-fatal Repetition of Self-Harm: Systematic Review», *British Journal of Psychiatry*, 181(3), 2002, págs. 193-199, <https://doi.org/10.1192/bjp.181.3.193>
10. J. T. Cavanagh, A. J. Carson, M. Sharpe y S. M. Lawrie, «Psychological Autopsy Studies of Suicide: A Systematic Review», *Psychological Medicine*, 33(3), 2003, págs. 395-405, <https://doi.org/10.1017/S0033291702006943>.
11. M. Lim, S. Lee y J. I. Park, «Differences Between Impulsive and Non-impulsive Suicide Attempts Among Individuals Treated in Emergency Rooms of South Korea», *Psychiatry Investigation*, 13(4), 2016, pág. 389, <https://doi.org/10.4306/pi.2016.13.4.389>; H. J. Jeon, J. Y. Lee, Y. M. Lee, J. P. Hong, S. H. Won, S. J Cho *et al.*, «Unplanned versus Planned Suicide Attempters, Precipitants, Methods, and an Association with Mental Disorders in a Korea-based Community Sample», *Journal of affective disorders*, 127(1-3), 2010, págs. 274-280, <https://doi.org/10.1016/j.jad.2010.05.027>.
12. J. Ravitz, «A Widow Struggles to Make Sense of Suicide When There Were No Signs», CNN, 22 de junio de 2018, <https://www.cnn.com/2018/06/08/health/suicide-no-signs-grief>.

13. M. Arain, M. Haque, L. Johal, P. Mathur, W. Nel, A. Rais y S. Sharma, «Maturation of the Adolescent Brain», *Neuropsychiatric Disease and Treatment*, 9, 2013, pág. 449, <https://doi.org/10.2147/NDT.S39776>.
14. J. O. Prochaska y C. C. DiClemente, «Stages and Processes of Self-Change of Smoking: Toward an Integrative Model of Change», *Journal of Consulting and Clinical Psychology*, 51(3), 1983, pág. 390, <https://doi.org/10.1037/0022-006X.51.3.390>; N. Raihan y M. Cogburn, «Stages of Change Theory», *StatPearls*, 2021, <https://www.statpearls.com/point-of-care/29429>.
15. William R. Miller y Stephen Rollnick, *Motivational Interviewing: Helping People Change*, 3.ª ed., Nueva York, Guilford Press, 2013 (trad. cast.: *La entrevista motivacional: ayudar a las personas a cambiar*, Barcelona, Paidós, 2015).

9. Las estrategias de autocuidado que te ayudan a mantenerte a flote

1. C. Zhu, Y. Zhang, T. Wang, Y. Lin, J. Yu, Q. Xia y D. M. Zhu, «Vitamin D Supplementation Improves Anxiety but Not Depression Symptoms in Patients with Vitamin D Deficiency», *Brain and Behavior*, 10(11), 2020, <https://doi.org/10.1002/brb3.1760>; S. Penckofer, M. Byrn, W. Adams, M. A. Emanuele, P. Mumby, J. Kouba y D. E. Wallis, «Vitamin D Supplementation Improves Mood in Women with Type 2 Diabetes», *Journal of Diabetes Research*, 2017, <https://doi.org/10.1155/2017/8232863>.
2. L. Wartenberg y F. Spritzler, «Vitamin D Deficiency: Symptoms, Causes, and Treatments», *Healthline*, 10 de marzo de 2022, <https://www.healthline.com/nutrition/vitamin-d-deficiency-symptoms#vitamin-basics>.
3. O. Sizar, S. Khare, A. Goyal, P. Bansal y A. Givler, «Vitamin D Deficiency», *StatPearls*, 2021, <https://www.statpearls.com/point-of-care/31224>; N. R. Parva, S. Tadepalli, P. Singh, A. Qian, R. Joshi, H. Kandala y P. Cheriyath, «Prevalence of Vitamin D Deficiency and Associated Risk Factors in the US Population (2011-2012)», *Cureus*, 10(6), 2018, <https://doi.org/10.7759/cureus.2741>.
4. L. E. Rhodes, A. R. Webb, H. I. Fraser, R. Kift, M. T. Durkin, D. Allan y J. L. Berry, «Recommended Summer Sunlight Exposure Levels Can Produce Sufficient (≥ 20 ng ml− 1) but Not the Proposed Optimal (≥ 32 ng ml− 1) 25 (OH) D Levels at UK Latitudes», *Journal of Inves-*

tigative Dermatology, 130(5) 2010, págs. 1411-1418, <https://doi.org/10.1038/jid.2009.417>; D. Feldman, A. V. Krishnan y S. Swami, «Vitamin D: Biology, Actions, and Clinical Implications», en Robert Marcus, David Dempster, David Feldman y Jane Cauley (comps.), *Osteoporosis*, 4.ª ed., Nueva York, Academic Press, 2013, págs. 283-328, <https://doi.org/10.1016/B978-0-12-415853-5.00013-3>.

5. S. L. Mumford, R. A. Garbose, K. Kim, K. Kissell, D. L. Kuhr, U. R. Omosigho y E. F. Schisterman, «Association of Preconception Serum 25-Hydroxyvitamin D Concentrations with Livebirth and Pregnancy Loss: A Prospective Cohort Study», *The Lancet: Diabetes & Endocrinology*, 6(9), 2018, págs. 725-732, <https://doi.org/10.1016/S2213-8587(18)30153-0>.
6. A. Hunt, D. Harrington y S. Robinson, «Vitamin B12 Deficiency», *BMJ*, 349, 2014, <https://doi.org/10.1136/bmj.g5226>.
7. «Thiamin: Fact Sheet for Consumers», National Institutes of Health: Office of Dietary Supplements, <https://ods.od.nih.gov/factsheets/Thiamin-Consumer/>.
8. «Riboflavin: Fact Sheet for Consumers», National Institutes of Health: Office of Dietary Supplements, <https://ods.od.nih.gov/factsheets/Riboflavin-Consumer/>.
9. «Niacin: Fact Sheet for Consumers», National Institutes of Health: Office of Dietary Supplements, <https://ods.od.nih.gov/factsheets/Niacin-Consumer/>.
10. D. Heitz, «Symptoms of Vitamin B Deficiencies», *Healthline*, 12 de agosto de 2020, <https://www.healthline.com/health/symptoms-of-vitamin-b-deficiency>.
11. «Folic Acid», Centers for Disease Control and Prevention, 19 de abril de 2021, <https://www.cdc.gov/ncbddd/folicacid/about.html>.
12. A. Gragossian, K. Bashir y R. Friede, «Hypomagnesemia», *StatPearls*, National Library of Medicine: National Center for Biotechnology Information, 2018, <https://www.ncbi.nlm.nih.gov/books/NBK5000 03/>.
13. «Magnesium: Fact Sheet for Consumers», National Institutes of Health: Office of Dietary Supplements, <https://ods.od.nih.gov/factsheets/Magnesium-Consumer/>.
14. R. Link y F. Sprizler, «12 Evidence-Based Health Benefits of Magnesium», *Healthline*, 7 de febrero de 2022, <https://www.healthline.com/nutrition/magnesium-benefits>.

15. E. K. Tarleton, B. Littenberg, C. D. MacLean, A. G. Kennedy y C. Daley, «Role of Magnesium Supplementation in the Treatment of Depression: A Randomized Clinical Trial», *PLoS ONE*, 12(6), 2017, <https://doi.org/10.1371/journal.pone.0180067>.
16. D. J. White, S. De Klerk, W. Woods, S. Gondalia, C. Noonan y A. B. Scholey, «Anti-stress, Behavioural and Magnetoencephalography Effects of an L-Theanine-Based Nutrient Drink: A Randomised, Double-Blind, Placebo-Controlled, Crossover Trial», *Nutrients*, 8(1), 2016, pág. 53, <https://doi.org/10.3390/nu8010053>.
17. E. I. Martin, K. J. Ressler, E. Binder y C. B. Nemeroff, «The Neurobiology of Anxiety Disorders: Brain Imaging, Genetics, and Psychoneuroendocrinology», *Psychiatric Clinics*, 32(3), 2009, págs. 549-575, <https://doi.org/10.1016/j.psc.2009.05.004>.
18. L. Liu y G. Zhu, «Gut-Brain Axis and Mood Disorder», *Frontiers in Psychiatry*,9,2018,pág.223,<https://doi.org/10.3389/fpsyt.2018.00223>.
19. S. Carpenter, «That Gut Feeling», *Monitor on Psychology*, 43(8), 2012, pág. 50.
20. L. Liu y G. Zhu, «Gut-Brain Axis and Mood Disorder», *Frontiers in Psychiatry*, 9, 2018, pág. 223, <https://doi.org/10.3389/fpsyt.2018.00223>.
21. J. R. Kelly, P. J. Kennedy, J. F. Cryan, T. G. Dinan, G. Clarke y N. P. Hyland, «Breaking Down the Barriers: The Gut Microbiome, Intestinal Permeability, and Stress-Related Psychiatric Disorders», *Frontiers in Cellular Neuroscience*, 2015, pág. 392, <https://doi.org/10.3389/fncel.2015.00392>.
22. J. A. Bravo, P. Forsythe, M. V. Chew, E. Escaravage, H. M. Savignac, T. G. Dinan y J. F. Cryan, «Ingestion of Lactobacillus Strain Regulates Emotional Behavior and Central GABA Receptor Expression in a Mouse via the Vagus Nerve», *Proceedings of the National Academy of Sciences*, 108(38), 2011, págs. 16050-16055.
23. L. Hochwald, «9 Ways to Eat More Probiotics Every Day», *Everyday Health*, 13 de mayo de 2020, <https://www.everydayhealth.com/diet-and-nutrition/diet/ways-eat-more-probiotics-everyday/>.
24. A. H. Miller, V. Maletic y C. L. Raison, «Inflammation and Its Discontents: The Role of Cytokines in the Pathophysiology of Major Depression», *Biological Psychiatry*, 65(9), 2009, págs. 732-741, <https://doi.org/10.1016/j.biopsych.2008.11.029>.
25. N. G. Norwitz y U. Naidoo, «Nutrition as Metabolic Treatment for Anxiety», *Frontiers in Psychiatry*, 2021, pág. 105, <https://doi.org/10.3389/fpsyt.2021.598119>.

26. M. Aucoin, L. LaChance, U. Naidoo, D. Remy, T. Shekdar, N. Sayar y K. Cooley, «Diet and Anxiety: A Scoping Review», *Nutrients*, 13(12), 2021, pág. 4418, <https://doi.org/10.3390/nu13124418>.
27. J. Kubala y G. Tinsley, «9 Potential Intermittent Fasting Side Effects», *Healthline*, 23 de abril de 2021, <https://www.healthline.com/nutrition/intermittent-fasting-side-effects#Who-should-avoid-intermittent-fasting?>.
28. F. Haghighatdoost, A. Feizi, A. Esmaillzadeh, N. Rashidi-Pourfard, A. H. Keshteli, H. Roohafza y P. Adibi, «Drinking Plain Water Is Associated with Decreased Risk of Depression and Anxiety in Adults: Results from a Large Cross-Sectional Study», *World Journal of Psychiatry*, 8(3), 2018, pág. 88, <https://doi.org/10.5498/wjp.v8.i3.88>.
29. N. Pross, A. Demazières, N. Girard, R. Barnouin, D. Metzger, A. Klein e I. Guelinckx,«Effects of Changes in Water Intake on Mood of High and Low Drinkers», *PLoS ONE*, 9(4), 2014, e94754, <https://doi.org/10.1371/journal.pone.0094754>.
30. R. J. Stanborough y D. Weatherspoon, «Dehydration and Anxiety: How to Keep Calm and Carry On», *Healthline*, 15 de diciembre de 2020, <https://www.healthline.com/health/anxiety/dehydration-and-anxiety>.
31. M. J. Aminoff, F. Boller y D. F. Swaab, «We Spend About One-Third of Our Life Either Sleeping or Attempting to Do So», *Handbook of Clinical Neurology*, 98, 2011, pág. vii, <https://doi.org/10.1016/B978-0-444-52006-7.00047-2>; «Sleep Deprivation Can Affect Your Mental Health», *Harvard Health Publishing*, 17 de agosto de 2021, <https://www.health.harvard.edu/newsletter_article/sleep-and-mental-health>.
32. «Healthy Sleep Habits», American Academy of Sleep Medicine, agosto de 2020, <https://sleepeducation.org/healthy-sleep/healthy-sleep-habits/>.
33. «What's the Best Temperature for Sleep?», Cleveland Clinic, 16 de noviembre de 2021, <https://health.clevelandclinic.org/what-is-the-ideal-sleeping-temperature-for-my-bedroom/#:~:text=&E2&80&9CTypically&20it&20is&20suggested&20that,the&20stability&20of&20REM&20sleep>.
34. I. M. Colrain, C. L. Nicholas y F. C. Baker, «Alcohol and the Sleeping Brain», *Handbook of Clinical Neurology*, 125, 2014, págs. 415-431, <https://doi.org/10.1016/B978-0-444-62619-6.00024-0>.
35. C. Drake, T. Roehrs, J. Shambroom y T. Roth, «Caffeine Effects on Sleep Taken 0, 3, or 6 Hours Before Going to Bed», *Journal of Clini-*

cal Sleep Medicine, 9(11), 2013, págs. 1195-1200, <https://doi.org/10.5664/jcsm.3170>.

36. «Exercising for Better Sleep», Johns Hopkins Medicine, <https://www.hopkinsmedicine.org/health/wellness-and-prevention/exercising-for-better-sleep#:~:text=Aerobic&20exercise&20causes&20the&20body,wind&20down&2C&E2&80&9D&20she&20says>.
37. J. Summer y A. Singh, «Napping: Benefits and Tips», Sleep Foundation, 29 de septiembre de 2022, <https://www.sleepfoundation.org/sleep-hygiene/napping#:~:text=In&20general&2C&20the&20best&20nap,grogginess&20and&20actually&20worsen&20sleepiness>.
38. M. Hirshkowitz, K. Whiton, S. M. Albert, C. Alessi, O. Bruni, L. DonCarlos y P. J. A. Hillard, «National Sleep Foundation's Sleep Time Duration Recommendations: Methodology and Results Summary», *Sleep Health*, 1(1), 2015, págs. 40-43, <https://doi.org/10.1016/j.sleh.2014.12.010>.
39. «When to Seek Medical Care for Insomnia», *WebMD*, 20 de octubre de 2020, <https://www.webmd.com/sleep-disorders/insomnia-when-to-go-to-doctor>.
40. J. J. Ratey, «Can Exercise Help Treat Anxiety?», *Harvard Health Publishing*, 24 de octubre de 2019, <https://www.health.harvard.edu/blog/can-exercise-help-treat-anxiety-2019102418096>.
41. E. Anderson y G. Shivakumar, «Effects of Exercise and Physical Activity on Anxiety», *Frontiers in Psychiatry*, 4, 2013, pág. 27, <https://doi.org/10.3389/fpsyt.2013.00027>.
42. «Exercise for Stress and Anxiety», Anxiety & Depression Association of America, <https://adaa.org/living-with-anxiety/managing-anxiety/exercise-stress-and-anxiety>.
43. Michael Easter, *The Comfort Crisis: Embrace Discomfort to Reclaim Your Wild, Happy, Healthy Self*, Nueva York, Rodale Books, 2021. Hablamos de *The Comfort Crisis* en el Club de Lectura de Salud Mental. Si quieres encontrar una lista de libros útiles relacionados con la psicología y la salud mental, consulta <https://drlaurencook.mykajabi.com/brain-health-book-club-book-shelf>.
44. «Depression and Anxiety: Exercise Eases Symptoms», Mayo Clinic, 27 de septiembre de 2017, <https://www.mayoclinic.org/diseases-conditions/depression/in-depth/depression-and-exercise/art-20046495#:~:text=Doing&2030&20minutes&20or%20more,time&20&E2&80&94&20may&20make&20a&20difference>.

45. R. B. Ardito y D. Rabellino, «Therapeutic Alliance and Outcome of Psychotherapy: Historical Excursus, Measurements, and Prospects for Research», *Frontiers in Psychology*, 2, 2011, pág. 270, <https://doi.org/10.3389/fpsyg.2011.00270>.
46. «According to a New Government Survey, 38 Percent of Adults and 12 Percent of Children Use Complementary and Alternative Medicine», National Institutes of Health, 10 de diciembre de 2008, <https://www.nih.gov/news-events/news-releases/according-new-government-survey-38-percent-adults-12-percent-children-use-complementary-alternative-medicine>; P. Phutrakool y K. Pongpirul, «Acceptance and Use of Complementary and Alternative Medicine Among Medical Specialists: A 15-Year Systematic Review and Data Synthesis», *Systematic Reviews*, 11(1), 2022, págs. 1-14, <https://doi.org/10.1186/s13643-021-01882-4>.
47. «Panic Disorder», Cleveland Clinic, <https://my.clevelandclinic.org/health/diseases/4451-panic-attack-panic-disorder>.
48. S. Breit, A. Kupferberg, G. Rogler y G. Hasler, «Vagus Nerve as Modulator of the Gut-Brain Axis in Psychiatric and Inflammatory Disorders», *Front Psychiatry*, 9, 2018, pág. 44, <https://doi.org/10.3389/fpsyt.2018.00044>.
49. M. J. Tipton, N. Collier, H. Massey, J. Corbett y M. Harper, «Cold Water Immersion: Kill or Cure?», *Experimental Physiology*, 102(11), 2017, págs. 1335-1355, <https://doi.org/10.1113/EP086283>.
50. J. Kang, A. Scholp y J. J. Jiang, «A Review of the Physiological Effects and Mechanisms of Singing», *Journal of Voice*, 32(4), 2018, págs. 390-395, <https://doi.org/10.1016/j.jvoice.2017.07.008>.
51. D. J. Edwards, H. Young, A. Curtis y R. Johnston, «The Immediate Effect of Therapeutic Touch and Deep Touch Pressure on Range of Motion, Interoceptive Accuracy and Heart Rate Variability: A Randomized Controlled Trial with Moderation Analysis», *Frontiers in Integrative Neuroscience*, 12(41), 2018, <https://doi.org/10.3389/fnint.2018.00041>.
52. H. Mason, M. Vandoni, G. Debarbieri, E. Codrons, V. Ugargol y L. Bernardi, «Cardiovascular and Respiratory Effect of Yogic Slow Breathing in the Yoga Beginner: What Is the Best Approach?», *Evidence-Based Complementary and Alternative Medicine*, 2013, <https://doi.org/10.1155/2013/743504>.

10. Cuando se te rompe la tabla

1. L. Newhouse, «Is Crying Good for You?», *Harvard Health Publishing*, 1 de marzo de 2021, <https://www.health.harvard.edu/blog/is-crying-good-for-you-2021030122020#:~:text=Researchers&20have&20established&20that&20crying,both&20physical&20and&20emotional&20pain>.
2. Y si también te parece que siempre estás llorando (a menudo de forma incontrolable) y este síntoma te resulta angustioso, habla con un profesional sobre ello. Este llanto puede ser a menudo un indicador biológico de angustia o depresión, y una intervención biológica puede ser útil en este caso. Aunque la medicación no vale para todo el mundo, he visto a varios clientes responder bien a un antidepresivo cuando se lo ha recetado un psiquiatra para el control del llanto.
3. Peter A. Levine, *Healing Trauma: A Pioneering Program for Restoring the Wisdom of Your Body*, Boulder, CO, Sounds True, 2008 (trad. cast.: *Sanar el trauma: un programa pionero para restaurar la sabiduría de tu cuerpo*, Madrid, Gaia, 2021).
4. Hay un vídeo muy útil en YouTube que muestra cómo funciona con un oso polar. Puedes verlo en <https://www.youtube.com/watch?v=nmJDkzDMIlc>.
5. H. Song, F. Fang, G. Tomasson, F. K. Arnberg, D. Mataix-Cols, L. Fernández de la Cruz, *et al.*, «Association of Stress-Related Disorders with Subsequent Autoimmune Disease», *JAMA*, 319(23), 2018, págs. 2388-2400, <https://doi.org/10.1001/jama.2018.7028>; H. Song, K. Fall, F. Fang, H. Erlendsdóttir, D. Lu, D. Mataix-Cols, *et al.*, «Stress Related Disorders and Subsequent Risk of Life Threatening Infections: Population Based Sibling Controlled Cohort Study», *BMJ*, 367, 2019, pág. l5784, <https://doi.org/10.1136/bmj.l5784>.
6. P. Payne, P. A. Levine y M. A. Crane-Godreau, «Somatic Experiencing: Using Interoception and Proprioception as Core Elements of Trauma Therapy», *Frontiers in Psychology*, 6, 2015, pág. 93, <https://doi.org/10.3389/fpsyg.2015.00093>.
7. Si te apetece ver un vídeo muy útil sobre la práctica de algunos de estos ejercicios corporales somáticos, aquí tienes un enlace: <https://www.youtube.com/watch?v=xM2Z-miz3Y4>.
8. «Tension & Trauma Releasing Exercises», TRE for All, Inc., <https://traumaprevention.com/>.

9. K. Anthony y T. J. Legg, «EFT Tapping», *Healthline*, 18 de septiembre de 2018, <https://www.healthline.com/health/eft-tapping>.
10. Si te interesa saber más sobre cómo los acontecimientos de nuestra vida afectan a nuestra salud y a nuestros síntomas somáticos, realiza la escala del estrés vital de Holmes y Rahe. Esta evaluación demuestra cómo incluso los acontecimientos generalmente positivos, como casarse o alcanzar un logro personal destacado, pueden causar estrés en el organismo. Aquí tienes el enlace: <https://www.stress.org/holmes-rahe-stress-inventory>.
11. M. D. Seery, R. C. Silver, E. A. Holman, W. A. Ence y T. Q. Chu, «Expressing Thoughts and Feelings Following a Collective Trauma: Immediate Responses to 9/11 Predict Negative Outcomes in a National Sample», *Journal of Consulting and Clinical Psychology*, 76(4), 2008, pág. 657, <https://doi.org/10.1037/0022-006X.76.4.657>.
12. M. I. Norton y F. Gino, «Rituals Alleviate Grieving for Loved Ones, Lovers, and Lotteries», *Journal of Experimental Psychology: General*, 143(1), 2014, pág. 266.
13. S. M. Bögels, S. Knappe y L. A. Clark, «Adult Separation Anxiety Disorder in DSM-5», *Clinical Psychology Review*, 33(5), 2013, págs. 663-674, <https://doi.org/10.1016/j.cpr.2013.03.006>.
14. J. Feriante y B. Bernstein, «Separation Anxiety», *StatPearls*, 2020, <https://www.ncbi.nlm.nih.gov/books/NBK560793/>; R. Nall y K. Kubala, «What Is Separation Anxiety Disorder in Adults?», *Medical News Today*, 23 de marzo de 2022, <https://www.medicalnewstoday.com/articles/322070>.
15. P. Hobart, «The World Is Actually Less Dangerous Than in 1990», *Bustle*, 6 de diciembre de 2105, <https://www.bustle.com/articles/127980-the-world-is-a-safer-place-now-than-it-was-25-years-ago-research-shows-which>.
16. S. Kitanovska, «Younger Americans Most Likely to Feel Unsafe on a Daily Basis: Poll», *Newsweek*, 28 de julio de 2022, <https://www.newsweek.com/young-americans-most-likely-feel-unsafe-daily-basis-poll-1728660>.
17. «Odds of Dying», National Safety Council, 2020, <https://injuryfacts.nsc.org/all-injuries/preventable-death-overview/odds-of-dying/>. Si quieres más información sobre estas estadísticas de seguridad y lesiones, el National Safety Council tiene un sitio web magnífico donde puedes acceder a información actualizada: <https://injuryfacts.nsc.org/>.

18. «Odds of Dying», National Safety Council, 2020, <https://injury-facts.nsc.org/all-injuries/preventable-death-overview/odds-of-dying/>.
19. «2021 Disasters in Numbers», United Nations Office for the Coordination of Humanitarian Affairs, 21 de abril de 2022, <https://reliefweb.int/report/world/2021-disasters-numbers>.
20. C. Craighead, «As Mental Illness Rates Rise, 68 % of Americans Say Social Media, News Cause Anxiety During Pandemic», *San Francisco Chronicle*, 28 de mayo de 2020, <https://www.sfchronicle.com/coronavirus/article/news-social-media-cause-anxiety-during-covid-19-15300935.php>.

Conclusión. Ya lo estás haciendo

1. «Doing Good Is Good for You Study», United Healthcare, 2017, <https://newsroom.uhc.com/content/dam/newsroom/2017_VolunteerStudy_Summary_Web.pdf>.
2. P. Economy, «This Is the Way You Need to Write Down Your Goals for Faster Success», Inc., 28 de febrero de 2018, <https://www.inc.com/peter-economy/this-is-way-you-need-to-write-down-your-goals-for-faster-success.html>.